高等学校专业教材

食品卫生学实验指导

（第二版）

冯翠萍　主编

U0241971

中国轻工业出版社

图书在版编目(CIP)数据

食品卫生学实验指导/冯翠萍主编．—2版．—北京：中国轻工业出版社，2020.8
高等学校专业教材
ISBN 978-7-5184-2983-7

Ⅰ.①食…　Ⅱ.①冯…　Ⅲ.①食品卫生学—实验—高等学校—教材　Ⅳ.①R15-33

中国版本图书馆CIP数据核字(2020)第073738号

责任编辑:马　妍

策划编辑:马　妍　　责任终审:白　洁　　封面设计:锋尚设计
版式设计:砚祥志远　　责任校对:吴大鹏　　责任监印:张　可

出版发行:中国轻工业出版社(北京东长安街6号,邮编:100740)
印　　刷:三河市国英印务有限公司
经　　销:各地新华书店
版　　次:2020年8月第2版第1次印刷
开　　本:787×1092　1/16　印张:11.5
字　　数:280千字
书　　号:ISBN 978-7-5184-2983-7　定价:34.00元
邮购电话:010-65241695
发行电话:010-85119835　传真:85113293
网　　址:http://www.chlip.com.cn
Email:club@chlip.com.cn
如发现图书残缺请与我社邮购联系调换
180687J1X201ZBW

本书编写人员

主　　编　冯翠萍　山西农业大学

副 主 编　朱俊玲　山西农业大学

参编人员　云少君　山西农业大学
　　　　　　王小敏　山西医科大学

前言（第二版） | Preface

为满足高等学校食品科学与工程类专业"食品卫生学"课程教学需要，加强实践性教学环节，在掌握食品卫生学基本理论、基础知识的前提下，努力提高学生的基本实验技术及分析问题、解决问题的能力，编写本教材供开设食品卫生学实验的院校参考使用。

本书自2014年出版第一版以来，受到了广大读者的认可。但该教材出版至今的六年中，出现了一些新的研究成果和新技术、新方法、新应用，有鉴于此，为适应专业培养目标要求，有必要根据学科发展和人才培养需求，对教材进行修订，同时吸收、借鉴国内外的最新研究成果，吸纳同行及广大师生的意见和建议，对所有内容进行认真修改。

本书在编写中主要根据食品相关专业本科生的培养目标，结合当前食品卫生工作的实际需要而选定具有代表性的内容，在内容上主要参考国内外相关资料，将传统检测方法和现代检测方法相结合，使学生在学习过程中可以很好地了解每种方法的特点，可以根据实际情况，选择合适的方法。

全书共六章：第一章食品卫生检验的基本知识，修订时在第四节中增加了洗涤方法；第二章食品卫生检验的一般程序，将第一节前处理方法调整为传统的前处理方法和先进的前处理方法，先进的前处理方法增加固相萃取技术（SPE）、固相微萃取技术（SPME）、液相微萃取技术（LPME）、快速溶剂萃取技术（ASE）、基质固相分散萃取技术（MSPDE）、超临界流体萃取技术（SFE）、亚临界水萃取技术（SWE）以及QuEChERS技术；第三章食品的感官检验，在第二节中增加感官检验的酒类、即食休闲食品等实例；第四章食品的理化检验。由上一版第四章食品中有害金属的测定、第五章食品中农药残留量的测定、第六章食品中兽药残留量的测定、第七章其他有毒有害物质的测定、第八章食品中添加剂的检验以及第九章食品容器和包装材料的检验合并为一章；第五章食品微生物中的检测，增加副溶血性弧菌等致病菌的测定；第六章食品掺伪的检验。

本教材编写分工如下：全书由冯翠萍主编，朱俊玲副主编，云少君、王小敏参加编写。第一章、第四章由山西农业大学冯翠萍编写；第二章、第三章由山西农业大学朱俊玲编写；第五章由山西农业大学云少君编写；第六章由山西医科大学王小敏编写。全书由冯翠萍统稿。

参加本书编写的人员均为从事食品质量检测的教学与实践的专业技术人员，由于食品卫生检验技术的飞速发展，涉及的内容又相当广泛，并限于编者的水平，书中难免有误，敬请读者批评指正。

编者

2020年1月

| 目录 | Contents

第一章

食品卫生检验的基本知识

第一节　实验室应遵守的基本原则

1. 每个同学都应遵守学习纪律，维护实验室秩序，保持室内安静，不大声说笑或喧哗。

2. 必须遵守和熟悉实验室安全规章及防护知识，不得违反和破坏。禁止在实验室内吸烟。使用电炉应有人在旁，不可擅自离开不管，用完后切记断电。

3. 在实验过程中，严肃认真地按操作规程进行实验，简要、准确地将实验结果及原始数据记录在专用的实验记录本上，养成良好的实事求是的科学作风。课后及时总结复习，根据原始记录进行整理，写出实验报告。

4. 每次实验结束后，应各自立即将仪器洗净倒置放好，整理好实验桌面上的物品。实验人员要养成洗手离开的习惯。值日生要负责当日实验室的卫生和安全检查，做好全部清理工作，离开实验室前应关上水、电、煤气、门窗等，严防安全隐患。

5. 保持实验室环境和仪器的整洁是做好实验的重要条件及关键。必须维持实验桌面及试剂药品架的清洁整齐，不要乱放和乱扔，仪器和试剂药品放置要井然有序。公用试剂药品用毕后立即盖好放回原处，要特别注意保持药品及试剂的纯净，严禁混杂。

6. 量瓶是量器，不可用量瓶作盛器。带有磨口玻璃塞的量瓶等仪器的塞子，不要盖错。带玻璃塞的仪器和玻璃瓶等，如果暂时不使用，要用纸条把瓶塞和瓶口隔开。

7. 不可用滤纸称量药品或做记录。

8. 不可用纸片盖烧杯和锥形瓶等。

9. 标签纸的大小应与容器相称，标签上应注明物质的名称、规格和浓度、配制日期及配制人。标签应贴在试剂瓶或烧杯的 2/3 处，试管等细长容器贴在上部。

10. 洗涤和使用玻璃仪器时，应小心谨慎，防止损坏，在使用贵重精密仪器时，应严格遵守操作规程。发生故障时，应立即关闭仪器，并告知管理人员，不得擅自拆修。

11. 挪动干净玻璃仪器时，勿使手指接触仪器内部。

12. 洗净的仪器要放在架上或干净的纱布上晾干，不能用抹布擦拭，更不能用抹布擦拭仪器内壁。

13. 取出的试剂和标准溶液，如未用尽，切勿倒回原试剂瓶内，以免掺混。

14. 使用具有玻璃活塞的仪器时（如滴定管、分液漏斗、分析仪等），需认真检查活塞是否已涂油，是否畅通，是否漏气、漏液，旋转是否灵活。

15. 使用移液管前必须事先看清是否需要吹，再行使用。移液管使用后，应放在移液管架的固定位置上，移液管尖端应低于上端，不能直接放在试验台上。

16. 用标准碱溶液滴定时，必须用碱式滴定管。

17. 凡是发生烟雾、有毒气体及有臭味气体的实验，必须在通风橱内进行。

18. 废弃溶液可倒入水槽内，但强酸、强碱溶液必须先用水稀释后，再放水冲走。强腐蚀性废弃试剂药品、废纸及其他固体废物或带有渣滓沉淀的废液均应倒入废品缸内，不能倒入水槽内。

19. 一般容量仪器的容积都是在 20℃ 下校准。使用时如温差在 5℃ 以内，容积改变不大，可以忽略不计。

20. 使用冰箱及电热恒温箱、烤箱时，应注意以下事项：

（1）应轻轻地开关箱门，物品取放后应马上关闭。

（2）在放入物品前，应先看箱上温度计所指示的温度是否与所需的相符，若不相符，则应调整所需温度后才能放入。但应注意若箱内已放入他人物品，则放入或调整箱温时，都必须征得他人同意后才能进行。

（3）一切放入箱内的物品必须做好标记（包括编号、品名、分析项目、时间、实验者姓名等）。

第二节　实验室安全及防护知识

实验室的安全是头等大事，凡进入实验室工作的人员，包括教师、实验员、学生等，都必须有高度的安全意识，严格遵守操作规程和规章制度，保持高度警惕，以免发生事故。

一、　实验室危险性种类

1. 易燃、易爆危险

实验室内往往存有易燃和易爆化学危险品、高压气体钢瓶、低温液化气瓶等，另外，还经常进行高温高压灭菌、蒸馏、浓缩等操作，如果没有遵守安全操作规定或是操作不当，则有可能导致安全事故发生。

2. 有毒气体危险

在食品卫生检验实验过程中，经常使用到各种有机溶剂，有些试剂是具有挥发性的有毒、有害试剂。另外，实验过程中也可能产生有毒气体和腐蚀性气体，如不注意，均可能引起中毒。

3. 机械伤害危险

食品卫生检验中经常涉及安装玻璃仪器、连接管道、接触运转的设备等因素，操作时疏忽大意或思想不集中是导致事故发生的主要原因。

4. 触电危险

实验室经常接触用电设备，必须时刻注意用电安全。

5. 其他危险

涉及放射性、微波辐射等时应有适当的防护措施，以防止对人造成伤害或污染环境。

二、　实验室安全知识

在食品卫生检验实验室中，经常与毒性很强、有腐蚀性、易燃烧和具有爆炸性的化学药品直接接触，常使用易碎的玻璃和瓷质的器皿，以及在水、电、煤气等高温电热设备的环境下进行着紧张而细致的工作。因此，必须十分重视安全工作和具备一定的防护知识。

（1）使用电器设备（如烘箱、恒温水浴锅、离心机、电炉等）时，严防触电，绝不可用湿手或在眼睛旁视时开关电闸和电器开关。凡是未装地线或漏电的仪器，一律不能使用。

（2）使用煤气灯或酒精喷灯时，应做到火着人在，人走火灭。

（3）使用浓酸、浓碱，必须极为小心地操作，防止溅失。用移液管吸量这些试剂时，必须使用橡皮球或洗耳球，绝对不能用口直接吸取。如果不慎溅洒在实验桌面或地面上，必须及时用湿抹布或拖布擦洗干净。

（4）使用易燃物（如乙醚、乙醇、丙酮、苯等）时，应特别小心。不要大量放在桌上，更不应在靠近火源处放置。只有在远离火源时或将火焰熄灭后，才可大量倾倒这类试剂。低沸点的有机溶剂不准在火焰上直接加热，仅限在水浴上利用回流冷凝装置进行加热或蒸馏。如果不慎倾出了相当量的易燃液体，应立即关闭室内所有的火源和电加热器，并打开窗门及通风设备，迅速用抹布或毛布擦拭撒出的液体，转入适当的容器中后再做妥善处理。

（5）用油浴操作时，应小心加热，随时用温度计观测，绝对不能使温度超过油的燃烧温度。

（6）易燃和易爆物质的残渣（如金属钠、白磷、火柴头等）不得倒入水槽或废物缸中，应倾入或收集在指定的容器内。

（7）毒物应按实验室规定及办理审批手续后领取，使用时严格操作，用后妥善处理。

三、　实验室压缩气体钢瓶的安全使用

1. 压缩气体钢瓶的安全使用

气体钢瓶是储存压缩气体的特制的耐压钢瓶。使用时，通过减压阀（气压表）有控制地放出气体。由于钢瓶的内压很大（有的高达15MPa），而且有些气体易燃或有毒，所以在使用钢瓶时要注意安全。

（1）压缩气体钢瓶应直立使用，务必用框架或栅栏围护固定。

（2）压缩气体钢瓶应远离热源、火种，置通风阴凉处，防止日光暴晒，严禁受热；可燃性气体钢瓶必须与氧气钢瓶分开存放；周围不得堆放任何易燃物品，易燃气体严禁接触火种。

（3）禁止随意搬动、敲打钢瓶，经允许搬动时应做到轻搬轻放。

（4）使用时要注意检查钢瓶及连接气路的气密性，确保气体不泄漏。使用钢瓶中的气体时，要用减压阀（气压表）。各种气体的气压表不得混用，以防爆炸。

（5）使用完毕按规定关闭阀门，主阀应拧紧不得泄漏。养成离开实验室时检查气瓶的习惯。

（6）不可将钢瓶内的气体全部用完，一定要保留 0.05MPa 以上的残留压力（减压阀表压）。可燃性气体如乙炔应剩余 0.2~0.3MPa。

（7）为了避免各种气体混淆而用错气体，通常在气瓶外面涂以特定的颜色以便区别，并在瓶上标明瓶内气体的名称。

（8）绝不可使油或其他易燃性有机物粘在气瓶上（特别是气门嘴和减压阀），也不得用棉、麻等物堵住，以防燃烧引起事故。

（9）各种气瓶必须按国家规定进行定期检验，使用过程中必须要注意观察钢瓶的状况，如发现有严重腐蚀或其他严重损伤，应停止使用并提前报检。

2. 二氧化碳钢瓶的安全使用

（1）使用方法

使用前，检查连接部位是否漏气，可涂上肥皂液进行检查，调整至确实不漏气后才进行实验。

使用时。先逆时针打开钢瓶总开关，观察高压表读数，记录高压瓶内总的二氧化碳压力，然后顺时针转动低压表压力调节螺杆，使其压缩主弹簧将活门打开。这样进口的高压气体由高压室经节流减压后进入低压室，并经出口通往工作系统。

使用后，先顺时针关闭钢瓶总开关，再逆时针旋松减压阀。

（2）注意事项

防止钢瓶的使用温度过高。钢瓶应存放在阴凉、干燥、远离热源（如阳光、暖气、炉火）处，不得超过 31℃，以免液体二氧化碳温度升高，体积膨胀而形成高压气体，产生爆炸危险。

钢瓶千万不能卧放。如果钢瓶卧放，打开减压阀时，冲出的二氧化碳液体迅速气化，容易发生导气管爆裂及大量二氧化碳泄漏的意外。

减压阀、接头及压力调节器装置正确连接且无泄漏、没有损坏、状况良好。

二氧化碳不得超量填充。液化二氧化碳的填充量，温带气候不要超过钢瓶容积的 75%，热带气候不要超过 66.7%。

旧瓶定期接受安全检验。超过钢瓶使用安全规范年限，接受压力测试合格后，才能继续使用。

3. 氮气高压钢瓶的安全使用

（1）使用方法

使用前，检查连接部位是否漏气，可涂上肥皂液进行检查，调整至确实不漏气后才进行实验。

使用时，先逆时针打开钢瓶总开关，观察高压表读数，记录高压瓶内总的氮气压力，然后顺时针转动低压表压力调节螺杆，使其压缩主弹簧将活门打开。这样进口的高压气体由高压室经节流减压后进入低压室，并经出口通往工作系统。

使用后，先顺时针关闭钢瓶总开关，再逆时针旋松减压阀。

（2）注意事项

不可将钢瓶内的气体全部用完，一定要保留 0.05MPa 以上的残留压力（减压阀表压）。

使用时，要把钢瓶牢牢固定，以免摇动或翻倒。

开关气门阀要慢慢地操作，切不可过急地或强行用力把它拧开。

4. 氢气高压钢瓶的安全使用

（1）使用方法

使用前检查连接部位是否漏气，可涂上肥皂液进行检查，调整至确实不漏气后才进行实验。

在确认减压阀处于关闭状态（T调节螺杆松开状态）后，逆时针打开钢瓶总开关，并观察高压表读数，然后逆时针打开减压阀左边的一个小开关，再顺时针慢慢转动减压阀调节螺杆（T字旋杆），使其压缩主弹簧将活门打开。使减压表上的压力处于所需压力，记录减压表上的压力数值。

使用结束后，先顺时针关闭钢瓶总开关，再逆时针旋松减压阀。

（2）注意事项

室内必须通风良好，保证空气中氢气最高含量不超过1%（体积分数）。室内换气次数每小时不得少于3次，局部通风每小时换气次数不得少于7次。

氢气瓶与盛有易燃、易爆物质及氧化性气体的容积和气瓶的间距不应小于8m。

与明火或普通电气设备的间距不应小于10m。

与空调装置、空气压缩机和通风设备等吸风口的间距不应小于20m。

与其他可燃性气体贮存地点的间距不应小于20m。

禁止敲击、碰撞；气瓶不得靠近热源；夏季应防止暴晒。

必须使用专用的氢气减压阀，开启气瓶时，操作者应站在阀口的侧后方，动作要轻缓。

阀门或减压阀泄漏时，不得继续使用；阀门损坏时，严禁在瓶内有压力的情况下更换阀门。

瓶内气体严禁用尽，应保留0.2~0.3MPa以上的余压。

5. 氧气高压钢瓶的安全使用

（1）使用方法

使用前要检查连接部位是否漏气，可涂上肥皂液进行检查，调整至确实不漏气后才进行实验。

使用时先逆时针打开钢瓶总开关，观察高压表读数，记录高压瓶内总的氧气压力，然后顺时针转动低压表压力调节螺杆，使其压缩主弹簧将活门打开。这样的进口的高压气体由高压室经节流减压后进入低压室，并经出口通往工作系统。

使用结束后，先顺时针关闭钢瓶总开关，放尽余气后，再逆时针旋松减压阀。

（2）注意事项

由于氧气只要接触油脂类物质，就会氧化发热，甚至有燃烧、爆炸的危险。因此，必须十分注意，不要把氧气装入盛过油类物质之类的容器里或把它置于这类容器的附近。

将氧气排放到大气中时，要查明在其附近不会引起火灾等危险后，才可排。保存时，要与氢气等可燃性气体的钢瓶隔开。

禁止用（或误用）盛其他可燃性气体的气瓶来充灌氧气。氧气瓶禁止放于阳光暴晒的地方。

不可将钢瓶内的气体全部用完，一定要保留0.05MPa以上的残留压力（减压阀表压）。

使用时，要把钢瓶牢牢固定，以免摇动或翻倒。

开关气门阀要慢慢地操作，切不可过急地或强行用力把它打开。

四、 常见的实验室事故急救和处理

1. 实验室灭火方法

实验中一旦发生了火灾，切不可惊慌失措，应保持镇静。首先立即切断室内一切火源和电源。然后根据具体情况积极正确地进行抢救和灭火。常用的方法有：

（1）在可燃液体燃着时，应立即拿开着火区域内的一切可燃物质，关闭通风器，防止扩大燃烧。若着火面积较小，可用石棉布、湿布或沙土覆盖，隔绝空气使之熄灭。但覆盖时要轻，避免碰坏或打翻盛有易燃溶剂的玻璃器皿，导致更多的溶剂流出而再着火。

（2）酒精及其他可溶于水的液体着火时，可用水灭火。

（3）汽油、乙醚、甲苯等有机溶剂着火时，应用湿棉布或沙土扑灭。绝对不能用水，否则反而会扩大燃烧面积。

（4）金属钠着火时，可把沙子倒在它的上面。

（5）导线着火时不能用水及二氧化碳灭火器，应切断电源或用四氯化碳灭火器。

（6）衣服被烧着时切忌奔走，可用衣服、大衣等包裹身体或躺在地上滚动借以灭火。

（7）发生火灾时应注意保护现场。较大的着火事故应立即报警。

2. 实验室急救措施

在实验过程中不慎发生受伤事故，应立即采取适当的急救措施：

（1）受玻璃割伤及其他机械损伤　首先必须检查伤口内有无玻璃或金属等物碎片。然后用硼酸水洗净，再涂以碘酒或红汞水，必要时可用护创膏或纱布包扎。若伤口较大或过深而大量出血，应迅速在伤口上部和下部扎紧血管止血，立即到医院诊治。

（2）烫伤一般用浓的（90%~95%）酒精消毒后，涂上苦味酸软膏。如果伤处红痛或红肿（一级灼伤），可涂医用橄榄油或用棉花蘸酒精敷盖伤处；若皮肤起泡（二级灼伤），不要弄破水泡，防止感染；若伤处皮肤呈棕色或黑色（三级灼伤），应用干燥而无菌的消毒纱布轻轻包扎好，急送医院治疗。

（3）强碱（如氢氧化钠、氢氧化钾等），钠、钾等触及皮肤而引起灼伤时，要先用大量自来水冲洗，再用5%硼酸溶液或2%乙酸溶液涂洗。

（4）强酸、溴等触及皮肤而致灼伤时，应立即用大量自来水冲洗，再以5%碳酸氢钠溶液或5%氨水洗涤。

（5）如酚触及皮肤引起灼伤，可用酒精洗涤。

（6）若煤气中毒时，应到室外呼吸新鲜空气。如严重时应立即到医院诊治。

（7）水银容易由呼吸道进入人体，也可以经皮肤直接吸收而引起积累性中毒。严重中毒的征象是口中有金属味，呼出气体也有气味；流唾液，牙床及嘴唇上有硫化汞的黑色，淋巴腺及唾液腺肿大。若不慎中毒时，应送医院急救。急性中毒时，通常用碳粉或呕吐剂彻底洗胃，或者食入蛋白（如1L牛乳加3个鸡蛋清）或蓖麻油解毒并使之呕吐。

（8）触电　触电时可按下列方法之一切断电路。

①关闭电源；②用干木棍使导线与被害者分开；③使被害者和土地分离。急救时急救者必须做好防止触电的安全措施，手或脚必须绝缘。

第三节　常用试剂配制与标准溶液标定

一、试剂要求及溶液浓度的基本表示方法

1. 化学试剂规格

化学试剂是指具有一定纯度标准的各种单质和化合物，它分为无机试剂和有机试剂两大类。试剂可按不同用途制成不同规格，我国普通化学试剂等级对照见表 1-1。

表 1-1　　　　　　　　　　　　我国普通化学试剂的分级

等级	纯度	符号	标签颜色	用　　途
一级	优级纯	G. R.	绿色	纯度最高，适用于精密的分析和科学研究
二级	分析纯	A. R.	红色	纯度略差，适用于重要的分析实验
三级	化学纯	C. P.	蓝色	适用于一般分析化学、制备及教学实验
四级	实验试剂	L. R.	中黄色	适用于一般要求不高的实验

除上述试剂外，还有一些特殊用途的所谓"高纯"试剂，如基准试剂、"光谱纯"试剂、"色谱纯"试剂、"放射化学纯"试剂等。

基准试剂的纯度相当于一级品，常用作滴定分析的基准物质。

"光谱纯"试剂是以光谱分析时出现的干扰谱线强度大小来衡量的，它的杂质含量用光谱分析法已测不出或者杂质含量低于某一限度。这类试剂主要用做光谱分析中的基准物质，但不应作为化学分析的基准物质来使用。

"色谱纯"试剂用于色谱分析，它的杂质含量低，在最高灵敏度下无杂质峰出现。

"放射化学纯"试剂是以放射性测定时出现干扰的核辐射强度来衡量的。

化学试剂中，指示剂的纯度往往不明确，除少数标明"分析纯"、"试剂四级"以外，经常遇到只写明"化学试剂"、"企业标准"或"部颁暂行标准"等，常用的有机试剂、掩蔽剂也有类似情况，这些试剂只能当做化学纯试剂使用，必要时需进行提纯。

在食品卫生检验工作中，选择试剂的纯度除了要与所用方法相当外，其他的如实验用水、使用的器皿也须与其相适应。若试剂选用优级纯，就不能使用普通去离子水或蒸馏水，而应使用双蒸水，对所用器皿的质地也有较高要求，在使用过程中不应有物质溶解到溶液中，以免影响溶液的纯度。

检验人员必须对化学试剂的规格有明确的认识，做到也不盲目追求高纯度而造成浪费，也不随意降低规格而影响分析结果的准确度。

2. 化学试剂的取用

（1）固体试剂的取用　试剂取用原则是既要质量准确，又必须保证试剂的纯度（不受污染）。

使用干净的药品匙取固体试剂，药品匙不能混用。实验后洗净、晾干，下次再用，避免沾

污药品。要严格按量取用药品。多取试剂不仅造成浪费，往往还影响实验效果。一旦取多，可放在指定容器内或给他人使用，一般不许倒回原试剂瓶中。

需要称量的固体试剂，可放在称量纸上称量；对于具有腐蚀性、强氧化性、易潮解的固体试剂要用小烧杯、称量瓶、表面皿等装载后进行称量。根据称量精确度的要求，可分别选择台秤和分析天平称量固体试剂。用称量瓶称量时，可用减量法操作。

（2）液体试剂的取用　液体试剂装在细口瓶或滴瓶内，试剂瓶上的标签要写清名称、浓度。

①从滴瓶中取用试剂：从滴瓶中取试剂时，应先提起滴管离开液面，捏瘪胶帽后赶出空气，再插入溶液中吸取试剂。滴加溶液时滴管要垂直，这样滴入液滴的体积才能准确；滴管口应距接收容器口（如试管口）0.5cm左右，以免与器壁接触沾染其他试剂，使滴瓶内试剂受到污染。当要从滴瓶中取出较多溶液时，可直接倾倒。先排除滴管内的液体，然后把滴管夹在食指和中指间倒出所需量的试剂。滴管不能倒持，以防试剂腐蚀胶帽使试剂变质。

②从细口瓶中取用试剂：从细口瓶中取用试剂时，要用倾注法。先将瓶塞倒放在桌面上，倾倒时瓶上的标签要朝向手心，以免瓶口残留的少量液体顺瓶壁流下而腐蚀标签。

3. 溶液浓度的表示方法

（1）质量分数（%）　指溶质的质量与溶液的质量比。如果分子和分母的质量单位不同，则质量分数应加上单位，如 mg/g、μg/g 等。

（2）体积分数（%）　指在相同的温度和压力下，溶质的体积与溶液的体积比。

（3）质量浓度（g/L）　指溶质的质量与溶液的体积比。当浓度很稀时，可用 mg/L、μg/L、ng/L 表示。

（4）物质的量浓度（mol/L）　指溶质的物质的量与溶液的体积比。

（5）比例浓度　指溶液中各组分的体积比。如正丁醇–氨水–无水乙醇（7：1：2），是指 7 体积正丁醇、1 体积氨水和 2 体积无水乙醇混合而成的溶液。

（6）滴定度（g/mL）　指 1mL 标准溶液相当于被测物的质量，可用 $T_{S/X}$ 表示，S 和 X 分别代表标准溶液和待测物质的化学式。如 T_{HCl/Na_2CO_3}=0.005316g/mL，表示 1mL 盐酸标准溶液相当于 0.005316g 碳酸钠。

二、几种常用试剂的配制与标定

1. 市售浓酸、氨水的密度和浓度

市售浓酸、氨水的密度和浓度见表 1–2。

表 1–2　　　　　　　市售浓酸、氨水的密度和浓度

试剂名称	密度/（g/cm³）	质量分数/%	物质的量浓度/（mol/L）
氨水	0.90	28.0	14.8
硫酸	1.84	95.5	17.8
盐酸	1.19	36.5	11.9
硝酸	1.42	70.0	15.8
磷酸	1.69	85.0	14.7
冰乙酸	1.05	99.7	17.4

2. 标准氢氧化钠溶液的配制与标定

（1）氢氧化钠标准溶液的配制

①氢氧化钠饱和溶液：称取 120g 氢氧化钠，加 100mL 蒸馏水，振摇使之溶解成饱和溶液，冷却后置于聚乙烯塑料瓶中，密塞，放置数日，澄清后备用。

②氢氧化钠溶液（$c_{NaOH}=1mol/L$）：吸取 56mL 澄清的氢氧化钠饱和溶液，加适量煮沸后晾凉的冷水至 1000mL，摇匀。

③氢氧化钠溶液（$c_{NaOH}=0.1mol/L$）：吸取 5.6mL 澄清的氢氧化钠饱和溶液，加适量新煮沸的冷水至 1000mL，摇匀。

④酚酞指示剂：称取酚酞 1g 溶于适量乙醇中再稀释至 100mL。

（2）氢氧化钠标准溶液的标定

①标定步骤：准确称取 6g 在 105~110℃ 干燥至恒重的基准邻苯二甲酸氢钾，加 80mL 新煮沸过的冷却的蒸馏水，使其尽量溶解，加 2 滴酚酞指示剂，用 $c_{NaOH}=1mol/L$ 的氢氧化钠溶液滴定至溶液呈粉红色，0.5min 不褪色。平行试验 3 次，并做空白试验。

标定 $c_{NaOH}=0.1mol/L$ 的氢氧化钠溶液时，步骤同上，但基准邻苯二甲酸氢钾的量改为 0.6g。

②结果计算：

$$c=\frac{m}{(V_1-V_2)\times0.2042}$$

式中 c——氢氧化钠标准滴定溶液的实际浓度，mol/L；

m——基准邻苯二甲酸氢钾的质量，g；

V_1——氢氧化钠标准溶液的用量，mL；

V_2——空白试验中氢氧化钠标准溶液的用量，mL；

0.2042——$KHC_8H_4O_4$ 的毫摩尔质量，g/mmol。

3. 盐酸标准溶液的配制与标定

（1）盐酸标准溶液的配制

①盐酸溶液（$c_{HCl}=1mol/L$）：量取 90mL 盐酸，加适量蒸馏水并稀释至 1000mL。

②盐酸溶液（$c_{HCl}=0.1mol/L$）：量取 9mL 盐酸，加适量蒸馏水并稀释至 1000mL。

③溴甲酚绿-甲基红混合指示剂：量取 30mL 溴甲酚绿的乙醇溶液（2g/L），加入 20mL 甲基红的乙醇溶液（1g/L），混匀。

（2）盐酸标准溶液的标定

①标定步骤：准确称取 1.5g 在 270~300℃ 干燥至恒重的基准无水碳酸钠，加 50mL 蒸馏水使之溶解，再加 10 滴溴甲酚绿-甲基红混合指示剂，用 $c_{HCl}=1mol/L$ 的盐酸溶液滴定至溶液由绿色转变为紫红色，煮沸 2min，冷却至室温，继续滴定至溶液由绿色变为暗紫色。做 3 个平行试验，同时做试剂空白试验。

标定 $c_{HCl}=0.1mol/L$ 的盐酸溶液时，步骤同上，但基准物无水碳酸钠的量变为 0.15g。

②结果计算：

$$c=\frac{m}{(V_1-V_2)\times0.0530}$$

式中 c——盐酸标准滴定溶液的实际浓度，mol/L；

　　m——基准无水碳酸钠的质量，g；

　　V_1——样品消耗盐酸标准溶液的体积，mL；

　　V_2——空白试验消耗盐酸标准溶液的体积，mL；

0.0530——1/2 Na_2CO_3 的毫摩尔质量，g/mmol。

　　4. 硫酸标准溶液的配制与标定

　　（1）硫酸标准溶液的配制

　　①硫酸溶液（$c_{1/2H_2SO_4}$ = 1mol/L）：量取 30mL 硫酸，缓缓注入适量蒸馏水中，冷却至室温后用蒸馏水稀释至 1000mL，混匀。

　　②硫酸溶液（$c_{1/2H_2SO_4}$ = 0.1mol/L）：量取 3mL 硫酸，缓缓注入适量蒸馏水中，冷却至室温后用蒸馏水稀释至 1000mL，混匀。

　　（2）硫酸标准溶液的标定

　　用基准无水碳酸钠标定，操作步骤及计算同盐酸标准溶液的标定。

　　5. 高锰酸钾标准溶液的配制与标定

　　（1）高锰酸钾标准溶液的配制

　　高锰酸钾溶液（$c_{1/5KMnO_4}$ = 0.1mol/L）：准确称取 3.3g 高锰酸钾，加 1000mL 蒸馏水，煮沸 15min，加塞静置 2d 以上，用垂融漏斗过滤，置于具玻璃塞的棕色瓶中密塞保存。

　　（2）高锰酸钾标准溶液的标定

　　①标定步骤：准确称取约 0.2g 在 110℃ 干燥至恒重的基准草酸钠于锥形瓶中，加入 250mL 新煮沸过的冷蒸馏水和 10mL 硫酸，搅拌使其溶解。迅速加入约 25mL 高锰酸钾溶液，待其褪色后，加热至 65℃，继续用高锰酸钾溶液滴定至微红色，保持 0.5min 不褪色，即为终点。平行试验 3 次，同时做空白试验。

　　②结果计算：

$$c = \frac{m}{(V_1 - V_2) \times 0.0670}$$

式中　c——高锰酸钾标准滴定溶液的实际浓度，mol/L；

　　　m——基准草酸钠的质量，g；

　　　V_1——实际消耗高锰酸钾标准滴定溶液的体积，mL；

　　　V_2——空白试验消耗高锰酸钾标准滴定溶液的体积，mL；

0.0670——$Na_2C_2O_4$ 的毫摩尔质量，g/mmol。

　　6. 硫代硫酸钠标准溶液的配制与标定

　　（1）硫代硫酸钠标准溶液的配制

　　硫代硫酸钠溶液（$c_{Na_2S_2O_3}$ = 0.1mol/L）：称取 26g $Na_2S_2O_3 \cdot 5H_2O$ 及 0.2g 碳酸钠加入适量新煮沸过的冷蒸馏水使其溶解，并稀释至 1000mL，放置 1 个月后过滤备用。

　　（2）硫代硫酸钠标准溶液的标定

　　①标定步骤：准确称取约 0.15g 在 120℃ 干燥至恒重的基准 $K_2Cr_2O_7$，置于 500mL 碘量瓶中，加入 50mL 蒸馏水使之溶解。加入 2g 碘化钾固体，轻轻振摇使之溶解。再加入 20mL 硫酸（吸取 10mL 硫酸慢慢倒入 80mL 水中），密塞，摇匀，放置暗处 10min 后用 250mL 蒸馏水稀释。用硫代硫酸钠标准溶液滴定至呈浅黄绿色，加入 3mL 5% 淀粉指示液，继续滴定至蓝色变为亮绿色即为终点。平行试验 3 次，并同时做空白试验。

②结果计算：

$$c = \frac{m}{(V_1 - V_2) \times 0.04903}$$

式中　c——硫代硫酸钠标准滴定溶液的实际浓度，mol/L；

　　　m——基准重铬酸钾的质量，g；

　　　V_1——硫代硫酸钠标准溶液的用量，mL；

　　　V_2——空白试验硫代硫酸钠标准溶液的用量，mL；

0.04903——$1/6 K_2Cr_2O_7$ 的毫摩尔质量，g/mmol。

三、　某些常用特殊试剂的配制

1. 纳氏试剂（测氨用）

（1）方法一

溶解 10g 碘化钾于 7mL 无氨蒸馏水中（无氨蒸馏水的制备：在 1000mL 蒸馏水中加入 2mL 浓硫酸，再蒸馏 1 次，即为无氨蒸馏水。），加入用无氨蒸馏水配制的氯化汞饱和溶液，并不断搅拌，直至生成的猩红色沉淀不再溶解为止（氯化汞溶解度：20℃为 6.6g，30℃为 8.3g。需饱和氯化汞溶液 60～80mL）。然后向其中加入 80mL 35%的氢氧化钠溶液，搅匀后用无氨蒸馏水稀释至 200mL，再搅匀。

用表面皿盖住烧杯，并在无氨的房间中放置 24h，取上层清液贮于棕色瓶中，避光避氨保存。

（2）方法二

将 11.5g 碘化汞和 10.0g 碘化钾共溶于 50mL 无氨蒸馏水中，加入 50mL 6mol/L 氢氧化钠，静置，倾出上清液贮于棕色瓶中，避光避氨保存。

2. 格里斯试剂（测亚硝酸根和尿素用）

89g 酒石酸，10g 对氨基苯磺酸，1g 1-萘酚，共放于大研钵中研磨，使研细混匀，贮于棕色广口瓶中。

3. 希夫试剂（测醛用）

溶解 0.1g 碱性品红于 60mL 蒸馏水中，加入 10mL 10%的亚硫酸钠溶液（注意不可多加，否则将影响试剂的灵敏度），再加入 1mL 浓硫酸，搅匀后放置 1h，然后用水稀释至 100mL。

试剂应为无色透明溶液，如有淡粉红色，可用活性炭脱色后过滤（不得加热）。

试剂贮于棕色瓶中，不宜长久保存，如发现试剂变红，说明试剂已失效。

4. 斐林试剂（测还原糖用）

定性测定还原糖的斐林试剂也由 A、B 两种溶液组成，平时分开保存，用时等量混合。

斐林试剂 A：34.6g 硫酸铜（$CuSO_4 \cdot 5H_2O$）溶于 200mL 蒸馏水中，加入 0.5mL 浓硫酸，混匀后，用蒸馏水稀释至 500mL。

斐林试剂 B：173g 酒石酸钾钠，71g 氢氧化钠，共溶于 400mL 蒸馏水中，溶解后用蒸馏水稀释至 500mL。试剂贮于小口瓶中，用橡皮塞塞紧瓶口。

5. 碘溶液（测淀粉用）

2g 碘化钾和 1g 碘共置于玻璃研钵中，加入少量水研磨至碘溶解，然后转移至棕色瓶中，研钵用水洗涤，洗涤液也转移到棕色瓶中，加水稀释至 100mL。

6. 碘化钾–淀粉试纸（测氧化剂用）

3g 可溶性淀粉与 25mL 水搅匀，倾入到 225mL 沸水中，再加入 1g 碘化钾及 1g 结晶碳酸钠（$Na_2CO_3 \cdot 10H_2O$），溶解后用水稀释至 500mL。将滤纸浸入溶液中，取出阴干，裁成条状贮于广口瓶中。

7. 姜黄试纸（测硼用）

25g 姜黄溶于 500mL 乙醇中形成饱和溶液，滤去不溶残渣。将滤纸浸于姜黄的饱和醇溶液中，取出后于无氨的房间中晾干，裁成条状贮于广口瓶中。

第四节　玻璃仪器的洗涤及干燥

食品卫生学实验经常使用的是玻璃仪器，仪器是否干净，直接影响结果的准确性。洗涤玻璃仪器所用的洗涤剂很多，应根据污物性质选用洗涤剂。

一、 合成洗涤剂和去污粉

合成洗涤剂主要是指以烷基苯磺酸钠为原料的各种洗涤剂，如洗衣粉、洗洁净等。油污较重或不溶性有机溶剂沾污的仪器，应先用合成洗涤剂的水溶液浸泡洗涤，用毛刷擦洗。

去污粉是用碳酸钠、白土、细沙等混合而成的。使用时首先将仪器用少量水润湿，再洒入少许去污粉，用毛刷擦洗。碳酸钠是一种碱性物质，具有较强的去油污能力，加之细沙的摩擦作用和白土的吸附作用，更增强了它的洗涤效果。用合成洗涤剂洗过油污的仪器，经常需要再用去污粉擦洗。

待仪器的内外壁都已仔细擦洗干净后，再用自来水冲洗。要冲到去污粉的微细白色粉末完全去掉为止，然后再用蒸馏水遵照"少量多次"的原则冲洗 3 次。

洗净的仪器，壁上应不挂水珠，否则需再次洗涤。

二、 铬酸洗液

铬酸洗液由浓硫酸和重铬酸钾配制而成，具有很强的氧化性，对油污的去污能力特别强。准确定容、不允许用去污粉擦洗的仪器（如滴定管）、口小管细难于用合成洗涤剂和去污粉擦洗的仪器（如移液管），都需用铬酸钾洗液洗。

使用时，往仪器中加入部分洗液，将仪器倾斜并慢慢转动，让仪器内壁完全被洗液润湿，转几圈后，将洗液倒回贮瓶。也可以用洗液将整个仪器浸泡一段时间。仪器沾污严重时，还可用热洗液洗涤，但要注意不要将热洗液溅在皮肤上，以免烧伤。

仪器经洗液洗涤后，要用自来水冲洗掉仪器上残留的洗液，冲干净后再用蒸馏水洗 3 次。

铬酸洗液可按如下方法配制：

方法一：称取 25g 重铬酸钾，以少量水润湿，再慢慢加入 400mL 浓硫酸，边加边搅动，最后加热使其溶解。配制好的洗液应呈深棕色，冷却后贮于磨口塞的玻璃瓶中。

方法二：称取 20g 重铬酸钾于 800mL 烧杯中，加入 60mL 水，加热至 50℃，使重铬酸钾溶解成饱和溶液。稍冷后，在不断搅拌下，向其中慢慢加入 340mL 浓硫酸。放冷后贮于玻璃磨口塞试剂瓶中。

在使用铬酸洗液时，应尽量避免将水分带入洗液中。用洗液洗涤仪器时，必须先把仪器中的水倒净。铬酸洗液可长期循环使用。但如果洗液变成绿色，则表明洗液已经失效，需重新配制。

三、 高锰酸钾碱性洗液

高锰酸钾碱性洗液适用于洗涤油污和有机物，使用方法同铬酸洗液。

高锰酸钾碱性洗液的配制方法：取 4g 高锰酸钾，用少量水溶解，加入 100mL 10% 的氢氧化钠。洗液贮存于带橡皮塞的试剂瓶中。

仪器用高锰酸钾洗液浸泡过后，器壁上常黏附一层二氧化锰，可用浓硫酸或亚硫酸钠溶液去除，然后用自来水冲洗，最后用蒸馏水冲洗。

四、 其他洗涤方法

1. 碱性乙醇洗涤法

适用于洗涤油脂、焦油和树脂。配制方法：向 1L 95% 的乙醇溶液中加入 157mL 氢氧化钠（或氢氧化钾）饱和溶液即成。

2. 磷酸钠洗涤法

适用于洗涤碳的残留物。配制方法：将 57g 磷酸钠和 25.5g 油酸钠溶于 470mL 水中即成。

3. 硝酸银洗涤法

长期盛放 $AgNO_3$ 溶液的玻璃仪器，都有以 Ag_2O 主的黑褐金属氧化物固体存在，用碘-碘化钾溶液洗涤，黑褐色固体很快除去。碘-碘化钾洗液的配制：1g 碘和 2g 碘化钾溶于水中，用水稀释至 100mL。可以清除用过硝酸银溶液后留下的黑褐色沾污物，也可用于擦洗沾过硝酸银的白瓷水槽。

4 锰迹洗涤法

经常使用高锰酸钾溶液的玻璃仪器，都有以二氧化锰的黑褐色锰迹污物存在。一般介绍用浓盐酸或草酸洗涤法，但洗涤效果不是很理想。下面介绍两种清除锰迹的方法：

方法一：由于任何不溶性的锰氧化物都可以溶解在莫尔盐 $[FeSO_4(NH_4)_2SO_4 \cdot 6H_2O]$ 溶液中。所以，用莫尔盐溶液或用稀硫酸酸化了的莫尔盐溶液处理有锰迹的玻璃仪器效果很好。

方法二：在没有莫尔盐溶液的时候，可以用硫酸亚铁溶液代替。特别是用硫酸酸化了的硫酸亚铁溶液，对锰迹的清除效果很好。为此，通常在废硫酸溶液中投入过量的铁屑、铁钉作为清除锰迹的备用洗涤液。

5. 银迹洗涤法

附有银污迹的玻璃仪器，多用浓硝酸去除，此法的确效果显著，但也存在反应产生的二氧化氮气味难闻、污染环境等弊端。而用氯化铁溶液，特别是用盐酸或硫酸酸化了的氯化铁溶液除银迹效果最好。化学反应方程式如下：

$$FeCl_3 + Ag = FeCl_2 + AgCl$$

6. 氯化银洗涤法

沉淀滴定实验中经常会出现氯化银沉淀，附在瓶壁很不好洗。用 20~30mL 氨水（1+1）溶液振荡洗涤，可很快将其除净，洗液可多次使用，用后回收处理。

五、 仪器的干燥

某些情况下需要干燥的仪器进行试验，可按下述方法将洗净的仪器干燥。

只需一般干燥的仪器，可使其倒立晾干。需要绝对无水时，可以烘干或吹干。少量的仪器可以用热风吹干。大量干燥仪器时则要用烘箱烘干，烘箱温度以控制在 100~140℃ 为宜。

在用烘箱烘干仪器时应注意：①任何塞子，包括橡皮塞、软木塞、磨口仪器的磨口塞、塑料塞等，都必须先从仪器上拆除下来。②首先把仪器放到烘箱的最上层，上层放满后才允许放第二层、第三层。③仪器烘干后，应先在烘箱中降温，再取出仪器。

第二章

食品卫生检验的一般程序

第一节　样品的采集、制备及保存

一、样品的采集

食品卫生检验的首要工作就是采样。要评定一批食品的品质，不可能将整批产品全部进行检验，而只能采取抽样检验的方法进行，即从被检的产品中按规定采取一定的数量具有代表性的部分供分析化验用。取出的被检部分称为样品。取出样品的过程称为采样。

（一）采样的原则

1. 代表性原则

食品因加工批号，原料情况（来源、种类、地区、季节等），加工方法，运输、贮藏条件，销售中的各个环节（如有无防蝇、防鼠、防蟑螂等设备）及销售人员的责任心和卫生知识水平等都对食品卫生质量有着重要影响。在采样时必须考虑这些因素，使所采的样本能真正反映被采样的总体水平，也就是通过对具有代表性样本的监测能客观推测食品的质量。

2. 典型性原则

采集能充分说明达到监测目的的典型样本，包括以下几种样本。

（1）污染或怀疑污染的样本　应采集接近污染源的食品或易受污染的那一部分，以证明是否被污染。同时还应采集确实被污染的同种食品做空白对照试验。

（2）中毒或怀疑中毒的食品　这类样本种类较多，有呕吐物、排泄物、血液、脏器、胃肠及内容物、中毒者吃剩下的食物、药物和其他有关物质。应根据中毒症状、可疑中毒物性质采集可能含毒量最多的样本，中毒者吃剩下的食物、餐具（未洗刷）、药品是最好的检材。

（3）掺假或怀疑掺假的食品　应采集有问题的典型样本，以证明是否掺假，而不能用均匀样本代表。

3. 适时性原则

因为不少被检物质总是随时间发生变化的，为了保证得到正确结论就必须很快送检。如发生食物中毒应立即赶到现场及时采样，否则不易采得中毒食品，在临床上也往往要等检出的毒物，以便采用有针对性的解救药物救治病人。因此采样和送检的时间性是很重要的。

4. 适量性原则

（1）采样数量应根据检验项目和目的而定，但每份样本不少于检验需要量的3倍，以便供检验、复检和留样备用。供理化检验样本，一般每份样本不少于0.5kg，液体、半液体食品每份样本量为0.5~1L，250g以下包装者不少于6包。可以根据检验项目和样本的具体情况适当增加或减少。微生物检验，按国家有关规定进行。

（2）对食品卫生检验，通常有包装的，在100包以下按10%抽样，100包以上按批号采样不少于12个包装，不多于36个包装。从12~36个包装内取所需样本数不得少于3份，每份样本由3~4个包装内采取的样本混合而成。

（3）作为食品卫生专题调查或制定食品卫生标准或定期监测项目的样本，应按照各项工作所定的样本计划进行。

（4）对已被污染的食品，应先从感官上分重、中、轻3种污染情况，从各类中采样。可根据污染食品的多少，各类取1~3份样本，分别进行检验。

5. 程序原则

采样、送检、留样和出具报告均按规定的程序进行，各阶段都要有完整的手续，责任分明。

（二）采样的方法

1. 常规采样方法

（1）散装食品

①液体、半液体食品采样：以一池或一缸为一采样单位，即每一池或一缸采一份样本，采样前先检查样本的感官性状，然后将样本搅拌均匀后采样。如果池或缸太大，搅拌均匀有困难，可按池或缸的高度等距离分为上、中、下三层，在各层的四角和中间各取等量样本混合后，再取检验所需样本。对流动的液体样本，可定时定量，从输出口取样后混合留取检验所需的样本。

②固体食品采样：对数量大的散装食品如粮食和油料，可按堆形和面积大小采用分区设点，或按粮堆高度采用分层采样。分区设点，每区面积不超过50m²，各设中心四角共五点；区数在两个以上的两区界线上的两个点为共有点。例如，两个区设8个点，三个区设11个点，依此类推。粮堆边缘的点设在距边缘50cm处。

采样点定好后，先上后下用金属探管逐层采样，各点采样数量一致。从各点采出的样本要做感官检查，感官性状基本一致，可以混合成一个样本。如果感官性状显然不同，则不要混合，要分别盛装。

（2）小包装食品　各种小包装食品（指每包500g以下），均可按照每一生产班次，或同一批号的产品，随机抽取原包装食品2~4包。

（3）大包装食品

①液体、半液体食品采样：大包装样本一般用铁桶或塑料桶，容器不透明，很难看清楚容器内物质的实际情况。采样前，应先将容器盖子打开，用采样管直通容器底部，将液体吸出，置于透明的玻璃容器内，做现场感官检查。检查液体是否均一，有无杂质和异味，将检查结果记录，然后将这些液体充分搅拌均匀，用长柄勺或采样管，装入样本容器内。

②颗粒或粉末状的固体采样：如大批量的粮食、油料和白砂糖等食品，堆积较高，数量较大时，应将其分为上、中、下层，从各层分别用金属探子或金属采样管采样。一般粉末状食品

用金属探管（为防止采样时受到污染，可用双层套采样器采样）；颗粒性食品用锥形金属探子采样；特大颗粒的袋装食品如蚕豆、花生果、薯片等，要将口袋缝线拆开，用采样铲采样。每层采样数量一致，要从不同方位，选取等量的袋数，每袋插入的次数一致。感官性状相同的混合成一份样本，感官性状不同的要分别盛装。

（4）其他食品

①肉类：在同质的一批肉中，可以四角或中间设采样点，每点从上、中、下三层均匀采取可食部分的若干小块，混合为一个样本。如品质不同，可将肉品分类后再分别取样。有时也可按分析项目的要求重点采取某一部位，如检查旋毛虫要取肌基部的肌肉。

②鱼类：经感官检查质量相同的鱼堆在四角和中间分别采样，尽量从上、中、下三层各抽取有代表性的鱼样。个别大鱼和海兽，只能割取其局部作为样本。一般鱼类，都采集完整的个体，大鱼（0.5kg 左右）3 条作为一份样本，小鱼（虾）可取混合样本，每份 0.5kg。

③冰蛋（冰全蛋、巴氏消毒冰全蛋、冰蛋黄、冰蛋白）：按生产批号，在生产过程装罐时流动取样，以每 4h 生产数量为单位，每半小时取样一次，每次 50g，留入已灭菌的玻璃瓶中混合后送检。已制成冰蛋的，则要用已灭菌的钻头取样，按无菌操作程序进行，取样量不少于 0.5kg。

④烧烤熟肉（猪、鹅、鸭）检查表面污染情况，采样方法可用表面揩抹法。

大块熟肉采样，可在肉块四周外表均匀选择几个点，用经高压消毒的板孔 5cm² 的金属制规板，压在所选点的位置上，再用经生理盐水湿润的灭菌棉球拭子，在规板范围内揩抹 10 次，然后，移往另一点做同样揩抹。每个规板只压一个点，每支棉拭揩抹两个点。一般大块熟肉共揩抹 50cm²（即 10 个规板板孔，5 支棉拭），每支棉拭揩两个点立即剪断或烧断（剪子要经酒精灯燃烧灭菌），投入盛有 50mL 灭菌生理盐水的三角瓶或大试管中送检验室。

烧烤鹅（鸭），一只为一个样本，以胸、腹、背、头、肛门为采样部位，用经灭菌板孔为 5cm² 的金属规板和灭菌棉拭子，在胸腹部左右各揩抹 10cm²，在背部左右各揩抹 10cm²，在头、肛门各揩抹 5cm²，操作规程与大肉块相同。

对烧烤熟肉，如需作其他理化指标检验，可以每只（或一大块肉）为一单位，采取有代表性的若干小块 500g 为一份样本，放入广口玻璃瓶中送检。

⑤冷饮（冰棍、冰淇淋等）：用灭菌小刀将木棍切断，将冰棍置入灭菌广口玻璃瓶中。小包装的冰淇淋应先将包装盒盖打开，用灭菌小匙将包装内的冰淇淋装入灭菌广口玻璃瓶内，每三包为一个样本。无包装或大包装冰淇淋，用灭菌小匙取样250g 以上装入灭菌广口玻璃瓶内送检。

⑥食具采样：选取大食具 2 只，中食具 5 只，小食具 10 只，筷子 3 根，作为一份样本，食具用滤纸贴附法采样，筷子用洗脱法采样。

滤纸剪成 2cm×2.5cm 小片（每张 5cm²）和 1cm² 小片，先用灭菌生理盐水湿润滤纸，贴在食具内壁，然后依次取下，放入盛有 50mL 灭菌生理盐水的大试管或三角瓶中，每份食具贴51cm²。将采样的 1mL 做细菌总数测定，50mL 做大肠菌群测定。

餐饮具的安全卫生检测也可直接采用"餐饮具大肠菌群检测纸片法"检测。

筷子用洗脱法采样，在大试管（30mm 口径）里装 50mL 生理盐水，将筷子进口一端浸洗轻摇约 20 次取出送检。

2. 微生物检验无菌采样方法

（1）采样用具、容器灭菌方法

①玻璃吸管、长柄勺、长柄匙，要单个用纸包好或用布袋包好，经高压灭菌消毒，密闭、

干燥。

②盛装样本的容器要预先贴好标签，编号后单个用纸包好，经高压灭菌消毒，密闭、干燥。

③采样用的棉拭子、规板、生理盐水、滤纸等，均要分别用纸包好，经高压灭菌消毒备用。

④镊子、剪子、小刀等用具，用前在酒精灯上用火焰消毒。

⑤消毒好的用具要妥善保管，防止污染。

（2）无菌操作步骤

①采样前，操作人员先用75%酒精棉球消毒手，再用75%酒精棉球将采样开口处周围抹擦消毒，然后将容器打开。

②固体、半固体、粉末状样本，可用灭菌小勺或小匙采样，液体样本用玻璃吸管采样，样本取出后，将其装入样本容器，样本容器在酒精灯上用火焰消毒后加盖密封。

③散装液体样本采样前，应先用玻璃瓶搅拌均匀或摇匀，有活塞的用75%酒精棉球将采样开口处周围抹擦消毒，然后打开活塞，先将内容物倒出一些后，再用灭菌样本瓶接取样本，在酒精灯火焰上端高温区封口。

④生产用具、设备、食具采样，可用经灭菌的小刀，把表面干燥的污物刮下装入干燥灭菌容器中送检；用具、食具表面检查，可用灭菌棉拭子沾湿灭菌生理盐水抹擦表面，将棉拭子抹擦的一端对准采样容器瓶口剪断放入容器内，或用灭菌生理盐水沾湿预先灭菌的滤纸，然后贴附于样本表面，1min后，用无菌镊子夹取滤纸放入样本容器内送检。

（3）无菌采样的注意事项

①尽量从未开封的包装内取样，大包装的要从各部分采取有代表性的样本。

②预先包装好消毒的采样工具和容器，必须在采样时方可找开所包的纸或布。

③采样时最好两人操作，一人负责取样，另一人协助打开采样瓶、包装和封口。

④为了查明某一工序的卫生状况，可在这一工序处理前和处理后各取一份样本做对照。如对手工包装工序，可采包装前和包装后的样本，还可直接用灭菌棉拭子抹擦操作工人的手指，进行细菌培养，证明污染程序。

⑤检查微生物样本，要在采样后4h以内送检验室。气温较高的季节，送检样本应保存在有隔热材料的采样箱，箱内放冰块或冷却剂保存。但应注意勿使冰块融化的水污染样本。样本送到检验室应立即检验，如不能立即检验，应冷藏保存。

二、 采样记录

1. 现场采样记录

采样前必须了解该批食品的原料来源、加工方法、运输保藏条件、销售中各个环节的卫生状况。如外地进入的食品应审查该批食品的有关证件，包括商标、送货单、质量检验证书、兽医卫生检疫证书、监督机构的检验报告等，并对该批食品进行感官检查，做好现场记录，内容包括：被采样单位；样本名称；采样地点；样本产地、商标、数量、生产日期、批号或编号、样本状态；被采样的产品数量、包装类型及规格；感官所见（有包装的食品包装有无破损、变形、受污染，无包装的食品外观有无发霉变质、生虫、污染等）；采样方式；采样目的；采样现场环境条件（包括温度、湿度及一般卫生状况）；采样机构（盖章）、采样人（签字）；采日期；被采样单位负责人签名。

2. 样本签封和编号

采样完毕整理好现场后，将采好的样本分别盛装在容器或牢固的包装内，在容器盖接处或包装上进行签封，可以由采样人或采样单位签封。每件样本还必须贴上标签，明确标记品名、来源、数量、采样地点、采样人、采样日期等内容。如样本品种较少，应在每件样本上进行编号，所编的号应与采样收据和样本名称或编号相符。

3. 采样单

采样单一式两份：一份交被采样单位，另一份由采样单位保存。采样单内容包括：被采样单位名称；样本名称、编号；被采样产品的生产日期（批号）；采取样本数量；采样单位（盖章）、采样人（签字）；被采样单位负责人签名。

三、 样本的制备和前处理

样本的制备和前处理是指样品分析测定前进行的一系列准备工作，包括样本的整理、清洗、匀化、缩分、粉碎、匀浆、提取、净化、浓缩、衍生化等一系列过程。有时为方便将样本整理、清洗、匀化、缩分等步骤称为样本制备，而将粉碎、匀浆、提取、净化、浓缩等步骤称为样本的前处理。

（一） 样本制备

1. 样本制备的一般方法

（1）粮食、茶叶等干燥产品　将样品全部磨碎，也可以四分法缩分，取部分样本磨碎全部通过 20 目筛，四分法再缩分。

（2）肉类　切细，绞肉机反复绞 3 次，混合均匀后缩分。

（3）水产、禽类　将样本各取半只，去除非食用部分，食用部分切细，绞肉机反复绞三次，混合均匀后缩分。

（4）蛋和蛋制品　鲜蛋去壳，蛋白和蛋黄充分混匀。其他蛋制品，如粉状物经充分混匀即可。皮蛋等再制蛋，去壳后，置捣碎机内捣碎成均匀的混合物。

（5）蔬菜、水果类　先用水洗去泥沙，然后除去表面的水分，取食用部分，沿纵轴剖开，切成四等份，取相对的两块，切碎，混匀，取部分量于捣碎机内捣碎成均匀的混匀的混合物。

（6）仁果类　切碎后，充分混匀，四分法缩分。

（7）罐头类　开启罐盖，若是带汁罐头（可供食用液汁），应将固体物与液汁分别称重，罐内固体物去骨、去刺、去壳后称重，然后按固体与液汁比，取部分有代表性量，置捣碎机内捣碎成均匀的混合物。

2. 样本制备方法举例

（1）样本的整理　在测定生鲜农产品药物残留时，如果没有特别指明，按照规定，应以整个农产品作为试样。除了分析特定食品中特定药物残留外，一般不得洗涤、除尘、削皮。

（2）试样的制备　收到的检体，在可能的范围内，通过磨细、切细或混合搅拌，使其成为均匀的混合物。从检体中选择能代表整体的部分，供分析使用。通过细切或研磨不能混匀的检体，可以在切细以后，用反复混合的方法，经四分法缩分，采取样本。个体小的农产品，如粮食等，不能把全部检体粉碎，可以反复混合并经四分法缩分，减少到 1.8kg 或约 4.6L，再把缩减下来的试样细切或磨碎。从混合均匀的检体中取试样 3 份，第 1 份供分析用，第 2 份供确证分析结果用，第 3 份作为证据留存。样本要冷冻保存。试样的数量，根据检体分析的难易而定。分析用的、确证分析结果用的和留作证据用的试样，各要 1.1L。密度大的检体，要0.45kg 以上。

经过缩分的样本，进行制备。

（二）　样本前处理

样本前处理的方法很多，在食品卫生检验中，要根据检验对象、检验项目选择合适的方法。有传统的前处理方法和先进的前处理方法。

1. 传统的前处理方法

（1）有机物破坏法　有机物破坏法是在高温或强烈氧化条件下，使食品中有机物质分解成气态物质而散逸掉，被测组分残留下来的方法。在食品卫生检验中，常用作重金属残留检测的样品前处理。根据具体操作方法，分为干法灰化和湿法消化两类。

①干法灰化法：干法灰化法是将一定量的样品置于坩埚中加热，使其中的有机物脱水、炭化、分解、氧化，再置高温电炉中（一般为 500~550℃）灼烧灰化，直至残灰为白色或浅灰色为止，所得的残渣即为无机成分，此法适应于除汞以外的金属元素的测定。

此法基本不加或加入很少的试剂，故空白值低；因多数食品经灼烧后灰分体积很小，因而能处理较多的样品，可富集被测组分，降低检测下限；有机物分解彻底，操作简单，不需工作者经常看管。但此法所需时间长；因温度高易造成某些易挥发元素的损失；坩埚对被测组分有吸留作用，致使测定结果和回收率降低。

以下措施可有效提高回收率：根据被测组分的性质，采取适宜的灰化温度；加入灰化助剂，防止被测组分的挥发损失和坩埚吸留。

②湿法消化法：湿法消化法是在样品中加入强氧化剂（如浓硫酸、浓硝酸、高氯酸、高锰酸钾、过氧化氢等等），并加热消煮，使样品中的有机物质完全分解、氧化，呈气态逸出，待测成分转化为无机物状态存在于消化液中，供测试用。湿法常用于某些极易挥发散失的物质，除汞以外，大部分金属的测定都能得到良好的结果。

此法有机物分解速度快，所需时间短；由于加热温度较干法低，故可减少金属挥发逸散的损失，容器吸留也少。但在消化过程中，常产生大量有害气体，因此操作过程需在通风橱内进行；消化初期，易产生大量泡沫外溢，故需操作人员随时照管；此外，试剂用量较大。

（2）蒸馏法　蒸馏法是利用被测物质中各组分挥发度的不同分离为纯组分的方法。可用于被测组分蒸馏逸出，收集馏出液进行分析，也可用于除去干扰组分。常用的蒸馏方法有常压蒸馏、减压蒸馏、水蒸气蒸馏和分馏等几种方法。

①常压蒸馏：常压蒸馏适用于加热蒸馏中不发生分解或沸点不太高的物质。常压蒸馏的装置比较简单，加热方法要根据被蒸馏物质的特性和沸点来确定。如果沸点不高于 90℃，可用水浴；如果超过 90℃，则可改用油浴、沙浴、盐浴；如果被蒸馏物质不易爆炸或燃烧，可用电炉或酒精灯直接加热，但最好垫以石棉网，使受热均匀且安全。当被蒸馏物质的沸点高于150℃时，可用空气冷凝管理代替冷水冷凝管。

②减压蒸馏：当常压蒸馏容易使蒸馏物质分解，或其沸点太高时，可采用减压蒸馏。根据物质的沸点与压力之间的关系，即液体表面分子逸出所需要的能量是随着外界压力的降低而降低，所以降低外界的压力，可使液体的沸点降低。减压装置可用水泵或真空泵。

③水蒸气蒸馏：水蒸气蒸馏适用于沸点较高，易炭化，易分解物质。两组分混合液的蒸气

压，等于两组分单独存在时的各自蒸气压之和，当混合液中两组分的蒸气压之和等于大气压时，混合液开始沸腾，此混合液的沸点比两组分的沸点都要低些，所以混合液在100℃以下就开始沸腾。水蒸气蒸馏是用水蒸气加热混合液体，使具有一定挥发度的被测组分与水蒸气成比例自溶液中一起蒸馏出来。

④分馏：分馏适用于混合物中各组分的沸点相差不太大时，普通蒸馏法难以精确分离的物质。被蒸馏的混合液在分馏柱内进行多次汽化和冷凝，当上升的蒸汽与下降的冷凝液接触时，上升的蒸汽部分冷凝放出的能量部分汽化，二者之间发生了热量交换，而每一次汽化和冷凝，将使蒸汽中低沸点的组分增加一次，因此蒸汽在分馏柱内上升的过程中，等于经过反复多次的简单蒸馏，不断增加蒸汽中低沸点的组分。其结果是上升蒸汽中低沸点组分增加，而下降的冷凝液中高沸点组分增加。分馏的关键在于选择适当的分馏柱。各组分之间的沸点差越大，对分馏柱的要求越低。

（3）溶剂提取法　利用混合物中各物质溶解度的不同，使混合物中各组分得到完全或部分分离的过程，称做溶剂提取法。用提取法可以从样品中把被测成分提取出来或者排除干扰成分，这是食品样品常用的处理方法。提取方法根据被提取物质形态不同，可分为从溶液中提取和从固体中提取两种，前者称为萃取法，后者称为浸泡法。

①萃取法：利用某组分在两种互不相溶的溶剂中分配系数的不同，使其从一种溶液转移到另一种溶剂中，而与其他组分分离的方法，经过反复多次提取，将被测组分提取出来的方法，称为溶剂萃取法。此法设备简单，操作迅速，分离效果好，在食品检验中应用较广泛，但进行成批试样分析时，工作量较大，并且萃取剂常是易挥发，易燃，有毒的物质，所以操作时要特别小心。

②浸泡法：从固体混合物或有机体中提取某种物质时，一般采用浸泡法，所以这种方法称为浸泡法（浸提法）。所采用的提取剂，应既能大量溶解被提取的物质，又要不破坏被提取物质的性质。为了提高物质在溶剂中的溶解度，往往在浸取时，要加热。常用的是索氏提取器。

（4）化学分离法

①沉淀分离法：沉淀分离法是利用沉淀反应进行分离的方法。在试样中加入适当的沉淀剂，使被测组分沉淀下来，或将干扰组分沉淀下来，经过过滤或离心将沉淀与母液分开，从而达到分离目的。例如，测定冷饮中糖精钠含量时，可在试剂中加入碱性硫酸铜，将蛋白质等干扰杂质沉淀下来，而糖精钠仍留在试液中，经过滤除去沉淀后，取滤液进行分析。

②掩蔽法：此法是利用掩蔽剂与样液中干扰成分作用，使干扰成分转变为不干扰测定状态，即被掩蔽起来。运用这种方法可以不经过分离干扰成分的操作而消除其干扰作用，简化分析步骤，因而在食品检验中应用十分广泛，常用于金属元素的测定。如双硫腙比色法测定铅时，在测定条件（pH9）下，Cu^{2+}、Cd^{2+}等离子对测定有干扰。可加氰化钾和柠檬酸铵进行掩蔽，消除它们的干扰。

（5）透析法　利用被测组分分子在溶液中能通过透析膜，干扰组分分子不能通过透析膜而达到分离的目的。例如，从食品中分离糖精，可以选用玻璃纸作透析膜，糖精的分子比膜孔小，可通过玻璃纸的膜孔进入水中，蛋白质等分子比膜孔大，不能通过玻璃纸的膜孔，从而达到糖精与蛋白质等杂质分离的目的。

透析膜的膜孔有大小之分，可根据分离对象分子的大小来选择合适的透析膜。常用的透析膜是玻璃纸膜，还有羊皮纸膜，火棉胶膜，动物膀胱膜、肠衣等。

（6）色层分离法　以相分配原理为基础，基于样品中各组分在不相混溶并作相对运动的两相（一个相称为固定相，另一个流经固定相的称为流动相）溶解度不同，或者在固定相上物理吸附程度不同，也就是在两相中的分配不同，即样品中各组分受固定相的作用所产生的阻力和受流动相作用所产生的推动力不同，这能使各组分产生不同的移动速度，从而各组分达到分离目的。

①吸附色谱分离：利用聚酰胺、硅胶、硅藻土、氧化铝等吸附剂经活化处理后所具有的适当的吸附能力，对被测成分或干扰组分进行选择性吸附而进行的分离称吸附色谱分离。例如，聚酰胺对色素有强大的吸附力，而其他组分则难于被其吸附，在测定食品中色素含量时，常用聚酰胺吸附色素，经过过滤洗涤，再用适当溶剂解吸，可以得到较纯净的色素溶液，供检验用。

②分配色谱分离：此法是以分配作用为主的色谱分离法。是根据不同物质在两相间的分配比不同所进行的分离。被分离的组分在流动相沿着固定相移动的过程中，由于不同物质在两相中具有不同的分配比，当溶剂渗透在固定相中并向上渗展时，这些物质在两相中的分配作用反复进行，从而达到分离的目的。

③离子交换色谱分离：离子交换分离法是利用离子交换剂与溶液中的离子之间所发生的交换反应来进行分离的方法。分为阳离子交换和阴离子交换两种。交换作用可用下列反应式表示：

$$阳离子交换：R-H+M^+X^-=R-M+HX$$
$$阴离子交换：R-OH+M^+X^-=R-X+MOH$$

式中　R——离子交换剂的母体；

　　　 MX——溶液中被交换的物质。

当将被测离子溶液与离子交换剂一起混合振荡，或将样液缓缓通过用离子交换剂作成的离子交换柱时，被测离子或干扰离子即与离子交换剂上的 H^+ 或 OH^- 发生交换，被测离子或干扰离子留在离子交换剂上，被交换出的 H^+ 或 OH^-，以及不发生交换反应的其他物质留在溶液内，从而达到分离的目的。在食品卫生检验中，可应用离子交换分离法制备无氨水、无铅水。离子交换分离法还常用于分离较为复杂的样品。

样品的处理方法很多，在实际操作时，为了达到最理想的处理效果，往往把两种或两种以上的处理方法结合起来使用。这里不再叙述，详见各章各项测定方法中的样品处理部分。

2. 先进的前处理方法

（1）固相萃取（Solid Phase Extraction，SPE）　SPE 是在液固萃取和柱液相色谱技术的基础上发展起来的一种通用型和专用型分离萃取技术。该技术主要利用样品流经固体吸附剂时，不同化合物与吸附剂间的吸附与解吸附作用，将液体样品中的目标化合物与样品基底以及干扰化合物分离，再通过洗脱液迅速洗脱，达到分离和富集的效果。SPE 的目的主要涵盖去除或减少干扰物质、富集被测组分、提高检测灵敏度和选择性、保护色谱柱及仪器等。具有回收率和富集倍数高、有机溶剂用量少、无相分离操作、能处理微量样品和易于实现自动化等优点，因此已成为目前最常用的样品预处理方法之一。

（2）固相微萃取（Solid Phase Micro-extraction，SPME）　SPME 原理基于样品基质中组分

与固定相涂层之间的分配平衡，依靠熔融石英纤维表面固载的高表面积多孔聚合物对特定目标成分的强吸附作用，样品中各组分在萃取纤维涂层表面吸附/解吸附，通过选择固载不同基团的高聚物涂层的萃取头，使目标组分得到最佳萃取效率而其他组分受到抑制。根据吸附方式的不同，SPME可以分为直接浸没-固相微萃取（DI-SPME）和顶空-固相微萃取（HS-SPME）。与传统固相萃取相比，固相微萃取所需样品量小，适用于痕量样品分析，同时无需萃取溶剂，大大节省了溶剂消耗，而且气体样品能够直接进行萃取分离，大大提高了气体样品的萃取效率。

（3）液相微萃取（Liquid Phase Micro-extraction，LPME） LPME基本原理与液液萃取相似，是有机物在不同相之间进行分配富集的过程。它是微型化了的液-液萃取，但对微量待测物的富集作用是传统LLE不能及的，不需要进一步浓缩过程，灵敏度与LLE相当。根据目标物和样品基质的不同，LPME的萃取模式有单滴微萃取、分散液相微萃取和中空纤维膜液相微萃取。单滴微萃取主要是根据目标物在微量进样器尖端的萃取微滴和液体样品之间的分配原则，待萃取完成后，微滴被抽回至微量进样器，注入高效液相色谱等仪器进行分析。分散液相微萃取主要是先将混有微量萃取剂的分散剂注入样液中，萃取剂在分散剂作用下在样液中形成分散的细小液滴，形成萃取剂—分散剂—样液三元乳浊液体系，由于萃取剂和分析物的接触面积增大，待测物在样液及萃取剂之间快速达到分配平衡，目标物被萃取富集而进行分析测定。中空纤维膜液相微萃取原理是以多孔性中空纤维膜作为有机溶剂载体，分析物先被由多孔纤维支撑的憎水的液膜层萃取，然后经液膜层进入纤维管内的萃取相中萃取，萃取液可直接进样分析。

（4）快速溶剂萃取技术（Accelerate Solvent Extraction，ASE） 根据溶质在不同溶剂中溶解度不同的原理，利用快速溶剂萃取仪，在较高的温度（温度范围：$50 \sim 200℃$）和压力（$7 \sim 12MPa$）下使用有机或极性溶剂实现高效、快速萃取固体或半固体样品有机物的方法。快速溶剂萃取的工作流程是通过泵将溶剂注入装好样品的密封在高压不锈钢提取仓内的萃取池中，当温度升高到设定的温度时，样品在静态下与加压的溶剂相互作用一段时间，然后用压缩氮气将提取液吹扫至标准的收集瓶中进行进一步的纯化或直接分析。与传统的振荡式液-液萃取、超声萃取方式相比，快速溶剂萃取技术具有如下的显著特点：快速（完成一次萃取的时间一般仅需15min）；所用溶剂少（只用15mL溶剂），减少了废液的处理；萃取效率高；基体影响小；操作自动化程度高，可实现在线分析。

（5）基质固相分散萃取技术（Matrix Solid-Phase Dispersion Extraction，MSPDE） 在基质固相分散萃取法中，一定质量的样品与分散剂按一定比例加入到研钵中，通过不断研磨，分散剂使样品组织结构完全破坏以及高度分散，从而增加萃取溶剂与样品中待测目标物的接触面积，进而使内源性或外源性待测物质在研磨过程中被释放出来，并根据极性大小吸附或分散于分散剂的表面，然后将样品与分散剂的混合物作为填料装入到萃取柱中，之后用不同极性的洗脱溶剂将待测物质洗脱出来。基质固相分散萃取的关键因素是基质分散程度，样品的组成和性质决定了样品研磨混合的时间，对于一些生物组织样品，要想获得良好的分散效果，研磨混合时间至少需要10min以上。基质固相分散法集传统的样品前处理过程中的样品均匀化、组织破碎、提取、分离和净化等步骤为一体，而且不需要进行组织匀浆、超声或微波提取、沉淀、离心和样品转移等繁琐的操作步骤，也不需要特殊的仪器设备，具有试剂用量少、简单快速等突出优点。

（6）超临界流体萃取技术（Supercritical Fluid Extraction, SFE）　超临界流体是指当物质超过本身的临界温度和临界压力时，气液两相会混合成为一种均一的流体状态。该流体既具备气体的高渗透能力，也有着类似液体的高溶解能力。通过改变压力和温度来控制流体密度，进而控制超临界流体的溶解能力，将超临界流体与待分离物质充分接触后形成流动相，流动相会受到压力和温度的作用，使被萃取物中的某些组分被超临界流体溶解并携带，从而有选择性的依次按溶解能力大小、沸点高低、分子质量大小将待分离物质被萃取出来，实现选择性地提取有效成分或去除有害物质，其优点为提取效率高、提取时间短、无溶剂残留毒性、天然活性成分和热敏性成分不易被分解破坏，能够最大限度的保持提取物的天然特性且实现选择性分离等特点。二氧化碳具有无色、无毒、无味、不易燃、化学惰性强、价廉、超临界条件温和、不污染样品和易于提取、易制成高纯度气体等特点，是食品分析中最常用的超临界流体，可用于提取非极性或弱极性的农药残留物。

（7）亚临界水萃取技术（Subcritical Water Extraction, SWE）　亚临界水是指在一定压力下，将水加热到100℃以上临界温度374℃以下的高温，水体仍然保持在液体状态（或指压力和温度在其临界值之下的附近区域的液态水）。常温常压状态下，水的介电系数为78.85，为中等极性溶液。在亚临界状态下，随着温度的上升，水分子间的氢键作用力减弱，水的极性由强极性逐步变为非极性，从而促进溶质分子的溶解。在亚临界状态下，不仅可以降低固液相界面的液膜强度，还能改善动力学特征，降低表面张力及黏度，增加有机活性物质在水中的溶解度，从而提高萃取率。与传统的预处理技术相比，亚临界水萃取方法具有设备简单、萃取时间短、消耗低等优点，而且亚临界水萃取通过改变温度和压力来控制水的介电常数，选择性地提取不同极性的化合物，也避免了因添加有机溶剂而造成的溶剂残留污染问题，是一种很有潜力的绿色提取技术。

（8）QuEChERS技术（Quick‑Easy‑Cheap‑Effective‑Rugged and Safe, QuEChERS）QuEChERS法是基于基质固相分散而开发的，通过提取、净化等步骤，达到快速提取待测组分、同时除去多余的水及其他杂质的目的。该方法具有快速、简单、便宜、高效、可靠和安全等特点。QuEChERS法主要包括以下步骤：①待测样品的粉碎和均质处理：通过粉碎减小样品粒度，使之更有利于待测组分的提取，通过均质处理使待测组分在样品中的分布更均匀。②待测组分的提取：使用有机溶剂和水的混合溶剂溶解样品中的待测组分，并通过液液分配使待测组分集中于上层有机溶剂中。③待测样品的净化：通过添加净化剂去除待测样品中的脂肪酸、色素、糖类等杂质。与传统的样品预处理方法相比，QuEChERS法大大节省了处理时间，而且具有溶剂用量少、回收率高、稳定性好、精密度和准确度高、分析快速、效率高、操作简便、设备简单的优点。

样品的处理方法很多，在实际操作时，为了达到最理想的处理效果，往往把两种或两种以上的处理方法结合起来使用。这里不再叙述，详见各章各项测定方法中的样品处理部分。

（三）　样品的浓缩

食品样品经过提取、净化后，有时净化液的体积较大，在测定前需要进行浓缩，以提高被测成分的浓度。常用的浓缩方法有常压浓缩法和减压浓缩法两种。

1. 常压浓缩法

此法主要用于待测组分为非挥发性的样品净化液的浓缩，通常采用蒸发皿直接挥发；若要回收溶剂，则可用一般蒸馏装置或旋转蒸发器。该法简便、快速，是常用的方法。

2. 减压浓缩法

此法主要用于待测组分为热不稳定性或易挥发的样品净化液的浓缩，通常采用 K-D 浓缩器。浓缩时，水浴加热并抽气减压。此法浓缩温度低、速度快、被测组分损失少，特别适用于农药残留量分析中样品净化液的浓缩（AOAC 即用此法浓缩样品净化液）。

第二节　实验方法的选择与数据处理

一、　实验方法的选择

食品卫生检验方法的选择通常要考虑到样品的检验目的、检验方法的特点，如专一性、准确度、精密度、分析速度、设备条件、成本费用、操作要求等，以及方法的有效性和适用性。用于生产过程指导或企业内部的质量评估，可选用分析速度快、操作简单、费用低的快速检验方法，而对于成品质量鉴定或营养标签的产品分析，则应采用法定检验方法。采用标准的分析方法，利用统一的技术手段，对于比较与鉴别产品质量，在各种贸易往来中提供统一的技术依据，提高分析结果的权威性有重要的意义。

实验室工作人员应该结合实际测试目标，选择或设计相应准确度和精密度的试验方法。用一般常规实验能够完成的测定，不必使用贵重精密仪器。检验员经过训练能较好地掌握某种测定方法的时间，也是评价选择试验方法的重要内容。"简单易学"在一定程度上意味着能保证检验质量。从实际工作需要出发，快速、微量、费用低廉、技术要求不高、操作安全的测定方法应列为一般实验室的首选方法。

二、　实验数据处理

在实际分析测试中，由于随机误差的存在，使得多次重复测定的数据不可能完全一致，而存在一定的离散性，并且常常发现一组测定值中某一两个测定值比其余测定值明显地偏大或偏小，这样的测定值称为可疑值。可疑值可能是测定值随机流动的极度表现。它虽然明显偏离了其余测定值，但依然处于统计学上允许的合理误差之内，与其余测定值属于同一总体，称为极值，极值仍然是一个正常值，必须保留，然而也有可能存在这样的情况，就是可疑值与其余测定值并不属于同一总体，这时称为异常值，应淘汰不要。

对于可疑值，必须要先从技术上设法弄清楚出现的原因。如果查明是由实验技术上的失误引起的，不管这样的测定值是否为异常值都应舍弃，而不必进行统计检验。但是，有时由于各种缘故未必能从技术上找出出现过失的原因，在这种情况下，既不能轻易地保留，也不能随意地舍弃，应该对它进行统计检验，以便于从统计上判断可疑值是否为异常值。如果一旦确定为异常值，就应从这组数据中将其舍弃。

检验测定值中是否混有异常值，判定方法有许多，如狄克逊检验法、格鲁布斯检验法等，下面将分别进行介绍。

1. 狄克逊（Dixon）检验法

此法又称 Q 统计量法，是指用狄克逊法检验测定值（或平均值）的可疑值统计量，并以此来决定最大或最小的测定值（或平均值）的取舍，判别步骤如下：

（1）假设有 n 个数据，首先将数据按大次序排列，即从小往大排：$X_1 \leqslant X_2 \leqslant X_3 \cdots \cdots \leqslant X_{n-1} \leqslant X_n$，不言而喻，异常值必然出现在两端。

（2）用表 2-1 中公式计算 Q 统计量。计算时，Q 统计量的有效数字应保留至小数点后 3 位。

（3）从表 2-2 中查出显著水平为 0.05 和 0.01 的 Q 临界值 $Q_{0.05,n}$ 和 $Q_{0.01,n}$，其中 n 为被检验的一组按大次序排列的菜单中的最大的一个序数（即测定次数）。

（4）判定　用被检验的测定值的 Q 统计量计算值与 Q 检验临界值相比，如果 $Q \leqslant Q_{0.05,n}$，则被检验的测定值是正常值，需保留。

如果 $Q_{0.05,n} < Q \leqslant Q_{0.01,n}$，则被检验的测定值为可疑值，用一个星号"＊"标记在右上角。经查有技术原因的可疑值舍去，否则予以保留。

如果 $Q > Q_{0.01,n}$，则被检验的测定值判定为异常值，用两个星号"＊＊"记在右上角，该值应舍弃。

（5）当 Q_1 和 Q_n 舍弃时，还需要对 Q_2 和 Q_{n-1} 再检验，注意此时统计量的临界值应为 $Q_{0.05,n-1}$ 和 $Q_{0.01,n-1}$，以此类推。但是在舍弃第 2 个测定值的时候要慎重考虑是否有其他原因。

表 2-1　　　　　　　　　　　　Q 统计量计算公式

n	计算公式	公式用途
3~7	$Q_小 = \dfrac{X_2 - X_1}{X_n - X_1}$ (2-1)	检验最小值
	$Q_大 = \dfrac{X_n - X_{n-1}}{X_n - X_1}$ (2-2)	检验最大值
8~10	$Q_小 = \dfrac{X_2 - X_1}{X_{n-1} - X_1}$ (2-3)	检验最小值
	$Q_大 = \dfrac{X_n - X_{n-1}}{X_n - X_2}$ (2-4)	检验最大值
11~13	$Q_小 = \dfrac{X_3 - X_1}{X_{n-1} - X_1}$ (2-5)	检验最小值
	$Q_大 = \dfrac{X_n - X_{n-2}}{X_n - X_2}$ (2-6)	检验最大值
14 个以上	$Q_小 = \dfrac{X_3 - X_1}{X_{n-2} - X_1}$ (2-7)	检验最小值
	$Q_大 = \dfrac{X_n - X_{n-2}}{X_n - X_3}$ (2-8)	检验最大值

表 2-2   狄克逊检验的临界值

测定次数	显著水平		测定次数	显著水平	
n	5%	1%	n	5%	1%
3	0.970	0.994	22	0.468	0.544
4	0.829	0.926	23	0.459	0.535
5	0.710	0.821	24	0.451	0.526
6	0.628	0.740	25	0.443	0.517
7	0.569	0.680	26	0.436	0.510
8	0.608	0.717	27	0.429	0.502
9	0.564	0.672	28	0.423	0.495
10	0.530	0.635	29	0.417	0.489
11	0.502	0.605	30	0.412	0.483
12	0.479	0.579	31	0.407	0.477
13	0.611	0.697	32	0.402	0.472
14	0.586	0.670	33	0.397	0.467
15	0.565	0.647	34	0.393	0.462
16	0.546	0.627	35	0.388	0.458
17	0.529	0.610	36	0.384	0.454
18	0.514	0.594	37	0.381	0.450
19	0.501	0.580	38	0.377	0.446
20	0.489	0.567	39	0.374	0.442
21	0.478	0.555	40	0.371	0.438

用狄克逊检验法的优点是方法渐变，概率意义明确，下面以一个例子来说明具体检验方法。

例 2-1，某实验室对同一试样进行 10 次测定的结果如下：22.0，26.5，26.4，26.3，27.7，15.0，42.3，20.0，23.5，26.3。在取平均值之前，检验一下哪些测定值要舍弃？

解：

（1）首先按大次序排列：

15.0，20.0，22.0，23.5，26.3，26.3，26.4，26.5，27.7，42.0，被检验的是两个端值。

（2）根据表 2-1 中式（2-3）和式（2-4）计算：

$$Q_{小} = \frac{X_2 - X_1}{X_{n-1} - X_1} = (20.0 - 15.0) / (27.7 - 15.0) = 0.394$$

$$Q_{大} = \frac{X_n - X_{n-1}}{X_n - X_2} = (42.0 - 27.7) / (42.0 - 20.0) = 0.650$$

（3）从表 2-2 中查出显著水平 5% 和 1% 的临界值分别为：

$Q_{0.05,10} = 0.530$，$Q_{0.01,10} = 0.635$。

（4）判定：

由于 $Q_{小} < Q_{0.05,10} = 0.530$，所以 15.0 是正常值，予以保留。

而 $Q_{大} > Q_{0.01,n} = 0.635$，所以 42.0 是异常值，应舍弃。

（5）舍弃 42.0 之后，还需要对 27.7 这个新的端值进行检验。此时 $n=9$，重新算起。

$$Q_{小} = \frac{X_2 - X_1}{X_{n-1} - X_1} = (20.0-15.0) / (26.5-15.0) = 0.435$$

$$Q_{大} = \frac{X_n - X_{n-1}}{X_n - X_2} = (27.7-26.5) / (27.7-20.0) = 0.156$$

根据表 2-2 查得，$Q_{0.05,9} = 0.564$，$Q_{0.01,9} = 0.672$。

由于 $0.435 < Q_{0.05,9} = 0.564$，$0.156 < Q_{0.05,9} = 0.564$，所以 15.0 和 27.7 都属于正常值，予以保留。

2. 格鲁布斯（Grubbs）检验法

此法用于一组测定值或多组测定值的平均值的一致性检验和排除异常值。

（1）只有一个可疑值的时候，按下列步骤进行：

①假设有 n 个数据，首先将数据按大次序排列，即从小往大排：$x_1 \leq x_2 \leq x_3 \cdots\cdots \leq x_{n-1} \leq x_n$，不言而喻，异常值必然出现在两端。设 x_d 为检验的可疑值（应该是最大值或最小值）。

②计算统计量 G：

$$G = \frac{|x_d - \bar{x}|}{s}$$

式中　$\bar{x}$——$\dfrac{\sum x}{n}$；

s——标准差；

x_d——被检验的最大或最小可疑值。

③查格鲁布斯检验临界值表 2-3，查出显著水平为 0.05 和 0.01 的 G 临界值 $G_{0.05,n}$ 和 $G_{0.01,n}$，其中 n 为测定次数。

表 2-3　　　　　　　　　　　　　格鲁布斯临界值表

测定次数	显著水平		测定次数	显著水平	
n	5%	1%	n	5%	1%
3	1.15	1.15	17	2.47	2.78
4	1.46	1.49	18	2.50	2.82
5	1.67	1.75	19	2.53	2.85
6	1.82	1.94	20	2.56	2.88
7	1.94	2.10	21	2.58	2.91
8	2.03	2.22	22	2.60	2.94
9	2.11	2.32	23	2.62	2.96
10	2.18	2.41	24	2.64	2.99
11	2.24	2.48	25	2.66	3.01
12	2.29	2.55	30	2.74	3.10
13	2.33	2.61	35	2.71	3.18
14	2.37	2.66	40	2.87	3.24
15	2.41	2.70	50	2.96	3.34
16	2.44	2.74			

④判定：用被检验的测定值的 G 统计量计算值与 G 检验临界值相比，如果 $G \leq G_{0.05,n}$，则

被检验的测定值是正常值，需保留。

如果 $G_{0.05,n}<G \leqslant G_{0.01,n}$，则被检验的测定值为可疑值，经查有技术原因的可疑值舍去，否则予以保留。

如果 $G>G_{0.01,n}$，则被检验的测定值判定为异常值，该值应舍弃。

（2）如果有两个或两个以上可疑值，而且位于同一侧，在检验时可以人为暂时舍去两个可疑值偏差更大的一个，用 $n-1$ 个测定值计算平均值和标准差 s，检验偏差较小的一个可疑值，若为异常值则先前舍去的必然为异常值。若检验值为正常值，这是再由全部 n 个测定值计算平均值和标准差，去检验舍去的那个可疑值，根据检验结果确定是否为异常值，再决定取舍。

（3）如果可疑值为两个或两个以上，并且分布在平均值两侧，检验方法同（2）。

下面用一个例子来说明。

例 2-2，某实验室对同一试样进行 10 次测定的结果为：53.5，49.5，49.0，49.5，47.0，47.0，43.5，49.5，50.0，50.5。试问可疑值 43.5 与 53.5 是否为异常值。

解：先按大次序排：43.5，47.0，47.0，49.0，49.5，49.5，49.5，50.0，50.5，53.5。

这时，$\bar{x}_{10}=48.9$，$43.5-48.9=-5.4$，$53.5-48.9=4.6$，

所以暂时舍弃可疑值 43.5，用其余 9 个测定值去计算平均值和标准差，检验可疑值 53.5.

$$\bar{x}_9=49.5,\ s_9=\sqrt{\frac{\sum(x_n-\bar{x}_9)^2}{9-1}}=1.9,\ G=\frac{|53.5-49.5|}{1.9}=2.11,$$

查表 2-3，当 $n=9$ 时，$G_{0.05,9}=2.11$，$G=G_{0.05,9}=2.11$，所以 53.5 属于正常值，应保留。

再用 10 个测定值计算：$\bar{x}_{10}=48.9$，$s_{10}=\sqrt{\frac{\sum(x_n-\bar{x}_{10})^2}{10-1}}=2.6$，$G=\frac{|43.5-48.9|}{2.6}=2.1$，

查表 2-3，当 $n=10$ 时，$G_{0.05,10}=2.18$，$G<G_{0.05,10}=2.18$，所以 43.5 也是正常值，要保留。

第三节　实验结果的报告

一、　检验结果的表示

食品卫生检验结果应报告出所测物质的含量，根据样本状态及所测指标含量范围，检验结果可用不同的单位表示。

（1）对常量物质的检验结果可用以下单位表示

毫克百分含量：mg/100g 或 mg/100mL。

百分含量（%）：g/100g 或 g/100mL。

千分含量：g/kg 或 g/L。

（2）对微量或痕量物质的检验结果可用以下单位表示

百万分含量：mg/kg 或 mg/L。

十亿分含量：μg/kg 或 μg/L。

万亿分含量：ng/kg 或 ng/L。

测定结果的单位有多种形式，如 mg/L、g/L、µg/kg、mg/kg、g/kg、质量分数（％）等，取不同单位时结果数值也不同。原则上，食品卫生检验要求提出的测定结果既要反映数据的集中趋势，又要反映测定精度及次数，另外还要照顾食品卫生检验本身的习惯表示法。

二、　实验数据的有效数字处理

有效数字的处理在结果分析中是一个重要的问题，处理不好会使分析结果出现很大的误差。正确的有效数字将给出分析结果的灵敏度和可靠性，因此，实验报告的数值应遵循有效数字处理规则：

1. 含有小数点的数据，数字之间与末尾的"0"都是有效数字，而数字前面的"0"只起定位作用，不是有效数字。

例如，34.50、34.05、0.3451 三个数字都是 4 位有效数字。

2. 以"0"结尾的正整数，有效数字位数不定。

例如，5400 可以写成 $5.4×10^3$（两位有效数字），还可以写成 $5.40×10^3$（三位有效数字），需要看具体情况来定有效数字的位数。

3. 加减法运算中，保留有效数字的位数，以小数点后位数最少的为准。

例如，4.35+6.875＝11.225，因为 4.35 小数点后是两位，因此，11.225 修饰为 11.22。

4. 乘除法运算中，最后结果有效数字位数，以这几个有效数字位数最少的为准。

例如，56.38×1.24×0.31＝21.672472，因为 0.31 的有效数字位数最少（两位），所以，21.672472 修饰为 22。

三、　数字的修约

数据的结果处理在检测工作中是十分重要的，然而如果处理得不恰当也会带来一些问题，在最后的计算过程中对数据作一些必要的处理是必需的工作。数据修约的基本规则：

1. 如果结果保留 4 位数，而第 5 位数小于 5，则直接舍弃 5 位以后的数。

例如，14.2423 修饰为 14.24。

2. 如果结果保留 4 位数，而第 5 位数大于 5，则第 4 位数加 1，再舍弃 5 位以后的数。

例如，26.4368 修饰为 26.44。

3. 如果结果保留 4 位数，要保留的位数后面的一位数字为 5，且要保留的最后一位数是奇数，则去掉后面的那一位并将欲保留的最后一位加 1；如果最后一位是偶数则去掉后面的一位而保持最后一位不变。

例如，10.375 修饰为 10.38，10.245 修饰为 10.24。

4. 如果结果保留 4 位数，且第 4 位为 0，而第 5 位以后的数并非全为 0 时，第 4 位数加 1，再舍弃 5 位以后的数。

例如，10.3051 修饰为 10.31。

第三章

CHAPTER

食品的感官检验

3

食品感官检验是利用人的内外感觉器官和一定的方法，在一定条件下，对食品的感官质量特性进行检验与评价。

这里所说的人的外感觉器官主要指人的五官和皮肤。内感觉器官是人体内部能产生诸种感觉的各类器官的总称。当然，食品感官检验不排除采用某些感觉放大器的可能性，如放大镜、显微镜、带扩音器的传感器等，其目的是为了提高人的感官分辨能力。

食品卫生检验中感官检验的主要任务：

（1）分析比较操作人员、设备、原辅料、工艺、环境以及时间等对食品感官质量的影响程度。

（2）为制定原辅料、半成品和成品的感官质量标准及相应的工艺标准和操作规程提供依据。

（3）检验、评价原辅料、半成品、成品的感官质量，判断工序是否处于稳定受控状态，原辅料、半成品和成品是否符合质量标准。

（4）评选优质食品。

第一节　食品感官检验的条件

食品感官检验的客观条件包括外部环境条件和样品的制备，主观条件则涉及参与感官评价试验人员的基本条件和素质。外部环境条件、参与试验的鉴评员、样品制备是食品感官评价试验得以顺利进行并获得理想结果的三个必备要素。

只有在控制得当的外部环境条件中，经过精心制备所试样品和参与试验的鉴评员的密切配合，才能取得可靠而且重现性强的客观检验结果。

一、　食品感官检验人员

检验目的不同，对食品感官检验人员的要求也不尽相同，但是通常的基本条件有：

（1）身体健康，不能有任何感觉方面的缺陷　感官检验候选人应挑选身体健康、感觉正常、无过敏症和服用影响感官灵敏度药物史的人员。身体不适如感冒或过度疲劳的人，暂时不能参加感官鉴评的试验。当然，色缺陷（色盲、色弱）、光缺陷（日盲、夜盲），敏锐缺陷（近视、远视、散光、形体错位），失嗅、错嗅、味盲、感冒等患者都不宜或暂时不宜从事食品感官评价工作。

检验人员的心理健康状况对食品感官检验来说，也是非常重要的。因为感官检验是一项集体性很强的工作，需要感官检验人员之间互相配合。

（2）各检验员之间及检验员本人的感官要有一致和正常的敏感性。

（3）要具备对感官分析的兴趣　兴趣是调动主观能动性的基础，只有对感官检验感兴趣的人，才会在感官检验试验中集中注意力，并圆满完成试验所规定的任务。兴趣是挑选候选人员的前提条件。候选人员对感官鉴评试验的兴趣与他对该试验重要性的认识和理解有关。研究可知，影响感觉主观因素的外在刺激是错综复杂、多种多样的。当外在刺激与自己的动机、兴趣有关时，就容易引起注意，并感知到，反之则不然；凡是自己熟知的东西最容易被感知；凡是自己不熟悉的或尚不理解的东西，就不容易被感知。感官检验人员是否具有食品感官检验工作经验，是否喜爱感官检验工作非常主要。

（4）个人卫生条件较好，无明显个人气味。

（5）具有对检验产品的专业知识，并对产品无偏见　作为感官检验试验候选人必须能客观地对待所有试验样品，即在感官鉴别中根据要求去除对样品的好恶感，否则就会因为对样品偏爱或厌恶而造成偏差。

（6）检验过程中应集中精力避免任何因素的干扰，不能用表情和语言来传播结果。

（7）检验人员应保证80%的出勤率　感官检验要求参加试验的人员每次都必须按时出席。试验人员迟到不仅会浪费别人的时间，而且会造成试验样品的损失和破坏试验的完整性。此外，试验人员的缺席率会对结果产生影响。经常出差、旅行和工作任务较多难以抽身的人员不适宜作为感官鉴别试验的候选人员。

（8）具有良好的表达能力　感官检验试验所需的语言表达及叙述能力与实验方法相关。差别试验重点要求参加试验者的分辨能力，而描述性试验则重点要求感官检验人员叙述和定义出产品的各种特性，因此，对于这类试验需要良好的语言表达能力。

除上述几个方面外，在对不同产品的具体感官检验试验中，还需要综合考虑一些因素诸如职业、教育程度、工作经历、年龄、性别等。

二、 食品感官检验的环境

食品感官检验的试验室由两个基本核心组成：试验区和样品制备区。

1. 试验区的环境要求

试验区的环境对感官鉴定结果的准确性和可重复性有相当的重要意义。因此，在试验区环境控制中应注意以下问题：

（1）低噪声　噪声会引起评价员听力障碍，血压上升，呼吸困难，焦躁，注意力分散，工作效率低等不良影响，试验区噪声控制一般要求在40dB以下，为便于掌握列举几种常见环境噪声的分贝数作为参考。工业地带100dB，汽车警笛100dB，电话铃80~90dB，住宅嘈杂声50~60dB，谈话声50~60dB，所以试验区内禁止安装刚乱并应远离工矿、家属区、街道楼梯口、过道等区内等噪声较高的区域。

如果上述条件仍不能达到，可以采用隔音、吸音、遮音防振等处理，如以木架安装的胶合板、硬纸板等材料可吸收低音；用软质纤维板、吸音纤维板、石棉、玻璃棉等材料可用于吸收高音，用防振橡胶对振动源进行处理，或用屏风、夹壁墙、带耳栓等方法减少噪声干扰。

（2）恒温恒湿　目的在于保证检验员在此条件下身体舒适，一般室温控制水平在 21 ~ 25℃，相对湿度 60%。

（3）空气清新　试验区的空气必须是无味的，检验完毕后遗留在个体试验间的香味等异味都应清除干净，一般用气体交垫器和活性炭过滤器来完成，换气量应达到原空气量的 2 倍，如果试验区外环境污染严重，有灰尘、烟尘等杂质时，还应附设空气净化器。此外，试验区内所用的桌椅的油漆以及内墙面的涂料也应是无味的。

（4）室内装饰淡雅　试验区的墙壁、地板及各种设施应以稳重淡雅的色调为主，如采用乳白、浅灰色等颜色作涂料，目的在于不影响参试样的色泽。

当然，除此之外还应考虑材料的耐水、耐湿、耐腐蚀、耐磨、耐火、价格等因素。

（5）照明与采光　试验的光线对实验结果影响也很大，特别是在样品颜色评价中，如室内光线过暗、过亮，对比度过高，试验区的壁顶、桌子反光等因素都容易造成视觉疲劳，因此，采光与照明的目的在于采用人工或自然光来调整光强度，防止眼球的疲劳，并在颜色评价中，照明用光亮度、观察方法、眼睛状态等也必须保持稳定。具体可以注意以下事项：①尽可能使用标准光，也可用日光灯、白炽灯、照明度在 100 ~ 250lx，不刺眼。②有光泽的样品应避免在正反射光位置进行检测，应从 45°方向观察，即采用漫反射光观察。

2. 样品制备区的要求

制备区是进行感官检验试验的准备场所，在此完成选择相应试验器具、制备样品、样品与器具编码等工作，目的是为检验员提供一个符合检验要求、统一的样品及器具。制备区应具备的条件：

（1）制备区与试验区相邻。

（2）制备区不是检验员进入试验区的必经之路。

（3）通风性能好，并有合适的上下水装置。

（4）不能使用有味的建筑和装饰材料，试验器具、设备、室内设施必须用无味或阻味性材料制成。

（5）制备区设计方式应使在样品制备时，其风味不会流入试验区。

（6）制备区常备的设备应包括：加热器、冰箱、恒温箱、烤箱、干燥箱、贮藏柜、微波炉等。

三、　样品的制备与呈送

除了环境以外，样品的制备也是影响食品感官检验结果的客观条件之一，精心准备的样品对科学可靠的检验结果具有非常重要的意义。

1. 样品制备的要求

（1）均一性　均一性就是制备的样品除所要检验的特性外，其他特性应完全相同。

这是感官检验中制备样品最重要的因素。如果样品在其他感官特性上有差别，会造成对所要评价的特性检验结果有影响，严重的会导致本次检验失去意义。在制备样品时，工作人员必须要有高度的责任感、丰富的经验以及精湛的操作水平，才能给检验员制备出均一的样品。

（2）样品量　样品量对感官检验的影响，体现在两个方面，即检验员在一次试验所能评价的样品个数及试验中提供给每个检验员分析用的样品数量。

大多数食品感官检验试验在考虑到各种影响因素后，每次试验可检验样品数控制在 4~8 个。对含酒精饮料和带有强刺激感官特性（如辣味）的样品，可检验样品数应限制在 3~4 个。

呈送给每个检验员的样品分量应随试验方法和样品种类的不同而分别控制。有些试验（如二-三点试验）应严格控制样品分量，另一些试验则不须控制，给检验人员足够评价的量。通常，对需要控制用量的差别试验，每个样品的分量控制在液体 30mL，固体 28g 左右为宜。嗜好试验的样品分量可比差别试验高一倍。描述性试验的样品分量可依实际情况而定。

总之，提供给检验人员的样品要适量。过多，会加剧检验人员感官的疲劳，使分析精度下降；过少，又满足不了分析的需要。

2. 影响样品制备和呈送的外部因素

（1）温度　在食品感官检验试验中，样品的温度是一个值得考虑的因素，只有以恒定和适当的温度提供样品才能获得稳定的结果。

（2）器皿　食品感官检验所用的器皿要符合试验要求，需要注意以下几个方面：①同一试验内所用器皿最好外形、颜色和大小相同。②器皿本身应无气味或异味。通常采用玻璃或陶瓷器皿比较适宜，但清洗麻烦。有时可以采用一次性塑料或纸塑杯、盘作为感官检验试验用器皿，但要注意这些一次性容器是否有异味。③试验器皿和用具的清洗应慎重选择洗涤剂。不应使用会遗留气味的洗涤剂。清洗时应小心清洗干净并用不会给器皿留下毛屑的布或毛巾擦拭干净，以免影响下次使用。

（3）编写　这里的编写指对样品的编码。除特殊情况外，分析用样品要隐蔽，隐蔽的办法是对样品编号。在对样品进行编号时应避免产生记号效应。

为避免记号效应的产生，可以用数字、拉丁字母或字母和数字结合的方式对样品进行编号。用数字编号时，最好选择三位数的随机数字，当然，在具体实施中要注意不要使用人们喜爱、忌讳或容易记忆的数字，如 888、250 或者与单位电话号码、邮编相同的数字等。用字母编号时，则应该避免按字母顺序编号或选择喜好感较强的字母（如最常用字母、相邻字母、字母表中开头与结尾的字母等）进行编号。同次试验中所用编号位数应相同。同一个样品应编几个不同号码，保证每个评价员所拿到的样品编号不重复。

（4）样品的摆放顺序　在确定样品的摆放位置和提供样品的顺序时，应采取措施避免产生位置效应和顺序效应。

为避免产生位置效应，可将样品按圆形摆放，或按拉丁方格摆放（可以参照拉丁方格表）。为避免顺序效应，一是可在品尝每一种样品后都用蒸馏水漱口；二是将可能排定的顺序安排得一样多，如比较 A 和 B 时，可将 AB 顺序和 BA 顺序安排得一样多。

3. 不能直接感官检验的样品制备

有些试验样品由于食品风味浓郁（如香精、调味品、糖浆等）或物理状态（黏度、颜色、粉状度等）原因，如果直接试验不符合人们日常食用方法，可以通过载体来完成。但给定样品的载体必须简便、制备时间短。

将样品定量混入选用的载体中或置于载体表面。常用载体有：牛乳、油、大米饭、馒头、菜泥等。在检验过程中，被评价的每种组分应该使用相同的样品和载体比例，并且要根据样品的种类和试验目的选择制备样品的温度，但是要注意的是，评价时同一检验系列的参评样品温度要相同。

第二节　食品感官检验方法与实例

一、　食品感官检验方法

1. 差别检验

差别检验只要求检验员评定两个或两个以上的样品中是否存在感官差异（或偏爱其一）。差别试验的结果分析是以每一类别的检验员数量为基础。例如：有多少人回答样品 A，多少人回答样品 B，多少人回答正确。解释其结果主要运用统计学的二项分布参数检查。差别检验中，一般规定不允许"无差异"的回答（即强迫选择）。差别检验中要注意样品外表、形态、温度和数量等的明显差别所引起的误差。差别检验中常用的方法有：成对比较检验法、二–三点试验法、三点试验法、"A"–"非 A"试验法、五中取二试验法、选择试验法和配偶试验法。

2. 标度和类别检验

在标度和类别检验中，要求检验员对两个以上的样品进行评价，并判定出哪个样品好，哪个样品差，以及它们之间的差异大小和差异方向等，通过试验可得出样品间差异的顺序和大小，或者样品应归属的类别或等级，选择何种手段解释数据，取决于试验的目的及样品数量。

此类试验法常有：排序检验法、分类试验法、评分法和评估试验法等。

3. 分析描述性试验

在分析描述性试验中，要求检验员判定出一个或多个样品的某些特征或对某特定特征进行描述和分析。通过试验可得出样品各个特性的强度或样品全部感官特征。常用的方法有：简单描述试验法和定量描述及感官剖面试验法。

实际应用时，应根据试验的样品数目的要求、精度及经济性选用适用的方法。通常，当了解两个样品间的差异时，可使用成对比较检验法、三点试验法、二–三点试验法、配偶法和评分法等，且对于同样的实验次数、同样的差异水平，二点试验法所要求的正解数最少；当要了解 3 个以上样品间的品质、嗜好等关系时，可使用排序法、评分法、多重比较法等。对于分类法、排序法和成对比较法，当有差异的样品数量增大时，成对比较法的精度增高，但试验时间增长，而分类法和排序法所需时间仅为成对比较法的 1/3。对于嗜好型试验方法多采用两点法、选择法、排序法和评分法。

表 3-1 总结了各种常用方法的样品数目、统计处理方式和适用的目的。

表 3-1　　　　　　　　　　　　　　感官检验方法适用目的

方法	样品数目	数据处理	适用目的	备注
成对比较法	2	二项式分布	差异识别或嗜好调查	猜对率 1/2
二–三点法	3（2 同，1 异）	二项式分布	差异识别	猜对率 1/3
三点法	3（2 同，1 异）	二项式分布	差异识别、识别能力或嗜好调查	猜对率 1/3
五中取二法	5	—	差异识别	较精确
"A" 或 "非 A" 法	两类	χ^2 检验	差异识别	—
选择法	1~18	χ^2 检验	嗜好调查	—
排序法	2~6	排序分析、方差分析	差异识别或嗜好调查	—
配偶法	两组	—	差异识别或识别能力	—
分类法	1~18	χ^2 检验	差异程度	—
评分法	1~18	t 检验	差异程度或嗜好程度	精度高，但样品多时太复杂
特性评析	1~18	χ^2 检验	差异或嗜好程度	—
描述法	1~5	图示法	品质研究	—
定量描述法	1~5	图示法、方差分析、回归分析	品质研究	—

二、 食品感官检验实例——面包的感官检验

1. 目的

通过成对比较实验法让学生熟悉面包的感官标准，掌握感官检验面包品质的方法。

2. 原理

（1）面包的感官检验即根据人类的感觉特性，用眼（视觉）、鼻（嗅觉）、舌（味觉）和口腔（综合感觉），按产品标准要求，对面包的色泽、形态、组织、滋味与口感以及有无杂质等进行感官测定。

（2）以随机顺序同时出示两个样品给鉴评员，要求鉴评员对这两个样品进行比较，判定整个样品品质顺序。

3. 材料

样品 A：符合国家标准的软式面包；样品 B：市售软式面包。

4. 仪器

白瓷盘（或一次性纸盘）、餐刀等。

5. 操作步骤

（1）感官检验标准　GB/T 20981—2007《面包》，见表 3-2。

表 3-2 面包的感官要求

项目	软式面包
形态	完整，丰满，无黑泡或明显焦斑，形状应与品种造型相符
表面色泽	金黄色、淡棕色或棕灰色，色泽均匀、正常
组织	细腻，有弹性，气孔均匀，纹理清晰，呈海绵状，切片后不断裂
滋味与口感	具有发酵和烘烤后的面包香味，松软适口，无异味
杂质	正常视力无可见的外来异物

（2）样品制备与编号　备样员给每个样品编出三位数的代码，每个样品给 3 个编码，作为 3 次重复检验之用，随机数码取自随机数表。编码实例见表 3-3。

表 3-3 成对比较检验样品制备表

样品制备员：	日期：	
样品定义	分类	随机编码
样品 A	A	749、974……
样品 B	B	264、595……

制样要求：

①将两种样品分为 A、B 两组。

②准备一定数量的盘子，将"A"和"B"样品分别装入盘中，并按上表随机编码将其标识，每个容器中样品量保持一致。

③所有盘子的外观保持一致，无异味。

（3）实验分组　每 20 人为一组，如全班为 40 人，则分为 2 个组，每组选出一个小组长，轮流进入实验区。

（4）供样　成对比较检验法的样品组合顺序有 AB 和 BA 两种。每组 20 人，给其中 10 人提供的组合顺序为 AB，给另 10 人提供的组合顺序为 BA。

（5）品评　将样品置于清洁、干燥的白瓷盘（或一次性纸盘）中，按照回答表（表 3-4）的提示，分别用目测法检查形态、色泽；然后用餐刀按四分法切开，观察组织、杂质；品尝滋味与口感，对照产品的感官要求，对实验样品做出评定并记录。

表 3-4 成对比较检验回答表

检验员：	日期：	轮次：

样品编号（从左到右）：

提示语：

①按从左到右的顺序依次评价；

②比较两个样品哪个品质更好，将其编码写下；

③品尝完后请吞咽，在评价下一个样品前请漱口，并休息 1~2min；

④如果您认为样品非常相近，没有什么区别，您也必须在其中选一个，并在备注中说明。

您认为品质更好的样品编号是：＿＿＿＿＿＿＿＿。

备注：

感谢您的参与！

6. 结果处理

每个学生检验完毕后，小组长收集回答表，统计一下两种样品的选择回答数，查成对比较检验（双边检验）表，判定结果。

7. 说明

（1）检验人员必须具有正常的味觉和嗅觉，可事先对其进行资格评定。

（2）感官检验时间不得超过 2h。

三、 食品感官检验实例——饼干的感官检验

1. 目的

学会使用排序法对食品进行感官检验，运用排序法对发酵饼干中的苏打饼干进行品质检验。

2. 原理

（1）饼干的感官检验即根据人类的感觉特性，用眼（视觉）、鼻（嗅觉）、舌（味觉）和口腔（综合感觉），按产品标准要求，对饼干的色泽、形态、组织、滋味与口感以及有无杂质等进行感官测定。

（2）检验员同时接受 3 个或 3 个以上随机排列的样品，按要求从弱到强或从差到好等，对样品的某一特性或整体印象进行排序，给出每个样品的序位，即秩。计算秩的和（秩和），然后利用 Friedman 法等对数据进行统计比较。该法只排出样品的次序，不评价样品间差异的大小。

排序试验的优点在于可以同时比较两个以上的样品。但是对于样品品种较多或样品之间差别很小时，就难以进行。所以通常在样品需要为下一步的试验预筛或预分类的时候，可应用此方法。排序试验中的评判情况取决于鉴定者的感官分辨能力和有关食品方面的性质。

3. 材料

样品 A：符合国家标准的苏打饼干；其余样品：市售提供四种同类型苏打饼干。

4. 仪器

预备足够量的碟，样品托盘。

5. 操作步骤

（1）感官检验标准   GB/T 20980—2007《饼干》，见表 3-5。

表 3-5   发酵饼干的感官要求

项目	感官要求
形态	外形完整，厚薄大致均匀，表面有较均匀的泡点，无裂缝，不收缩，不变形，不应有凹底。特殊加工品种表面允许有工艺要求添加的原料颗粒（如果仁、芝麻、砂糖、食盐、巧克力、椰丝、蔬菜等颗粒存在）
色泽	呈浅黄色、谷黄色或品种应有的色泽，饼边及泡点允许褐黄色，色泽基本均匀，表面略有光泽，无白粉，不应有过焦的现象
滋味与口感	咸味或甜味适中，具有发酵制品应有的香味及品种特有的香味，无异味，口感酥松或松脆，不粘牙
组织	断面结构层次分明或呈多孔状

（2）样品编号 备样员给每个样品编出三位数的代码，每个样品给3个编码，作为3次重复检验用，随机数码取自随机数表。编码实例见表3-6。

表3-6 样品编码表

样品名称：_____ 日期：_____年___月___日

样品名称	重复检验编码		
	1	2	3
A	463	973	434
B	995	607	225
C	067	635	513
D	695	654	490
E	681	695	431

（3）实验分组 每10人为一组，如全班为30人，则分为3个组，每组选出一个小组长，轮流进入实验区。

（4）供样 供样方案见表3-7。

表3-7 供样方案

检验员	供样顺序	第1轮检验时号码顺序
1	CAEDB	067 463 681 695 995
2	ACBED	463 067 995 681 695
3	EABDC	681 463 995 695 067
4	BAEDC	995 463 681 695 067
5	ECCAB	681 695 067 463 995
6	DEACB	695 681 463 067 995
7	DCABE	695 067 463 995 681
8	ABDEC	463 995 695 681 067
9	CDBAE	067 695 995 463 681
10	EBACD	681 995 463 067 695

在做第2次重复检验时，供样顺序不变，样品编码改用上表中第二次检验用码，其余类推。

（5）品评 将样品置于清洁、干燥的白瓷盘（或一次性纸盘）中，按照回答表（表3-8）的提示，分别用目测法检查形态、色泽；然后用手掰开，观察组织、杂质；品尝滋味与口感，对照产品的感官要求，对实验样品做出评定并记录。

表 3-8　　　　　　　　　　　　　　　排序检验回答表

检验员：	日期：	轮次：

样品编号（从左到右）：＿＿＿＿＿＿＿＿＿＿＿＿

提示语：

①请用您的感官从色泽、形状、组织结构和气味滋味等方面对提供的样品按您的喜爱程度从小到大进行排序；

②可以重复评价，评价下一个样品前请漱口，并休息 1~2min。

您认为该系列样品按喜好度从最差到最好的顺序依次是：＿＿＿＿＿＿＿＿＿＿＿＿。

感谢您的参与！

6. 结果处理

（1）以小组为单位，统计检验结果。

（2）用 Friedman 法和 Page 检验对 5 个样品之间是否有差异做出判定。

（3）用多重比较分组法和 Kramer 法对样品进行分组。

（4）哪些产品符合国家标准，哪些不符合？

四、 食品感官检验实例——啤酒的感官检验

1. 目的

学会使用三点试验法对食品进行感官检验，运用三点试验法对淡色啤酒进行品质检验。

2. 原理

（1）啤酒的感官检验即根据人类的感觉特性，用眼（视觉）、鼻（嗅觉）、舌（味觉）和口腔（综合感觉），按产品标准要求，对啤酒的外观、泡沫、香气与口味等进行感官测定。

（2）三点试验法是指同时提供 3 个已编码的样品，其中有 2 个是相同的，要求评价员挑选出不同的那一个样品的试验方法。该方法用于两种产品的差别检验，也可用于筛选和培训评价员。

3. 材料

样品 A：符合国家标准的淡色啤酒；样品 B：用水做 10% 稀释的 A 啤酒。

4. 仪器

预备足够量的玻璃杯（50mL）。

5. 操作步骤

（1）感官检验标准　GB/T 4927—2008《啤酒》见表 3-9。

表 3-9　　　　　　　　　　　　　　　淡色啤酒的感官要求

项目	感官要求
外观*	清亮，允许有肉眼可见的微细悬浮物和沉淀物（非外来异物）
泡沫	泡沫洁白细腻，持久挂杯
香气和口味	有明显的酒花香气，口味纯正，爽口，酒体协调，柔和，无异香、异味

注：＊对非瓶装的"鲜啤酒"无要求。

（2）样品编号　备样员给每个样品编出 3 位数的代码，每个样品给 3 个编码，用于 3 次重复检验，随机数码取自随机数表。编码实例见表 3-10。

表 3-10   样品编码表

样品名称： _____　　　日期： _____年___月___日

样品名称	重复检验编码		
	1	2	3
A	613/537	274/469	745/348
B	829/427	607/196	295/906

（3）实验分组　每 12 人为一组，如全班为 36 人，则分为 3 个组，每组选出一个小组长，轮流进入实验区。

（4）供样　供样方案见表 3-11。

表 3-11   供样方案

检验员	供样顺序	第 1 轮检验时号码顺序
1	BAA	829 613 537
2	ABA	613 829 537
3	AAB	613 537 829
4	ABB	613 829 427
5	BAB	829 613 427
6	BBA	829 427 613
7	BAA	427 613 537
8	ABA	613 427 537
9	AAB	613 537 427
10	ABB	537 829 427
11	BAB	829 537 427
12	BBA	829 427 537

在做第 2、3 组检验时，供样顺序不变，样品编码改用上表中第二次、第三次检验用码，其余类推。

（5）品评　品评时取 15mL 样品置于清洁、干燥的玻璃品评杯中，按照回答表（表 3-12）的提示，分别用目测法检查外观、色泽和泡沫；然后靠近鼻子嗅闻香气；最后品尝口味，对照产品的感官要求，对实验样品做出评定并记录。

表 3-12   三点试验回答表

检验员：　　　　　　　　　日期：　　　　　　　　　组别：

样品编号（从左到右）： _____

提示语：

①从左至右依次对样品进行品评，一看二闻三尝；

②品尝时，使啤酒样品滑动接触舌的各个部位，尤其是舌根部位。获得感觉后，将样品吐入废液桶中，并用清水漱口，漱口后等待 1 min，再品尝下一个样品。

您认为哪个样品不同： _____。

感谢您的参与！

6. 结果处理

每个学生检验完毕后，小组长收集回答表，以班为单位，统计一下正确选择回答数，查三点检验表，判定结果。同时，检验评价员是否有分辨掺水啤酒的能力。

五、 食品感官检验实例——薯片的感官检验

1. 目的

学会使用二-三点检验法对食品进行感官检验，运用二-三点检验法对马铃薯片进行品质检验。

2. 原理

（1）薯片的感官检验即根据人类的感觉特性，用眼（视觉）、鼻（嗅觉）、舌（味觉）、耳（听觉）和口腔（综合感觉），按产品标准要求，对薯片的形态、色泽、滋气味、组织、杂质等进行感官测定。

（2）二-三点检验法是指先提供给鉴评员一个对照样品，接着提供两个样品，其中一个与对照样品相同。要求鉴评员熟悉对照样品后，从后者提供的两个样品中挑选出与对照样品相同的样品的方法。此试验法用于区别两个同类样品间是否存在的感官差异，尤其适用于鉴评员熟悉对照样品的情况，如成品检验和异味检查。外观有明显差别的样品不适宜此法。

3. 材料

样品 A：符合国家标准的马铃薯片；样品 B：不同品牌的马铃薯片。

4. 仪器

预备足够量的碟，样品托盘。

5. 操作步骤

（1）感官检验标准　GB/T 22699—2008《膨化食品》，见表 3-13。

表 3-13　　　　　　　　　　　　　马铃薯片的感官要求

项目	感官要求
形态	具有相应品种的特定形状，允许有部分碎片
色泽	具有相应品种应有的色泽
滋味、气味	具有马铃薯经加工后应有的香味，无异味
组织	内部结构均匀，口感松脆
杂质	无正常视力可见的外来杂质

（2）样品编号　备样员给每个样品编出 3 位数的代码，每个样品给 3 个编码，用于 3 次重复检验，随机数码取自随机数表。编码实例见表 3-14。

表 3-14　　　　　　　　　　　　　　　　样品编码表

样品名称：＿＿＿＿＿＿　日期：＿＿＿＿年＿＿月＿＿日

样品名称	检验编码		
	1	2	3
A	124	812	953
B	637	249	308

（3）实验分组　每12人为一组，如全班为36人，则分为3个组，每组选出一个小组长，轮流进入实验区。

（4）供样　供样方案见表3-15。

表 3-15　　　　　　　　　　　　　　　　供样方案

检验员	供样顺序	检验时号码顺序
1	BAA	637 124 812
2	ABA	124 637 812
3	AAB	124 812 637
4	ABB	953 249 308
5	BAB	249 953 308
6	BBA	249 308 953
7	BAA	637 124 812
8	ABA	124 637 812
9	AAB	124 812 637
10	ABB	953 249 308
11	BAB	249 953 308
12	BBA	249 308 953

注：两个样品作为对照的概率相同。

在做第2、3组检验时，供样顺序不变，其余类推。

（5）品评　将样品置于清洁、干燥的白搪瓷盘中，按照回答表（表3-16）的提示，在自然光线下目测其形态、色泽、组织和杂质；然后嗅其气味；最后品尝其滋味，对照产品的感官要求，对实验样品做出评定并记录。

表 3-16   二-三点检验回答表

检验员：	日期：	组别：

样品编号（从左到右）：＿＿＿＿＿＿＿＿＿＿＿＿＿

提示语：

①熟悉参照样品；

②从左至右依次对样品进行品评，一看二闻三尝；

③选出与参照样品相同的样品，品尝完漱口后等待 1min，再品尝下一个样品。

参照样品：＿＿＿＿＿＿＿＿＿＿。

您认为哪个样品与参照样品一致：＿＿＿＿＿＿＿＿＿＿＿＿。

感谢您的参与！

6. 结果处理

每个学生检验完毕后，小组长收集回答表，以班为单位，统计一下正确选择回答数，查成对比较检验法单边检验表，判定结果。

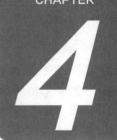

第四章 CHAPTER 4

食品的理化检验

第一节　食品中有害金属的测定

一、　食品中汞的测定

食品中的汞主要来自于污染，水体中的汞可通过食物链在鱼体内蓄积而进入人体。自然界中的汞主要有单质汞和汞化合物两大类，汞化合物又分为无机汞和有机汞。食品中汞的测定方法有冷原子吸收光谱法、二硫腙比色法、荧光光谱法和气相色谱法等，本节主要介绍冷原子吸收光谱法和二硫腙比色法。

（一）　冷原子吸收光谱法

1. 目的

学习利用冷原子吸收光谱法测定食品中汞含量的方法，掌握冷原子吸收光谱法测定总汞的操作要点。

2. 原理

汞蒸气对波长 253.7 nm 的共振线具有强烈的吸收作用。样品经过硝酸-硫酸或硝酸-硫酸-五氧化二钒消化使汞转为离子状态，在强酸性介质中可被氯化亚锡还原成单质汞，以氮气或干燥空气作为载体，将汞蒸气吸入汞测定仪，在一定浓度范围其吸收值与汞含量成正比，与标准系列比较定量。

3. 试剂

（1）无水氯化钙、五氧化二钒、20%盐酸羟胺溶液；

（2）30%氯化亚锡溶液　称取 30 g 氯化亚锡（$SnCl_2 \cdot 2H_2O$）加少量水，再加 2mL 硫酸溶解后，加水稀释至 100mL，放置冰箱保存；

（3）混合酸（1+1+8）量取 10mL 硫酸，再加入 10mL 硝酸，慢慢倒入 50mL 水中，晾凉后加水稀释至 100mL；

（4）5%高锰酸钾溶液　配好后煮沸 10min，静置过夜，过滤，储存于棕色瓶中；

（5）汞标准储备溶液　精密称取 0.1354g 于干燥器干燥过的二氯化汞，加混合酸（1+1+8）溶解后移入 100mL 容量瓶中，并稀释至刻度，混匀，此溶液每毫升相当于 1.0mg 汞；

（6）汞标准使用液　吸取 1.0mL 汞标准储备溶液，置于 100mL 容量瓶中，加混合酸（1+1+8）稀释至刻度，此溶液每毫升相当于 10μg 汞，再吸取此液 1.0mL，置于 100mL 容量瓶中，加混合酸（1+1+8）稀释至刻度，此溶液每毫升相当于 0.1μg 汞，临用时现配。

4. 仪器设备

消化装置、测汞仪（附气体干燥和抽气装置）、汞蒸气发生器。

5. 操作步骤

（1）样品消化

①回流消化法：

a. 粮食或水分少的食品：称取 10.00g 样品，置于消化装置锥形瓶中，加玻璃珠数粒，加 45mL 硝酸、10mL 硫酸，转动锥形瓶防止局部炭化。装上冷凝管后，小火加热，待开始发泡即停止加热，发泡停止后，加热回流 2h。如加热过程中溶液变棕色，再加 5mL 硝酸，继续回流 2h，放冷后从冷凝管上端小心加 20mL 水，继续加热回流 10min，放冷，用适量水冲洗冷凝管，洗液并入消化液中，将消化液经玻璃棉过滤于 100mL 容量瓶内，用少量水洗锥形瓶、滤器，洗液并入容量瓶内，加水至刻度，混匀。取与消化样品相同量的硝酸、硫酸，按同一方法做试剂空白试验。

b. 植物油及动物油脂：称取 5.00g 样品，置于消化装置锥形瓶中，加玻璃珠数粒，加入 7mL 硫酸，小心混匀至溶液颜色变为棕色，然后加 40mL 硝酸，装上冷凝管后，以下按 A 中自"小火加热"起操作。

c. 薯类、豆制品：称取 20.00g 捣碎混匀的样品（薯类须预先洗净晾干），置于消化装置锥形瓶中，加玻璃珠数粒及 30mL 硝酸、5mL 硫酸，转动锥形瓶防止局部炭化，装上冷凝管后，以下按 A 中自"小火加热"起操作。

d. 肉、蛋类：称取 10.00g 捣碎混匀的样品，置于消化装置锥形瓶中，加玻璃珠数粒及 30mL 硝酸，5mL 硫酸，转动锥形瓶防止局部炭化，装上冷凝管后，以下按自 A 中"小火加热"起操作。

e. 牛乳及乳制品：称取 20.00g 牛乳或酸牛乳，或相当于 20.00g 牛乳的乳制品（2.4g 全脂乳粉，8g 甜炼乳，15g 淡炼乳），置于消化装置锥形瓶中，加玻璃珠数粒及 30mL 硝酸，牛乳或酸牛乳加 10mL 硫酸，乳制品加 5mL 硫酸，转动锥形瓶防止局部炭化。装上冷凝管后，以下按 A 中"小火加热"起依法操作。

②五氧化二钒消化法：本法适用于水产品、蔬菜、水果。

取可食部分，洗净，晾干，切碎，混匀。取 2.50g 水产品或 10.00g 蔬菜、水果，置于 50~100mL 锥形瓶中，加 50mg 五氧化二钒粉末，再加 8mL 硝酸，振摇，放置 4h，加 5mL 硫酸，混匀，然后移至 140℃ 沙浴上加热，开始作用较猛烈，以后渐渐缓慢，待瓶口基本上无棕色气体逸出时，用少量水冲洗瓶口，再加热 5min，放冷。加 5mL 5% 高锰酸钾溶液，放置 4h（或过夜），滴加 20% 盐酸羟胺溶液使紫色褪去，振摇，放置数分钟，移入容量瓶中，并稀释至刻度，蔬菜、水果为 25mL，水产品为 100mL。

取与消化样品相同量的五氧化二钒、硝酸、硫酸，按同一方法进行试剂空白试验。

（2）测定

①用回流消化法制备的样品消化液：

a. 吸取 10.0mL 样品消化液，置于汞蒸气发生器内，连接抽气装置，沿壁迅速加入 3mL

30g/100mL氯化亚锡溶液，立即通入流速为1.0L/min的氮气或经活性炭处理的空气，使汞蒸气经过氯化钙干燥管进入测汞仪中，读取测汞仪上最大读数，同时做试剂空白实验。

b. 吸取0.00、0.10、0.20、0.30、0.40、0.50mL汞标准使用液（相当0、0.01、0.02、0.03、0.04、0.05μg汞）置于试管中，各加10mL混合酸（1+1+8），以下按测定①a自"置于汞蒸气发生器内"起操作，绘制标准曲线。

②用五氧化二钒消化法制备的样品消化液

a. 吸取10.0mL样品消化液，以下按回流消化法的测定①的方法操作。

b. 吸取0.0、1.0、2.0、3.0、4.0、5.0mL汞标准使用液（相当于0、0.1、0.2、0.3、0.4、0.5μg汞），置于6个50mL容量瓶中，各加1mL硫酸（1+1）、1mL 5%高锰酸钾溶液，加20mL水，混匀，滴加20%盐酸羟胺溶液使紫色褪去，加水至刻度混匀，分别吸取10mL（相当0.00、0.02、0.04、0.06、0.08、0.10μg汞），以下按回流消化法①a自"置于汞蒸气发生器内"起操作，绘制标准曲线。

6. 结果计算

试样中汞含量按下面公式进行计算：

$$X = \frac{(m_1 - m_2) \times V_1 \times 1000}{m \times V_2 \times 10000}$$

式中　X——样品中汞的含量，mg/kg；

　　　m_1——测定用样品消化液中汞的质量，μg；

　　　m_2——试剂空白液中汞的质量，μg；

　　　m——样品质量，g；

　　　V_1——样品消化液总体积，mL；

　　　V_2——测定用样品消化液体积，mL。

结果表述：报告算术平均值的两位有效数字。

（二） 二硫腙比色法

1. 目的

掌握二硫腙比色法测定食品中汞含量的原理及方法。

2. 原理

样品经消化后，汞离子在酸性溶液中可与二硫腙生成橙红色络合物，溶于三氯甲烷，与标准系列比较定量。

3. 试剂

（1）氨水、溴麝香草酚蓝指示液（0.1%乙醇溶液）、三氯甲烷（不应含有氧化物）；

（2）硫酸（1+35）量取5mL硫酸、缓缓倒入150mL水中，冷却后加水至180mL；

（3）硫酸（1+19）量取5mL硫酸，缓缓倒入90mL水中，冷却后加水至100mL；

（4）20%盐酸羟胺溶液　吹清洁空气，可使含有的微量汞挥发除去；

（5）二硫腙-三氯甲烷溶液（0.5g/L）保存于冰箱中，必要时用下述方法纯化；

称取0.5g研细的二硫腙，溶于50mL三氯甲烷中，如不全溶，可用滤纸过滤于250mL分液漏斗中，用氨水（1+99）提取3次，每次100mL，将提取液用棉花过滤至500mL分液漏斗中，用盐酸（1+1）调至酸性，将沉淀出的二硫腙用三氯甲烷提取2~3次，每次20mL，合并三氯甲烷层，用等量水洗涤2次，弃去洗涤液，在50℃水浴上蒸去三氯甲烷。精制的二硫腙置硫酸干燥器中，干燥备用，或将沉淀出的二硫腙用 200，200，100mL 三氯甲烷提取 3 次，合并三氯甲烷层为二硫腙溶液。

（6）二腙硫使用液　吸取 1.0mL 二硫腙溶液，加三氯甲烷至 10mL，混匀。用 1cm 比色杯，以三氯甲烷调节零点，于波长 510nm 处测吸光度（A），用下面公式算出配制 100mL 二硫腙使用液（70% 透光率）所需二硫腙溶液的体积（V）；

$$V = \frac{10 \times (2 - \lg 70)}{A} = \frac{1.55}{A}(\text{mL})$$

（7）汞标准储备溶液　精密称取 0.1354g 经干燥器干燥过的二氯化汞，加硫酸（1+35）使其溶解后，移入 100mL 容量瓶中，并稀释至刻度。此溶液每毫升相当于 1mg 汞；

（8）汞标准使用液　吸取 1.0mL 汞标准储备溶液，置于 100mL 容量瓶中，加硫酸（1+35）稀释至刻度，此溶液每毫升相当于 10μg 汞。再吸取此液 5.0mL 于 50mL 容量瓶中，加硫酸（1+35）稀释至刻度，此溶液每毫升相当于 1.0μg 汞。

4. 仪器设备

消化装置、可见分光光度计。

5. 操作步骤

（1）样品消化

①粮食或水分少的食品：称取 20.00g 样品，置于消化装置锥形瓶中，加玻璃珠数粒及 80mL 硝酸、15mL 硫酸，转动锥形瓶，防止局部炭化。装上冷凝管后，小火加热，待开始发泡即停止加热，发泡停止后加热回流 2h。如加热过程中溶液变棕色，再加 5mL 硝酸，继续回流 2h，放冷，用适量水洗涤冷凝管，洗液并入消化液中，取下锥形瓶，加水至总体积为 150mL。取与消化样品相同量的硝酸、硫酸，按同一方法做试剂空白试验。

②植物油及动物油脂：称取 10.00g 样品，置于消化装置锥形瓶中，加玻璃珠数粒及 15mL 硫酸，小心混匀至溶液变棕，然后加入 45mL 硝酸，装上冷凝管后，以下按 5-（1）-①自"小火加热"起操作。

③蔬菜、水果、薯类、豆制品：称取 50.00g 捣碎混匀的样品（豆制品直接取样，其他样品取可食部分洗净、晾干），置于消化装置锥形瓶中，加玻璃珠数粒及 45mL 硝酸、15mL 硫酸，转动锥形瓶，防止局部炭化，装上冷凝管后，以下按 5-（1）-①自"小火加热"起操作。

④肉、蛋、水产品：称取 20.00g 捣碎混匀样品，置于消化装置锥形瓶中，加玻璃珠数粒及 45mL 硝酸，15mL 硫酸，装上冷凝管后，以下按 5-（1）-①自"小火加热"起操作。

⑤牛乳制品：称取 50.00g 牛乳、酸牛乳，或相当于 50.00g 牛乳的乳制品（6g 全脂乳粉，20g 甜炼乳，12.5g 淡炼乳）置于消化装置锥形瓶中，加玻璃珠数粒及 45mL 硝酸、牛乳、酸牛乳加 15mL 硫酸，乳制品加 10mL 硫酸，装上冷凝管后，以下按 5-（1）-①自"小火加热"起操作。

（2）测定

①取上述（1）中①~⑤消化液（全量）中的一种，加 20mL 水，在电炉上煮沸 10min，除去二氧化氮等，放冷。

②于样品消化液及试剂空白液中各加 5% 高锰酸钾溶液至溶液呈紫色，然后再加 20% 盐酸羟胺溶液使紫色褪去，加 2 滴麝香草酚蓝指示液，用氨水调节 pH，使橙红色变为黄色（pH1~2）定量转移至 125mL 分液漏斗中。

③吸取 0.0，0.5，1.0，2.0，3.0，4.0，5.0，6.0mL 汞标准使用液（相当于 0.0，0.5，1.0，2.0，3.0，4.0，5.0，6.0μg 汞），分别置于 125mL 分液漏斗中，加 10mL 硫酸（1+19），再加水至 40mL 混匀。再各加 1mL 20%盐酸羟胺溶液，放置 20min 并时时振摇。

④于样品消化液、试剂空白液及标准液振摇放冷后的分液漏斗中加 5mL 二硫腙使用液，剧烈振摇 2min，静置分层后，经脱脂棉将三氯甲烷层滤入 1cm 比色杯中，以三氯甲烷调节零点。在波长 490nm 处测吸光度，标准管吸光度减去零管吸光度，绘制标准曲线。

6. 结果计算

$$X = \frac{(m_1 - m_2) \times 1000}{m \times 1000}$$

式中　X——样品中汞的含量，mg/kg；

m_1——测定用样品消化液中汞的质量，μg；

m_2——试剂空白液中汞的质量，μg；

m——样品质量，g。

结果的表述：报告算术平均值的两位有效数字。

二、 食品中铅的测定

铅在自然界分布广泛，食品中铅的来源很多，包括动植物原料、食品添加剂以及接触食品的管道、容器、包装材料、器具和涂料等，均会使铅转入到食品中。另外，工业三废造成的污染也可引起食品的铅污染。铅摄入过量会对人体的神经系统、免疫系统、消化系统和造血系统造成危害。因此，大部分食品中对铅进行限量。本节主要介绍石墨炉原子吸收光谱法和电感耦合等离子体原子发射光谱（ICP-AES）法测定食品中铅含量的方法。

（一） 石墨炉原子吸收光谱法

1. 目的

学习利用石墨炉原子吸收光谱法测定食品中铅含量的原理和方法及样品处理技术。

2. 原理

试样经灰化或酸消解后，注入原子吸收分光光度计石墨炉中，电热原子化后吸收 283.3nm 共振线，在一定浓度范围，其吸收值与铅含量成正比，与标准系列比较定量。

3. 试剂

（1）硝酸、高氯酸、过氧化氢（30%）；

（2）硝酸（1+1）　取 50mL 硝酸慢慢加入 50mL 水中；

（3）0.5mol/L 硝酸　取 3.2mL 硝酸加入 50mL 水中，稀释至 100mL；

（4）1mol/L 硝酸　取 6.4mL 硝酸加入 50mL 水中，稀释至 100mL；

（5）2%磷酸二氢铵溶液　称取 2.0g 磷酸二氢铵，以水溶解稀释至 100mL；

（6）硝酸-高氯酸混合液（9+1）　取 9 份硝酸与 1 份高氯酸混合；

（7）铅标准储备液　准确称取 1.000g 金属铅（99.99%），分次加少量硝酸（1+1），加热溶解，总量不超过 37mL，移入 1000mL 容量瓶，加水至刻度。混匀。此溶液每毫升含 1.0mg 铅；

（8）铅标准使用液　每次吸取铅标准储备液 1.0mL 于 100mL 容量瓶中，加 0.5mol/L 硝酸至刻度。如此经多次稀释成每毫升含 10.0，20.0，40.0，60.0，80.0ng 铅的标准使用液。

4. 仪器设备

原子吸收光谱仪（附石墨炉及铅空心阴极灯）、马弗炉、天平、干燥恒温箱、瓷坩埚、可调式电炉。

5. 操作步骤

（1）试样预处理

①粮食、豆类去杂物后，磨碎，过 20 目筛，储于塑料瓶中，保存备用。

②蔬菜、水果、鱼类、肉类及蛋类等水分含量高的鲜样，用食品加工机或匀浆机打成匀浆，储于塑料瓶中，保存备用。

（2）试样消解（可根据实验室条件选用以下任何一种方法消解）

①干法灰化：称取 1~5g 试样（精确到 0.001g，根据铅含量而定）于瓷坩埚中，先小火在可调式电炉上炭化至无烟，移入马弗炉（500±25）℃灰化 6~8h，冷却。若个别试样灰化不彻底，则加 1mL 混合酸在可调式电炉上小火加热，反复多次直到消化完全，放冷，用 0.5mol/L 硝酸将灰分溶解，用滴管将试样消化液洗入或过滤入（视消化后试样的盐分而定）10~25mL 容量瓶中，用水少量多次洗涤瓷坩埚，洗液合并于容量瓶中并定容至刻度，混匀备用；同时做试剂空白试验。

②湿式消解法：称取试样 1~5g（精确到 0.001g）于锥形瓶中，放数粒玻璃珠，加 10mL 混合酸，加盖浸泡过夜，加一小漏斗于电炉上消解，若变棕黑色，再加混合酸，直至冒白烟，消化液呈无色透明或略带黄色，放冷，用滴管将试样消化液洗入或过滤入（视消化后试样的盐分而定）10~25mL 容量瓶中，用水少量多次洗涤锥形瓶，洗液合并于容量瓶中并定容至刻度，混匀备用；同时做试剂空白试验。

（3）测定

①仪器参考条件：波长 283.3nm；狭缝 0.2~1.0nm；灯电流 5~7mA；干燥温度 120℃，20s；灰化温度 450℃，持续 15~20s；原子化温度：1700~2300℃，持续 4~5s；背景校正为氘灯或塞曼效应。

②标准曲线绘制：吸取上面配制的铅标准使用液各 10μL，注入石墨炉，测得其吸光值并求得吸光值与浓度关系的一元线性回归方程。

③试样测定：分别吸取样液和试剂空白液各 10μL，注入石墨炉，测得其吸光值，代入标准系列的一元线性回归方程中求得样液中铅含量。

6. 结果计算

$$X = \frac{(\rho_1 - \rho_0) \times V \times 1000}{m \times 1000 \times 1000}$$

式中　X——试样中铅含量，mg/kg 或 mg/L；

ρ_1——测定样液中铅含量，ng/mL；

ρ_0——空白液中铅含量，ng/mL；

V——试样消化液定量总体积，mL；

m——试样质量或体积，g 或 mL。

结果表述：报告算术平均值的两位有效数字。

注：对基质复杂的样品，可加入磷酸二氢铵作为基体改进剂，生成铅磷酸盐的熔点在

1000℃以上，可使灰化温度达到900℃，以减少损失。

（二） 电感耦合等离子体原子发射光谱法（ICP-AES）

1. 目的

学习 ICP-AES 分析的基本原理及操作技术，了解电感耦合离子体光源的工作原理，学习利用 ICP-AES 测定食品中铅含量的方法。

2. 原理

试样经消解后，将消解液喷入等离子体，并以此作光源，在等离子体光谱仪相应元素波长处测量其光谱强度，并采用标准曲线法计算元素含量。

3. 试剂

（1）硝酸、过氧化氢、高氯酸；

（2）硝酸（1+3） 量取 100mL 硝酸，加入 300mL 水，混匀；

（3）硝酸（1+19） 量取 10mL 硝酸，加入 190mL 水，混匀；

（4）硝酸-高氯酸混合溶液（4+1） 量取 400mL 硝酸，加入 100mL 高氯酸，混匀；

（5）氩气（纯度≥99.9%）；

（6）内标物 铟标准溶液，其质量浓度为 1000mg/L；

（7）铅标准储备液 100mg/L；

（8）铅标准使用液 取一定量的铅标准储备液，用硝酸（1+19）稀释成浓度为 0.5mg/L 的铅标准使用溶液，用于测定。

4. 仪器设备

等离子体原子发射光谱仪（带轴向观测）、分析天平、马弗炉、干燥恒温箱、瓷坩埚、可调式电炉、样品粉碎机、匀浆机。

5. 操作步骤

（1）试样预处理

①粮谷、植物性食品干制品去杂后，磨碎，过 40 目筛，混匀后储于洁净容器中，保存备用。

②水果、蔬菜、禽蛋等水分含量高的样品，取可食部分，用食品加工机或匀浆机打成匀浆，储于洁净容器中，0~4℃保存备用。

③水产品、畜禽肉等样品，取可食部分，用绞肉机绞拌均匀，混匀后储于洁净容器中，0~4℃保存备用。

（2）试样消解

①湿法消解：称取试样（水果、蔬菜、禽蛋 5~10g，畜禽肉 0.5~2g，水产品 1~2g，粮谷、植物性食品干制品 0.5~1g）于 100mL 三角瓶中，加入硝酸 20~30mL，置于可调式电炉上加热消解。若消解液处理到 10mL 左右时仍有未分解物或颜色较深，取下放冷，补加硝酸 5~10mL，消解到 10mL 左右观察。如此反复几次，至消化液呈淡黄色或无色。加入高氯酸 1~2mL，蒸发至冒白烟，取下放冷，补加少量硝酸［使定容后溶液介质为 5%（体积分数）硝酸］，用少量水冲洗瓶壁，再移至电炉上温热，取下放冷。将消解液移入 50mL 容量瓶中，并用水多次洗涤三角瓶，洗液合并于容量瓶中，加入内标物溶液 0.1~0.5mL（控制内标物铟浓度为 10μg/mL），定容至刻度，混匀备用；同时做试剂空白。

②干灰化法：称取试样（同①）于瓷坩埚中，小火炭化至无烟，移入高温炉中于 500℃灰

化，时间视样品情况而定。若个别试样灰化不彻底，则可在样品冷却后滴加数滴硝酸，重新置入高温炉中灰化，直至样品变成灰白色为止，放冷。用少量硝酸（1+19）将灰分洗入 100mL 三角瓶中，加 2mL 硝酸-高氯酸混合溶液于电炉上消解至冒白烟，以下按自① "取下放冷，补加少量硝酸……" 起操作。

（3）测定

①ICP-AES 仪参考条件：观测方向：轴向；功率：1.10kW；等离子气流量：15.0L/min；辅助气流量：1.50L/min；雾化气流量：0.80L/min；分析谱线波长：220.353nm；内标元素谱线波长：铟 325.609nm。

②标准曲线：按实验要求及仪器规定，设置仪器的最佳分析条件，并调节仪器至最佳工作状态。根据待测元素含量按顺序测定标准系列溶液 $N_1 \sim N_7$ 各元素光谱强度，以元素浓度为自变量，以光谱强度为因变量，绘制标准曲线。

③校准（工作）曲线：回归曲线的线性相关系数，混合标准系列相关系数应 ≥0.995。

④样品测定：在选择的最佳测定条件下，测定空白溶液和试样溶液中各待测元素的光谱强度，从工作曲线上给出相应组分的浓度。

6. 结果计算

$$X = \frac{(\rho - \rho_0) \times V \times f \times 1000}{m \times 1000}$$

式中　X——被测元素含量，mg/kg；

　　　ρ——被测试液中铅元素的质量浓度，μg/mL；

　　　ρ_0——被测空白溶液中铅元素的质量浓度，μg/mL；

　　　V——被测试液体积，mL；

　　　f——试样液稀释倍数；

　　　m——试样质量，g。

注：本法适用于粮谷、植物性食品干制品、水果、蔬菜、水产品、畜禽肉及蛋等产品中铅的测定，如果利用混合标准液，可同时测定钠、镁、钾、钙、铬、锰、铁、镍、铜、锌、砷、镉、钡的含量。

三、　食品中砷的测定

砷在自然界中广泛存在，可以通过各种途径进入生物圈和食物链对人类产生影响，食品中砷污染主要是来自于砷在工农业生产中的应用。从化学形态分，可分为有机砷和无机砷，总砷包括无机砷和有机砷。本节主要介绍银盐法测定食品中总砷和氢化物原子荧光光度法测定无机砷的方法。

（一）　食品中总砷的测定——银盐法

1. 目的

了解掌握分光光度法测定食品中砷含量的原理和方法。

2. 原理

试样经消化后，以碘化钾、氯化亚锡将五价砷还原为三价砷，然后与锌粒和酸产生的新生态氢生成砷化氢，经银盐溶液吸收后，形成红色胶态物，与标准系列比较定量。

3. 试剂

（1）硝酸、硫酸、盐酸、高氯酸、氧化镁、锌粒、10%乙酸铅溶液、20%氢氧化钠溶液、15%碘化钾溶液（贮存于棕色瓶中）；

（2）硝酸-高氯酸混合溶液（4+1）　量取 80mL 的硝酸，加 20mL 的高氯酸，混匀；

（3）酸性氯化亚锡溶液　称取 40g 氯化亚锡（$SnCl_2 \cdot 2H_2O$），加盐酸溶解并稀释至 100mL，加入数颗金属锡粒；

（4）乙酸铅棉花　用 10%乙酸铅溶液浸透脱脂棉后，压除多余溶液，并使其疏松，在 100℃以下干燥后，贮存于玻璃瓶中；

（5）二乙基二硫代氨基甲酸银-三乙醇胺-三氯甲烷溶液（银盐溶液）　称取 0.25g 二乙基二硫代氨基甲酸银置于乳钵中，加少量三氯甲烷研磨，移入 100mL 量筒中，加入 1.8mL 三乙醇胺，再用三氯甲烷分次洗涤乳钵，洗液一并移入量筒中，再用三氯甲烷稀释定容至 100mL，放置过夜。滤入棕色瓶中贮存。

（6）砷标准储备液（0.1mg/mL）　准确称取 0.1320g 在硫酸干燥器中干燥过的或在 100℃干燥 2h 的三氧化二砷，加 5mL20%氢氧化钠溶液，溶解后加 25mL 硫酸-水（6：94），移入 1000mL 容量瓶中，加新煮沸冷却的水稀释至刻度，贮存于棕色玻塞瓶中。此溶液每毫升相当于 0.10mg 砷；

（7）砷标准使用液（1.0μg/mL）　吸取 1.0mL 砷标准溶液，置于 100mL 容量瓶中，加 1mL 硫酸-水（6：94），加水稀释至刻度，此溶液每毫升相当于 1.0μg 砷。

4. 仪器设备

测砷装置、分光光度计、马弗炉。

5. 操作步骤

（1）样品消化

①硝酸-高氯酸-硫酸法：根据样品的含水量称取样品 1.00~10.00g，置于 50~100mL 定氮瓶中，固体样品先加水少许使湿润，加数粒玻璃珠、10~15mL 硝酸-高氯酸混合液，放置过夜，次日小火缓缓加热，待作用缓和，放冷。沿瓶壁加入 5~10mL 硫酸，再继续消化，至瓶内液体产生白烟消化完全，溶液应无色或微带黄色，放冷。加 20mL 水煮沸，除去残余的硝酸至产生白烟为止，如此处理 2 次，放冷。将冷却后的溶液移入 50mL 容量瓶中，用水洗涤定氮瓶，洗液并入容量瓶中，放冷，加水至刻度，混匀。取与消化样品相同量的硝酸-高氯酸混合液和硫酸，按同一方法做试剂空白试验。

含酒精饮料或含二氧化碳饮料应小火加热除去乙醇或二氧化碳后，再加硝酸-高氯酸混合液；含糖量高的样品易起泡、炭化，加入硫酸待反应缓和停止起泡后，先用小火缓缓加热，不断沿瓶壁补加硝酸-高氯酸混合液，待泡沫消失后，再加大火力，至有机质分解完全。

②硝酸-硫酸法：以硝酸代替硝酸-高氯酸混合液进行操作。

③干灰化法：称取 1.00~5.00g 样品，置于坩埚中，加 1g 氧化镁及 10mL 硝酸镁溶液，混匀，浸泡 4h。于低温或置水浴锅上蒸干，用小火炭化至无烟后移入马弗炉中加热至 550℃，灼热 3~4h，冷却后取出。加 5mL 水湿润后，用细玻棒搅拌，再用少量水洗下玻棒上附着的灰分至坩埚内。放水浴上蒸干后移入马弗炉 550℃灰化 2h，冷却后取出。加 5mL 水湿润灰分，再慢慢加入 10mL 盐酸（1+1），然后将溶液移入 50mL 容量瓶中，坩埚用盐酸（1+1）洗涤 3 次，每次 5mL，再用水洗涤 3 次，每次 5mL，洗液均并入容量瓶中，再加水至刻度，混匀。其加入

盐酸量不少于（中和需要量除外）1.5mL。全量供银盐法测定时，不必再加盐酸。按同一操作方法做试剂空白试验。

（2）分析测定

①标准曲线的绘制：吸取 0，2，4，6，8，10mL 砷标准使用液（相当于 0，2.0，4.0，6.0，8.0，10.0μg），分别置于150mL 三角瓶中，加水至40mL，再加 10mL 硫酸-水（1：1）。

②测定：吸取一定量的消化液及空白液，分别置于150mL 三角瓶中，补加硫酸至总量为5mL，加水至50~55mL。在消化液、试剂空白液及砷标准溶液中各加 3mL 15%碘化钾溶液、0.5mL 酸性氯化锡溶液，混匀，静置15min。各加入 3g 锌粒，立即于测砷三角瓶塞上装有乙酸铅棉花的导气管，并使管尖端插入盛有 4mL 银盐溶液的离心管中的液面下，在常温下反应45min 后，取下离心管，加三氯甲烷补足 4mL。用 1cm 比色杯，以零管调节零点，于波长520nm 处测吸光度，绘制标准曲线。

6. 结果计算

$$X = \frac{(m_1 - m_2) \times V_1 \times 1000}{m \times V_2 \times 1000}$$

式中　X——样品中砷的含量，mg/kg 或 mg/L；

　　m_1——测定用样品消化液中砷的质量，μg；

　　m_2——试剂空白液中砷的质量，μg；

　　m——样品质量（体积），g 或 mL；

　　V_1——样品消化液的总体积，mL；

　　V_2——测定用样品消化液的体积，mL。

计算结果保留两位有效数字。在重复性条件下获得的两次独立测定结果的绝对差值不得超过算术平均值的10%。

（二）　食品中无机砷的测定——氢化物原子荧光光度法

1. 目的

掌握氢化物原子荧光光度法测定食品中无机砷含量的方法。

2. 原理

食品中的砷包括无机砷和有机砷，在 6mol/L 盐酸水浴条件下，无机砷以氯化物形式被提取，能够实现无机砷和有机砷的分离，然后在 2mol/L 盐酸条件下测定总的无机砷含量。

3. 试剂

（1）盐酸溶液（1+1）　量取250mL 盐酸，慢慢倒入250mL 水中，混匀；

（2）2g/L 氢氧化钾溶液　称取氢氧化钾 2g 溶于水中，稀释至1000mL；

（3）7g/L 硼氢化钾溶液　称取硼氢化钾 3.5g 溶于 500mL 0.2%氢氧化钾溶液中；

（4）100g/L 碘化钾-50g/L 硫脲混合溶液　称取碘化钾 10g、硫脲 5g 溶于水中，并稀释至100mL 混匀；

（5）三价砷（As^{3+}）标准液　准确称取三氧化二砷 0.1320g，加 100g/L 氢氧化钾 1mL 和少量亚沸蒸馏水溶解，转入 100mL 容量瓶中定容。此标准溶液含三价砷（As^{3+}）1mg/mL。使用时用水逐级稀释至标准使用液浓度为三价砷（As^{3+}）1μg/mL。冰箱保存可使用 7d。

4. 仪器设备

原子荧光光度计、恒温水浴锅、玻璃仪器（使用前经 15%硝酸浸泡 24h）。

5. 操作步骤

（1）试样处理

①固体试样：称取经粉碎过 80 目筛的干样 2.50g（称样量依据试样含量酌情增减）于 25mL 具塞刻度试管中，加盐酸（1+1）溶液 20mL，混匀，或称取鲜样 5.00g（试样应先打成匀浆）于 25mL 具塞刻度试管中，加 5mL 盐酸，并用盐酸（1+1）溶液稀释至刻度，混匀。置于 60℃水浴锅 18h，其间多次振摇，使试样充分浸提。取出冷却，脱脂棉过滤，取 4mL 滤液于 10mL 容量瓶中，加碘化钾–硫脲混合溶液 1mL，正辛醇（消泡剂）8 滴，加水定容。放置 10min 后测试样中无机砷。如浑浊，再次过滤后测定。同时做试剂空白试验。

注：试样浸提冷却后，过滤前用盐酸（1+1）溶液定容至 25mL。

②液体试样：取 4mL 试样于 10mL 容量瓶中，加盐酸（1+1）溶液 4mL，碘化钾–硫脲混合溶液 1mL，正辛醇 8 滴，定容混匀，测定试样中总无机砷。同时做试剂空白试验。

（2）仪器参考操作条件　光电倍增管（PMT）负高压：340V；砷空心阴极灯电流：40mA；原子化器高度：9mm；载气流速：600mL/min；读数延迟时间：2s；读数时间：12s；读数方式：峰面积；标液或试样加入体积：0.5mL。

（3）标准系列　无机砷测定标准系列：分别准确吸收 1μg/mL 三价砷（As^{3+}）标准使用液 0，0.05，0.1，0.25，0.5，1.0mL 于 10mL 容量瓶中，分别加盐酸（1+1）溶液 4mL，碘化钾–硫脲混合溶液 1mL，正辛醇 8 滴，定容（各相当于含三价砷浓度 0，5.0，10.0，25.0，50.0，100.0ng/mL）。

6. 结果计算

$$X = \frac{(\rho_1 - \rho_2) \times F}{m} \times \frac{1000}{1000 \times 1000}$$

式中　X——试样中无机砷含量，mg/kg 或 mg/L；

ρ_1——试样测定液中无机砷浓度，ng/mL；

ρ_2——试剂空白浓度，ng/mL；

m——试样质量或体积，g 或 mL；

F——固体试样：F =（10mL×25mL）/4mL；液体试样：F = 10mL。

四、 食品中镉的测定

镉及其化合物在工业上应用广泛，不可避免造成对食品的污染，在一般环境中镉含量很低，但通过食物链富集后达到相当高的浓度。目前，食品中镉的测定方法很多，其中石墨炉原子吸收光谱法灵敏度高，试样前处理简单方便。本节主要介绍石墨炉原子吸收光谱法测定食品中镉含量。

1. 目的

了解掌握石墨炉原子吸收光谱法测定食品中镉含量的原理及方法。

2. 原理

试样经灰化或酸消解后，注入原子吸收分光光度计石墨炉中，电热原子化后吸收 228.8nm 共振线，在一定浓度范围，其吸收值与镉含量成正比，与标准系列比较定量。

3. 试剂

分析过程中所使用的化学试剂均为优级纯以上。

（1）硝酸、硫酸、过氧化氢（30%）、高氯酸；

（2）硝酸（1+1）　取 50mL 硝酸，慢慢加入 50mL 水中；

（3）硝酸（0.5mol/L）　取 3.2mL 硝酸，加入 50mL 水中，稀释至 100mL；

（4）盐酸（1+1）　取 50mL 盐酸，慢慢加入 50mL 水中；

（5）2%磷酸铵溶液　称取 2.0g 磷酸铵，以水溶解稀释至 100mL；

（6）硝酸–高氯酸（4+1）混合酸　取 4 份硝酸与 1 份高氯酸混合；

（7）镉标准储备液　准确称取 1.000g 金属镉（99.99%），分次加 20mL 盐酸（1+1）溶解，加 2 滴硝酸，移入 1000mL 容量瓶，加水至刻度，混均，此溶液每毫升含 1.0mg 镉；

（8）镉标准使用液　每次吸取镉标准储备液 10mL 于 100mL 容量瓶中，加硝酸（0.5mol/L）至刻度。如此经多次稀释成每毫升含 100.0ng 镉的标准使用液。

4. 仪器设备

原子吸收分光光度计（附石墨炉及铅空心阴极灯）、马弗炉、恒温干燥箱、瓷坩埚、可调式电炉。

所用玻璃仪器均需以硝酸–水（1：5）浸泡过夜，用水反复冲洗，最后用去离子水冲洗干净。

5. 操作步骤

（1）样品预处理

①粮食、豆类去杂质后，磨碎，过 20 目筛，储于塑料瓶中，保存备用。

②蔬菜、水果、鱼类、肉类及蛋类等水分含量高的鲜样用食品加工机或匀浆机打成匀浆，储于塑料瓶中，保存备用。

（2）样品消解

①干法灰化：称取 1.00～5.00g（根据铅含量而定）试样于瓷坩埚中，先小火在可调式电热板上炭化至无烟，移入马弗炉 500℃灰化 6～8h，冷却。若个别试样灰化不彻底，则加 1mL 混合酸在可调式电炉上小火加热，反复多次直至消化完全，放冷，用硝酸（0.5mol/L）将灰分溶解，用滴管将样品消化液洗入或过滤入（视消化后样品的盐分而定）10～25mL 容量瓶中，用水少量多次洗涤瓷坩埚，洗液合并于容量瓶中并定容至刻度，混匀备用；同时做试剂空白。

②湿式消解法：称取 1.00～5.00g 试样于三角瓶中，放数粒玻璃珠，加 10mL 混合酸（或再加 1～2mL 硝酸），加盖浸泡过夜，加一小漏斗电炉上消解，若变棕黑色，再加混合酸，直至冒白烟，消化液呈无色透明或略带黄色，放冷用滴管将样品消化液洗入或过滤入（视消化后样品的盐分而定）10～25mL 容量瓶中，用水少量多次洗涤三角瓶杯，洗液合并于容量瓶中并定容至刻度，混匀备用；同时做试剂空白试验。

（3）测定

①仪器参考条件：波长：228.8nm；狭缝：0.5～1.0nm；灯电流：8～10mA；干燥条件：120℃，20s；灰化条件：350℃，15～20s；原子化条件 1700～2300℃，4～5s；背景校正为氘灯或塞曼效应。

②标准曲线绘制：吸取镉标准使用液 0.0、1.0、2.0、3.0、5.0、7.0、10.0mL 于 100mL 容量瓶中稀释至刻度，相当于 0.0、1.0、2.0、3.0、5.0、7.0、10.0ng/mL，各吸取 10μL 注入石墨炉，测定其吸光值，并求得吸收值与浓度关系的一元线性回归方程。

③样品测定：分别吸取样液和试剂空白液各 10μL 注入石墨炉，测定其吸光值，代入标准

系列的一元线性回归方程中求得样液中镉含量。

6. 结果计算

$$X = \frac{(m_1 - m_2) \times V \times 1000}{m \times 1000}$$

式中　X——试样中镉含量，$\mu g/kg$ 或 $\mu g/L$；

m_1——测定试样消化液中镉含量，ng/mL；

m_2——空白液中镉含量，ng/mL；

V——试样消化液总体积，mL；

m——试样质量或体积，g 或 mL。

报告算术平均值的两位有效数字。在重复性条件下获得的两次独立测定结果的绝对差值不得超过算术平均值的 20%。

注：对有干扰样品试样，则注入适量的基体改进剂磷酸铵溶解（2%）（一般为少于 $5\mu L$）消除干扰。绘制镉标准曲线时也要加入与试样测定时等量的基体改进剂磷酸铵溶液。

第二节　食品中农药残留量的测定

一、　食品中六六六、　滴滴涕等有机氯农药的测定

食品中常见的有机氯农药有两大类：一类为滴滴涕类，称作氯化苯及其衍生物，包括滴滴涕（DDT）和六六六等；二类为氯化甲撑萘类，如七氯、氯丹、艾氏剂、狄氏剂与异狄氏剂、毒杀酚等。虽然我国已于 1983 年停止生产，1984 年停止使用有机氯农药，但是由于这类农药性质比较稳定、难以降解、残留时间长、累积浓度大，目前许多的农产品及食品中仍有残留，其中六六六和 DDT 是主要的残留物。有机氯农药残留的定性分析法有焰色法和亚铁氰化银试纸法，半定量分析法有薄层色谱法，定量分析法有气相色谱法等。

（一）　定性检验

1. 焰色法

（1）目的　学习用焰色法测定食品中六六六、DDT 等有机氯农药的方法，掌握焰色法检测的基本操作要点。

（2）原理　样品中的有机氯受热分解为氯化氢，氯化氢与铜勺表面的氧化铜作用，生成挥发性的氯化铜，在无色火焰中呈绿色。用以鉴别样品提取液中有机氯农药的存在。

（3）操作步骤　取铜小勺在煤气灯或酒精灯上灼烧，直至铜勺表面覆盖一层黑色氧化铜为止。取少量怀疑污染有机氯农药的食品，用乙醚浸渍振摇并过滤。将滤液逐滴加在铜勺表面蒸发，然后进行灼烧，呈绿色火焰者，说明食品被有机氯农药（包括六六六和 DDT）污染。若样品中农药含量很低，可将乙醚提取液浓缩蒸干，用少量乙醇溶解残留物，然后按上法检验，本法最低检出范围为 $1\mu g$ 有机氯。

2. 亚铁氰化银试纸法

（1）目的　学习用亚铁氰化银试纸法测定食品中有机氯农药的原理及方法。

（2）原理　根据有机氯农药与碳酸钠灼烧生成氯化钠，与硫酸作用生成氯化氢。氯化氢与亚铁氰化银试纸反应，在硫酸铁存在下产生蓝色，可鉴别有机氯的存在。

（3）操作步骤

①亚铁氰化银试纸的制备：称取硝酸银2.5g、亚铁氰化钾1.3g，分别溶于25mL水中。将硝酸银溶液缓慢加到亚铁氰化钾溶液中，离心分离，将沉淀物反复用水洗涤至不含银离子为止。在沉淀中加浓氨水25mL，摇匀后，将滤纸浸入悬浮氨溶液中5min，取出试纸用热风吹干，备用。

②检测：取10.0g左右待测磨碎样品，置于三角烧瓶中，加入20mL乙醚，振摇后，分出乙醚层。置水浴上挥发至0.4mL，移入小试管中，加入一勺碳酸钠，在水浴上蒸干、冷却。

取亚铁氰化银试纸条，在1g/L硫酸铁溶液中浸湿后，悬挂于橡皮塞下。向试管内残渣小心滴入浓硫酸2~3滴，迅速将挂有试纸的橡皮塞塞紧小试管，将试管移入水浴内加热5min，如果试纸变为蓝色，表示样品中有有机氯农药存在。试验中应防止无机氯的干扰。

（二）定量检验

1. 气相色谱法

（1）目的　学习气相色谱法测定有机氯农药残留的原理，了解气相色谱仪的构造原理，掌握农药残留制备、预处理、净化的方法和气相色谱仪的使用方法。

（2）原理　食品样品中六六六、DDT等有机氯农药残留，经过有机溶剂提取、净化后用气相色谱测定。电子捕获检测器对于负电性极强的化合物具有较高的灵敏度，利用这一特点，可分别测定微量的六六六和DDT的异构体和代谢物。出峰顺序：α-666、γ-666、β-666、δ-666、p, p'-DDE、o, p'-DDT、p, p'-DDD、p, p'-DDT。

（3）试剂

①丙酮、正己烷、石油醚（沸程30~60℃）、苯、硫酸、无水硫酸钠、2%硫酸钠溶液；

②农药标准品：α-666、γ-666、β-666、δ-666、p, p'-DDE、o, p'-DDT、p, p'-DDD、p, p'-DDT等纯度>99%；

③农药标准储备液：精密称取α-666、γ-666、β-666、δ-666、p, p'-DDE、o, p'-DDT、p, p'-DDD、p, p'-DDT各10mg，溶于苯中，分别移入100mL容量瓶中，以苯稀释至刻度，混匀，质量浓度为100mg/L，贮存于冰箱中；

④农药混合标准使用液：α-666、γ-666、δ-666的浓度为0.005mg/L；β-666、p, p'-DDE的浓度为0.01mg/L；o, p'-DDT的浓度为0.05mg/L；p, p'-DDD的浓度为0.02mg/L；p, p'-DDT的浓度为0.1mg/L。

（4）仪器设备　小型粉碎机、小型绞肉机、组织捣碎机、离心机、电动振荡器、旋转浓缩蒸发器、氮吹仪、气相色谱仪。

（5）测定步骤

①样品制备：谷类制成粉末；蔬菜、水果及其制品制成匀浆；蛋品去壳制成匀浆；肉经去皮、筋后，切成小块，制成肉糜；鲜乳混匀待用；食用油混匀待用。

②样品处理及净化：称取具有代表性的2g粉末样品，加石油醚20mL，振荡30min，过滤浓缩，定容至5mL，加0.5mL浓硫酸净化，振荡0.5min，3000r/min离心15min。取上清液进行分析。

称取具有代表性的食用油样品0.5g，以石油醚溶解于10mL刻度试管中，定容至刻度。加

1.0mL 浓硫酸净化，振荡 0.5min，3000r/min 离心 15min。取上清液进行分析。

称取具有代表性的其他各类食品样品 20g 匀浆，加水 5mL（视其水分含量加水，使总水量约 20mL），加丙酮 40mL，振荡 30min，加氯化钠 6g，摇匀。加石油醚 30mL，再振荡 30min，静置分层。取上清液 35mL 经无水硫酸钠脱水，在旋转蒸发器中浓缩至近干，以石油醚定容至 5mL，加浓硫酸 0.5mL 净化，振摇 0.5min，3000r/min 离心 15min。取上清液进行分析。

③测定：

a. 气相色谱参考条件：色谱柱内径 3mm，长 2m 的玻璃柱，内装涂以 1.5% OV-17（苯基甲基硅酮）和 2% QF-1（氟代烷基硅氧烷聚合物）混合固定液的 80~100 目硅藻土；汽化室温度 195℃；柱温度 185℃；检测器温度 225℃；载气（高纯氮气）流速 110mL/min；进样量为 1~10μL，外标法定量。

b. 测定：吸取 1.0~5.0μL 混合标准液及样品处理液进样，注入色谱仪，以保留时间定性。以试样的峰高或峰面积与标准比较定量。8 种农药的参考出峰顺序为 α-666、β-666、γ-666、δ-666、p, p'-DDE、o, p'-DDT、p, p'-DDD、p, p'-DDT。

（6）结果计算

$$X = \frac{A_1 \times m_1 \times V_1}{A_2 \times m_2 \times V_2}$$

式中　X——样品中六六六、DDT 及其异构体或代谢物的单一含量，mg/kg；

　　A_1——被测定样品各组分的峰值（峰高或峰面积）；

　　A_2——各农药组分标准的峰值（峰高或峰面积）；

　　m_1——单一农药标准溶液的含量，ng；

　　m_2——被测定样品的取样量，g；

　　V_1——被测定样品的稀释体积，mL；

　　V_2——被测定样品的进样体积，μL。

2. 薄层色谱法

（1）目的　学习薄层色谱法测定有机氯农药残留的原理，掌握农药残留制备、预处理、净化的方法和薄层色谱法测定有机氯农药残留的操作步骤。

（2）原理　样品中六六六、DDT 经有机溶剂提取，并经硫酸处理，除去干扰物质，浓缩、点样展开后，用硝酸银显色，经紫外线照射生成棕黑色斑点，与标准比较，可概略定量。

（3）试剂

①丙酮、正己烷、石油醚（沸程 30~60℃）、苯、硫酸、无水硫酸钠、2% 硫酸钠溶液、1% 硝酸银溶液、氧化铝 G（薄层板用）；

②硝酸银显色液：称取硝酸银 0.050g 溶于数滴水中，加苯氧乙醇 10mL，30% 的过氧化氢溶液 10μL，混合后贮于棕色瓶中，放冰箱内保存。

③农药标准储备液：精密称取 α-666、γ-666、β-666、δ-666、p, p'-DDE、o, p'-DDT、p, p'-DDD、p, p'-DDT 各 10mg，溶于苯中，分别移入 100mL 容量瓶中，以苯稀释至刻度。吸取各标准储备液 2.0mL，分别移入 10mL 容量瓶中，各加苯至刻度，每毫升含农药 20μg。

（4）仪器设备　小型粉碎机、小型绞肉机、组织捣碎机、离心机、电动振荡器、旋转浓缩蒸发器、氮吹浓缩器、薄层板涂布器、玻璃板（5cm×20cm）、展开槽（内长 25cm、宽 6cm、高 4cm）、玻璃喷雾器、紫外线杀菌灯（15W）、微量注射器或血色素吸管。

（5）操作步骤

①样品制备：谷类制成粉末；蔬菜、水果及其制品制成匀浆；蛋品去壳制成匀浆；肉去皮、筋后，切成小块，制成肉糜；鲜乳混匀待用；食用油混匀待用。

②样品处理及净化：称取 2g 粉末样品，加石油醚 20mL，振荡 30min，过滤，浓缩至 1mL，加 0.1mL 浓硫酸，盖塞振摇数下，打开塞子放气，再振摇 0.5min，1600r/min 离心 15min。上清液供分析。

称取食用油 0.5g 于 10mL 刻度试管中，以石油醚溶解定容，浓缩至 1mL，加 0.1mL 浓硫酸，盖塞振摇，打开塞子放气，再振摇 0.5min，1600r/min 离心 15min。上清液供分析。

称取具有代表性的其他各类食品样品匀浆 20g，加水 5mL（视其水分含量加水，使总水量约 20mL），加丙酮 40mL，振荡 30min，加氯化钠 6g 摇匀。加石油醚 30mL，再振荡 30min，静置分层。取上清液 35mL 经无水硫酸钠脱水，浓缩至 1mL，加 0.1mL 浓硫酸，盖上试管塞振摇数下，打开塞子放气，再振摇 0.5min，1600r/min 离心 15min。上清液供分析。

③薄层板制备：称取氧化铝 G4.5g，加 1mL 硝酸银溶液及 6mL 水，研磨至糊状，立即涂在三块 5cm×20cm 薄层板上，涂层厚度 0.25mm，100℃烘干 0.5h，干燥器中避光保存。

a. 点样：离薄层板底端 2cm 处，用针划一标记。在薄层板上点 1～10μL 样液和六六六、DDT 标准工作液，一块板可点 3～4 个。中间点标准工作液，两边点样品溶液。

b. 展开：在展开槽中预先倒入 10mL 丙酮-己烷（1：99）或丙酮-石油醚（1：99）。将经过点样的薄层板放入槽内。当溶剂前沿距离原点 10～12cm 时取出，自然晾干。

c. 显色：将展开后的薄层板喷以 10mL 硝酸银显色液，干燥后距紫外灯 8cm 处照 10～20min，农药全部显现棕黑色斑点。依比移值大小，斑点出现的顺序为 p, p'-DDE、o, p'-DDT、p, p'-DDD、α-666、p, p'-DDT、γ-666、β-666、δ-666。

（6）结果计算

$$X = \frac{m_1 \times V_1 \times 1000}{m \times V_2 \times 1000}$$

式中　X——样品中六六六或 DDT 及其异构体的单一含量，mg/kg；

m_1——点样板样液中六六六或 DDT 及其异构体的单一含量，ng；

V_1——样品浓缩液总体积，mL；

V_2——点样板样品液总体积，μL；

m——样品质量，g。

（7）说明

①本方法 α-666、γ-666、β-666、δ-666、p, p'-DDE、o, p'-DDT、p, p'-DDD、p, p'-DDT 检出限为 0.02μg，适宜范围 0.02～0.20μg。

②分析液体样品中有机氯农药采样时，应用玻璃瓶，不能用塑料瓶。

③样品中的脂肪、类胡萝卜素等脂溶性维生素、脂溶性色素等非极性物质的干扰采用浓硫酸磺化法净化。

④GB 2763—2016《食品中农药最大残留量》中规定了食品中六六六残留限量，稻谷、麦类、大豆、蔬菜（胡萝卜≤0.2mg/kg）、水果≤0.05mg/kg，茶叶≤0.2mg/kg，水产品≤0.1mg/kg，蛋类≤0.02mg/kg。

⑤GB 2763—2016《食品中农药最大残留量》中规定了食品中 DDT 残留限量，稻谷、麦

类≤0.1mg/kg，大豆、蔬菜（胡萝卜≤0.2mg/kg）、水果≤0.05mg/kg，茶叶≤0.2mg/kg，水产品≤0.5mg/kg，蛋类≤0.02mg/kg。

二、 食品中有机磷农药残留量的测定

有机磷农药种类很多，目前使用的有60多种，按其结构可划分为磷酸酯及硫代磷酸酯两大类，按毒性可分为高毒、中等毒和低毒三类。常见的高毒有机磷农药有甲胺磷、对硫磷、甲基对硫磷、久效磷和磷胺等，从2007年1月1日开始，中国已全面禁止这5种高毒农药的使用；中毒的有敌敌畏、甲基内吸磷等；低毒的有敌百虫、乐果、马拉硫磷、倍硫磷、杀螟硫磷、稻瘟净、虫蛹磷、乙酰甲胺磷等。有机磷农药残留定性分析方法有刚果红法和纸上斑点法等，定量分析方法有气相色谱法、高效液相色谱法，另外还有胆碱酯酶抑制率法、速测卡法、酶免疫法等快速检验法。

（一） 定性检验

1. 刚果红法

（1）目的　学习刚果红法测定有机磷农药残留的原理和方法。

（2）原理　本法是利用样液中的有机磷农药经溴氧化后，与刚果红作用，生成蓝色化合物，来鉴别样品中是否存在有机磷农药。

（3）操作步骤　取经粉碎的样品用苯浸泡、振摇，用滤纸过滤，取滤液于蒸发皿上，加入一滴100g/L甘油甲醇溶液，沥干，加1mL水混匀。将样液滴于定性滤纸上，挥发干。将滤纸置于溴蒸气上熏5min，取出，在通气处将溴挥发尽。滴入5g/L刚果红乙醇溶液，置于滤纸的点样处，如果滤纸显示出蓝紫色则表示样品中有有机磷存在。呈粉红色者则为溴的色泽。

2. 纸上斑点法

（1）目的　学习纸上斑点法测定有机磷农药残留的原理和方法。

（2）原理　样液中的硫代磷酸酯类有机磷与2,6-二溴苯醌氯酰亚胺，在溴蒸气作用下，形成各种有颜色的化合物，用以鉴定是否存在有机磷以及是哪一种有机磷。

（3）操作步骤

①2,6-二溴苯醌氯酰亚胺试纸制备：称取0.05g 2,6-二溴苯醌氯酰亚胺，溶于10mL 95%乙醇（体积分数）中，将定性滤纸浸湿，晾干备用。

②检验：吸取按刚果红法制备的样液滴于2,6-二溴苯醌氯酰亚胺试纸上，稍干，置于溴蒸气上蒸熏片刻，呈现出不同颜色的斑点，根据所显示斑点的颜色鉴别属于哪种有机磷农药。实验时，为防止色素干扰，试纸要临用时配制。有机磷农药呈色反应如表4-1所示。

表4-1　　　　　　　　　　　有机磷农药的呈色反应

农药种类	反应颜色	反应时间	农药种类	反应颜色	反应时间
甲拌磷（3911）	鲜黄，周围较深	5s~3min	乐果	黄→橙黄	20s~5min
对硫磷（1605）	淡黄→紫红	30s~3min	M-74	淡土黄→暗紫红	30s~5min
内吸磷（1059）	鲜黄→暗黄	30s~3min	三硫磷	土黄→杏红	15s~5min
马拉硫磷（4049）	黄→黄棕	30s~5min	1240	鲜黄→暗黄	30s~3min

（二） 定量检验

1. 气相色谱法

（1）目的　学习气相色谱法测定有机磷农药残留的原理，掌握农药残留制备、预处理、净化的方法和附有火焰光度检测器（FPD）的气相色谱仪的使用方法。

（2）原理　含有机磷的样品在富氢焰上燃烧，以氢磷氧（HPO）碎片的形式发射出526nm的单色光，这种光通过滤光片选择后，由光电倍增管接收，转换成电信号，经微电流放大器放大后，由记录仪记录下色谱图，将样品的峰高或峰面积与标准品相比较做定量分析。本法适用于水果、蔬菜、谷类的检测。最低检出量为0.1～0.25ng。

（3）试剂

①丙酮、二氯甲烷、氯化钠、无水硫酸钠、助滤剂（硅藻土）545；

②农药标准品：敌敌畏≥99%，速灭磷顺式≥60%（反式纯度≥40%），久效磷≥99%，甲拌磷≥98%，巴胺磷≥99%，二嗪农≥98%，乙嘧硫磷≥97%，甲基嘧啶磷≥99%，甲基对硫磷≥99%，稻瘟净≥99%，水胺硫磷≥99%，氧化喹硫磷≥99%，稻丰散≥99.6%，甲喹硫磷≥99.6%，克线磷≥99.9%，乙硫磷≥95%。

（4）仪器设备　组织捣碎机、粉碎机、旋转蒸发器、气相色谱仪：附有火焰光度检测器（FPD）。

（5）操作步骤

①标准溶液的配制：分别准确称取标准品，用二氯甲烷为溶剂，分别配制成1.0mg/mL的标准储备液，储于冰箱（4℃）中。使用时根据各农药品种的最小检测限，吸取不同量的标准储备液，用二氯甲烷稀释成混合标准使用液。

②试样制备：取粮食样品粉碎，过20目筛制成粮食试样；取水果、蔬菜样品洗净，晾干，去掉非可食部分后制成待测试样。

③提取：称取50.00g水果、蔬菜试样，25.00g谷物试样。分别置于300mL烧杯中，加入50mL水和100mL丙酮（总体积150mL），用组织捣碎机捣1～2min。匀浆液经铺有两层滤纸和约10g Celite 545的布氏漏斗，减压抽滤。从滤液中分取100mL，移至500mL分液漏斗中。

④净化：向上述滤液中，加入10～15g氯化钠，使呈饱和状态。猛烈振摇2～3min，静置10min，使丙酮从水相中析出，分离水相层，在水相再加50mL二氯甲烷，振摇2min，再静置分层。将丙酮与二氯甲烷提取液合并，并经装有20～30g无水硫酸钠的玻璃漏斗脱水，滤入250mL圆底烧瓶中。再以约40mL二氯甲烷分数次洗涤容器和无水硫酸钠，洗涤液也并入烧瓶中。用旋转蒸发器浓缩至约2mL，浓缩液定量转移至5～25mL容量瓶中，加二氯甲烷定容至刻度。

⑤测定：

a. 气相色谱参考条件：色谱柱：玻璃柱（2.6m×3mm），填装涂有4.5% DC-200+2.5% OV-17的ChromosorbWAW DMCS（80～100目）；玻璃柱2.6m×3mm，填装涂有1.5% DCOE-1的Chromosorb WAW DMCS（60～80目）；气体速度：氮气50mL/min，氢气100mL/min，空气50mL/min；温度：柱温240℃，汽化室260℃，检测器270℃。

b. 测定：吸取2～5μL混合标准液及样品净化液，注入色谱仪中，以保留时间定性。以试样的峰高或峰面积与标准比较定量。色谱参考出峰顺序为敌敌畏、速灭磷、久效磷、甲拌磷、巴胺磷、二嗪农、乙嘧硫磷、甲基嘧啶磷、甲基对硫磷、稻瘟净、水胺硫磷、氧化喹硫磷、稻丰散、甲喹硫磷、克线磷、乙硫磷。

（6）结果计算

$$X = \frac{A_i \times V_1 \times V_3 \times m_{si} \times 1000}{A_{si} \times V_2 \times V_4 \times m \times 1000}$$

式中　X——i 组分有机磷农药的含量，mg/kg；

A_i——试样中 i 组分的峰面积，积分单位；

A_{si}——混合标准液中 i 组分的峰面积，积分单位；

V_1——试样提取液的总体积，mL；

V_2——净化用提取液的总体积，mL；

V_3——浓缩后的定容体积，mL；

V_4——进样体积，μL；

m_{si}——注入色谱仪中的 i 标准组分的质量，ng；

m——样品的质量，g。

（7）说明

①敌敌畏、速灭磷、久效磷、甲拌磷、巴胺磷、二嗪农、乙嘧硫磷、甲基嘧啶磷、甲基对硫磷、稻瘟净、水胺硫磷、氧化喹硫磷、稻丰散、甲喹硫磷、克线磷、乙硫磷等16种有机磷农药残留的最低检出限依次为 0.005，0.004，0.014，0.004，0.011，0.003，0.003，0.004，0.004，0.004，0.005，0.025，0.017，0.014，0.009，0.014mg/kg。

②国际上多用乙腈作为有机磷农药的提取试剂及分配净化试剂，如 AOAC、FDA 等采取与有机氯农药提取净化大致相同的方法来提取、净化有机磷农药，即用乙腈或石油醚提取，用乙腈、水分配或乙腈、石油醚分配等方法净化。但乙腈毒性大，价格贵，常采用二氯甲烷、丙酮提取，并在提取时根据样品性状加适量无水硫酸钠、中性氧化铝、活性炭以脱水、脱油、脱色，基本上一次完成提取、净化。

③有些热稳定性差的有机磷农药如敌敌畏在用气相色谱仪测定时比较困难，主要原因是易被担体所吸附，同时因对热不稳定而引起分解。因此可采用缩短色谱柱 1~1.3m 或减小固定液涂渍的厚度和降低操作温度等措施来克服上述困难。

④气相色谱法分析有机磷农药常用检测器为火焰光度检测器（FPD）或氮磷检测器（NPD），因为这两种检测器灵敏度高，检测线性范围较宽，不易污染，对水不敏感，检测可在较高的温度下进行，对杂质干扰、样品制备要求不高。

⑤分析测定有机磷农药时，由于农药的性质不同，极性差异较大，应注意担体与固定液的选择。一般原则是：被分离的农药是极性化合物，则选择极性固定液，农药出峰顺序一般为极性小的农药先出峰，极性大的农药后出峰；若被分离的农药是非极性化合物，则选择非极性固定液，按沸点高低出峰，低沸点的化合物先出峰，高沸点的化合物后出峰。

2. 酶抑制率法

（1）目的　学习酶抑制率法测定水果蔬菜中有机磷农药残留的原理和方法，掌握酶抑制率法快速测定果蔬有机磷农药残留的操作步骤和检验结果的评定方法。

（2）原理　有机磷类和氨基甲酸酯类农药对胆碱酯酶的活性具有很强的抑制作用。向样品中添加一定量的乙酰（或丁酰）胆碱酯酶，如果样品中含有上述两类农药，即会对酶的活性产生抑制作用。当向含有农药的样品中添加底物（碘化硫代乙酰胆碱）和显色剂（二硫代二硝基苯甲酸，DTNB）时，酶由于丧失活性而不能催化底物分解并完成显色反应；相反，如果样品中不含农药，胆碱酯酶则能催化底物分解并完成显色反应。通过412nm波长下比色分析，计算出酶的抑制率。酶的抑制率越大，说明样品中残留农药的含量越高。

（3）试剂

①pH8.0的磷酸盐缓冲溶液：分别取5.95g无水磷酸氢二钾与1.6g磷酸二氢钾，用500mL蒸馏水溶解；

②显色剂：分别取160mg二硫代二硝基苯甲酸和15.6mg碳酸氢钠，用20mL缓冲溶液溶解，4℃冰箱保存；

③底物：取25.0mg碘化硫代乙酰胆碱，加3mL蒸馏水溶解，摇匀后置4℃冰箱保存备用，保存期不超过2周；

④乙酰胆碱酯酶：根据酶的活性情况，用缓冲溶液溶解，3min的吸光度变化ΔA_0应控制在0.3以上，摇匀后置4℃冰箱保存备用，保存期不超过4d。

（4）仪器设备   农药残留快速测定仪或分光光度计（带动力学附件）、分析天平、恒温烘箱或恒温水浴锅。

（5）分析步骤

①样品处理：选取有代表性的蔬菜样品，冲洗掉表面泥土，剪成1cm^{2}的碎片，取样品1g，放入烧杯或提取瓶中，加入5mL缓冲液振荡1~2min，倒出提取液，静置3~5min备用。

②对照溶液测试：先于试管中加入2.5mL缓冲液，再加入0.1mL胆碱酯酶溶液、0.1mL显色剂，摇匀后于37℃放置15min以上（每批样品测试时放置时间应一致）。加入0.1mL底物摇匀，此时溶液开始显色，应立即用设备分析，记录反应3min的吸光度变化值ΔA_0。

③样品溶液测定：先于试管中加入2.5mL样品提取液，其他操作与对照溶液测试相同，记录反应3min的吸光度变化值ΔA_0。

（6）结果计算

结果以酶被抑制的程度（抑制率）表示，抑制率计算公式如下：

$$抑制率(\%) = \frac{\Delta A_0 - \Delta A_t}{\Delta A_0} \times 100\%$$

式中 ΔA_0——对照液反应3min的吸光度变化；

ΔA_t——样品液反应3min的吸光度变化。

判定：当蔬菜样品提取液对酶的抑制率≥50%时，表示蔬菜中有高剂量有机磷或氨基甲酸酯类农药存在，样品为阳性结果。阳性结果的样品需要重复检验2次以上。对阳性结果的样品，可用其他方法进一步确定具体农药品种和含量。在检出的抑制率≥50%的30份以上样品中，经气相色谱法验证，阳性结果的符合率应在80%以上。

（7）说明

①敌敌畏、氧化乐果、对硫磷、辛硫磷、甲胺磷、马拉硫磷、乐果、甲基异柳磷、灭多威、丁硫克百威、敌百虫、呋喃丹等部分农药的检出限依次为0.1，0.8，1.0，0.3，2.0，4.0，3.0，5.0，0.1，0.05，0.2，0.05mg/kg。

②葱、蒜、萝卜、韭菜、芹菜、香菜、茭白、蘑菇及番茄汁液中，含有对酶有影响的植物次生物质，容易产生假阳性。处理这类样品时，可采取整株（体）蔬菜浸提。对一些含叶绿

素较高的蔬菜，也可采取整株（体）蔬菜浸提的方法，减少色素的干扰。

③当温度条件低于37℃，酶反应的速度随之放慢，因此，样品运动力学控温精度要保持在（37±0.5）℃，加入酶液和显色剂后放置反应的时间应相对延长，延长时间的确定，应以胆碱酯酶空白对照测试3min的吸光度变化值 ΔA_0 在0.3以上，即可往下操作。注意样品放置时间应与空白对照溶液放置时间一致才有可比性。胆碱酯酶空白对照溶液3min的 $\Delta A_0 < 0.3$ 的原因：一是酶的活性不够，二是温度太低。

三、 食品中拟除虫菊酯类农药的测定

目前，已合成的拟除虫菊酯数以万计，迄今已商品化的拟除虫菊酯有近40个品种，在全世界的杀虫剂销售额中占20%左右。常见的拟除虫菊酯有烯丙菊酯、胺菊酯、醚菊酯、苯醚菊酯、甲醚菊酯、氯菊酯、氯氰菊酯、溴氰菊酯、杀螟菊酯、氰戊菊酯、氟氰菊酯、氟胺氰菊酯、氟氰戊菊酯、溴氟菊酯等。本节主要介绍气相色谱法测定食品中拟除虫菊酯类农药的方法。

1. 目的

熟悉样品的制备、提取、净化、浓缩等预处理过程的操作原理和方法，进一步掌握气相色谱定性与定量方法的基本原理与应用，掌握带电子捕获检测器（ECD）的气相色谱仪和相应的色谱工作站的具体操作过程。

2. 原理

样品中氯氰菊酯、氰戊菊酯和溴氰菊酯经提取、净化、浓缩，经色谱柱分离后进入到电子捕获检测器中，利用被测物的峰高或峰面积与标准的峰高或峰面积比进行定量。

3. 试剂

（1）石油醚 沸程30~60℃，重蒸；

（2）丙酮 重蒸；

（3）无水硫酸钠 550℃灼烧4h后备用；

（4）层析中性氧化铝 550℃灼烧4h后备用，用前140℃烘烤1h，加3%水灭活；

（5）层析活性炭 550℃灼烧4h后备用；

（6）脱脂棉 经正己烷洗涤后，干燥备用；

（7）农药标准品 质量分数：氯氰菊酯96%；氰戊菊酯94.4%；溴氰菊酯97.5%。用重蒸石油醚或丙酮分别配制氯氰菊酯0.2μg/mL、氰戊菊酯0.4μg/mL、溴氰菊酯0.1μg/mL的标准液。吸取10mL氯氰菊酯、10mL氰戊菊酯、5mL溴氰菊酯的标准液于25mL容量瓶中摇匀，即成为标准使用液，浓度为氯氰菊酯80ng/mL、氰戊菊酯16ng/mL、溴氰菊酯2ng/mL。

4. 仪器设备

气相色谱仪（附电子捕获检测器）、高速组织捣碎机、电动振荡器、高温炉、K-D浓缩器或恒温水浴箱、具塞三角烧瓶、玻璃漏斗、10μL注射器。

5. 操作步骤

（1）样品制备 取粮食样品粉碎过20目筛；取蔬菜样品洗净，晾干，去掉非可食部分后制成待测样品。

（2）样品处理及净化

①谷类样品：称取10g粉碎的样品，置于100mL具塞三角烧瓶中，加入石油醚20mL，振

荡 30min 或浸泡过夜，取出上清液 2~4mL 过柱用。用内径 1.5cm、长 25~30cm 的玻璃层析柱，底端塞以经处理的脱脂棉。依次从下往上加入 1cm 的无水硫酸钠，3cm 的层析用中性氧化铝（如果是面粉、玉米粉样品，所用净化柱相同，只是在中性氧化铝层上加入 0.01g 层析活性炭粉进行脱色净化，层析所用炭粉的量可视样品颜色深浅适当增减），2cm 的无水硫酸钠，然后以 10mL 石油醚淋洗柱子，弃去淋洗液，待石油醚层下降至无水硫酸钠层时，迅速将样品提取液加入，待其下降至无水硫酸钠层时加入 25~30mL 石油醚淋洗液淋洗，收集滤液于尖底定容瓶中，最后以氮气流吹，浓缩体积至 1mL，供气相色谱用。

②蔬菜类样品：称取 20g 经匀浆处理的样品于 250mL 具塞三角瓶中，加入丙酮和石油醚各 40mL 摇匀，振荡 30min 后让其分层，取出上清液 4mL 待过柱用。所用净化柱与谷类样品相同，只是在中性氧化铝层上加 0.02~0.03g 层析活性炭粉（可视其颜色深浅适当增减层析活性炭粉的量）进行脱色。用 30~35mL 石油醚淋洗液，净化操作同谷类样品。

（3）测定

①气相色谱参考条件：玻璃柱：3mm×1.5m（或1m），填充 3% OV-101 Chromosorb WAW-DMCS 80~100 目；柱温 245℃，进样口和检测器 260℃；高纯氮气流速 140mL/min。

②测定：分别将氯氰菊酯、氰戊菊酯和溴氰菊酯标准使用液及样品溶液 2~5μL 分别注入气相色谱仪中，通过峰高相比，计算相应的含量。色谱参考出峰顺序为氯氰菊酯、氰戊菊酯和溴氰菊酯。

6. 结果计算

$$X = \frac{h_x \times \rho_s \times Q_s \times V_x}{h_s \times Q_x \times m}$$

式中　X——样品中农药的含量，mg/kg；

　　　h_x——样品溶液峰高，mm；

　　　ρ_s——标准溶液浓度，g/mL；

　　　Q_s——标准溶液进样量，μL；

　　　V_x——样品的浓缩定容体积，mL；

　　　h_s——标准溶液峰高，mm；

　　　Q_x——样品溶液进样量，μL；

　　　m——样品称样量，g。

7. 说明

（1）本方法适用于谷类和蔬菜中氯氰菊酯、氰戊菊酯和溴氰菊酯的多残留分析。采用本方法检测粮食和蔬菜中氯氰菊酯、氰戊菊酯和溴氰菊酯的检出限依次为 2.1，3.1，0.88μg/kg。

（2）新鲜样品含水量较大，预处理过程要注意除水，可用无水硫酸钠脱水，不可将含水分的样品制备液进样，以免损坏色谱柱。

四、 食品中氨基甲酸酯类农药的测定

氨基甲酸酯类农药的纯品为无色和白色晶状固体，易溶于多种有机溶剂中，但在水中溶解度较小，只有少数如涕灭威、灭多威等例外。常见的氨基甲酸酯类农药有甲萘威、戊氰威、呋喃丹、仲丁威、异丙威、速灭威、残杀威、涕灭威、抗蚜威、灭虫威、灭多威、恶虫威、硫双灭多威、双甲咪等。氨基甲酸酯类农药的分析方法有气相色谱法、高效液相色谱法等。

（一）　高效液相色谱法

1. 目的

学习高效液相色谱法测定氨基甲酸酯杀虫剂残留量的方法，了解高效液相色谱仪的工作原理，掌握样品制备、预处理、凝胶柱净化及使用方法。

2. 原理

样品经提取、净化、浓缩、定容、微孔滤膜过滤后进样，用反相高效液相色谱分离，紫外检测器检测，根据色谱峰的保留时间定性，外标法定量。

3. 试剂

（1）甲醇、丙酮、乙酸乙酯、环己烷　均为分析纯试剂重蒸后再用；

（2）氯化钠、无水硫酸钠　均为分析纯试剂；

（3）凝胶　Bio-Baeds S-X₃ 200~600 目；

（4）氨基甲酸酯类农药标准品　涕灭威、速灭威、呋喃丹、甲萘威、异丙威纯度均大于99%。将 5 种标准品分别用甲醇配成一定浓度的标准储备液，冰箱保存。使用前取一定量标准储备液，用甲醇稀释配成混合标准应用液，5 种质量浓度分别为涕灭威 6.0mg/L、速灭威10.0mg/L、呋喃丹 5.0mg/L、甲萘威 5.0mg/L、异丙威 10.0mg/L。

4. 仪器设备

高效液相色谱仪（附紫外检测器）、旋转蒸发仪、凝胶净化柱（φ25mm×500cm）：带活塞玻璃层析柱，柱底垫少量玻璃棉，凝胶用洗脱剂乙酸乙酯：环己烷（1∶1）浸泡过夜湿法装入柱中，柱床高约 40cm，柱床始终保持在洗脱剂中。

5. 操作步骤

（1）样品制备　蛋品去壳，制成匀浆；肉品切块后，制成肉糜；乳品混匀后待用。

（2）样品处理及净化　称取肉、蛋类样品 20.00g 放于 100mL 具塞三角瓶中，加水 5mL（通常鲜肉、蛋水分含量 70%~75%，加水 5~6mL 即可），加 40mL 丙酮，振摇 30min，加氯化钠 6g，充分摇匀，再加 30mL 二氯甲烷，振摇 30min。取 35mL 上清液，经无水硫酸钠滤于旋转蒸发瓶中，浓缩至约 1mL，加 2mL 乙酸乙酯-环己烷（1+1）溶液再浓缩，如此重复 3 次，浓缩至约 1mL。乳类样品不需加水，直接加丙酮等提取。将以上浓缩液经凝胶柱以乙酸乙酯-环己烷（1+1）溶液洗脱，弃去 0~35mL 流分，收集 35~70mL 流分。将其旋转蒸发浓缩至约1mL，再经凝胶柱净化收集 35~70mL，旋转蒸发浓缩，用氮气吹至约 1mL，乙酸乙酯定容至1mL，待测。

（3）测定

①高效液相色谱参考条件：色谱柱：Altima C₁₈（4.6mm×25mm）；流动相：甲醇-水（6+4）；流速：0.5mL/min；柱温：30℃；紫外检测波长：210nm。

②测定：分别将 5μL 混合标准溶液及样品净化液注入色谱柱中，以保留时间定性，以样品峰高或峰面积与标准比较定量。5 种氨基甲酸酯类农药标准参考色谱出峰顺序：涕灭威、速灭威、呋喃丹、甲萘威、异丙威。

6. 结果计算

$$X = \frac{m_1 \times V_2 \times 1000}{m \times V_1 \times 1000}$$

式中 X——样品中各农药的含量，mg/kg；

m_1——被测样液中各农药的含量，ng；

m——样品质量，g；

V_1——样液进样体积，μL；

V_2——样品最后定容体积，mL。

7. 说明

（1）本法适用于肉类、蛋类及乳类中涕灭威、速灭威、呋喃丹、甲萘威、异丙威残留量测定。涕灭威、速灭威、呋喃丹、甲萘威、异丙威检出限分别为 9.8、7.8、7.3、3.2、13.3μg/kg。

（2）所需玻璃仪器和容器每次临用前需要用纯水清洗干净后，再用无水乙醇冲洗 3 次，阴（烤）干、冷却后方可使用。

（3）凝胶柱净化时流速不可太快，柱子尽可能长些，效果较为显著。

（二） 气相色谱法

1. 目的

学习气相色谱法测定氨基甲酸酯杀虫剂残留量的原理，了解带火焰热离子检测器 FTD 的气相色谱仪的工作原理，掌握样品制备、预处理与净化、气相色谱分析步骤。

2. 原理

含氮有机化合物被色谱柱分离后在加热的碱金属片的表面产生热分解，形成氰自由基（CN·），从被加热的碱金属表面放出的原子状态的碱金属（Rb）接受电子变成 CN⁻，再与氢原子结合。放出电子的碱金属变成正离子，由收集极收集，并作为信号电流而被测定，电流信号的大小与含氮化合物的含量成正比。以峰面积或峰高比较定量。

3. 试剂

（1）丙酮、无水甲醇、二氯甲烷、石油醚（沸程 30～60℃） 均为分析纯试剂重蒸后使用；

（2）无水硫酸钠（于 450℃灼烧 4h 后备用）、5%氯化钠溶液；

（3）甲醇-氯化钠溶液 取无水甲醇及 5%氯化钠溶液等体积混合；

（4）氨基甲酸酯农药标准品 速灭威、异丙威（叶蝉散）、残杀威、克百威（呋喃丹）、抗蚜威和甲萘威（西维因）纯度均大于 99%。分别准确称取各种标准品，用丙酮分别配制成 1mg/mL 的标准储备液。使用时用丙酮稀释配制成单一品种的标准使用液（5μg/mL）和混合标准工作液（每个品种浓度为 2～10μg/mL）。

4. 仪器设备

气相色谱仪-FTD、电动振荡器、组织捣碎机、粮食粉碎机（带 20 目筛）、恒温水浴锅、减压浓缩装置、分液漏斗、量筒、具塞三角瓶、抽滤瓶、φ10cm 布氏漏斗。

5. 测定步骤

（1）样品的制备 粮食经粉碎机粉碎过 20 目筛制成样品。蔬菜洗净、晾干、称量，组织捣碎机捣碎制成样品。

（2）提取

①粮食试样：称取约 40g 粮食试样，精确至 0.001g，置于 250mL 具塞锥形瓶中，加入 20～40g 无水硫酸钠（视试样的水分而定）、100mL 无水甲醇，塞紧，摇匀，于电动振荡器上振荡 30min。然后经快速滤纸过滤于量筒中，收集 50mL 滤液，转入 250mL 分液漏斗中，用 50mL

5%氯化钠溶液洗涤量筒，并入分液漏斗中。

②蔬菜试样：称取约20g蔬菜试样，精确至0.001g，置于250mL具塞锥形瓶中，加入80mL无水甲醇，塞紧，摇匀，于电动振荡器上振荡30min。然后经铺有快速滤纸的布氏漏斗抽滤于250mL抽滤瓶中，用50mL无水甲醇分次洗涤提取瓶及滤器。将滤液转入500mL分液漏斗中，用100mL 5%氯化钠溶液分次洗涤滤器，并入分液漏斗中。

（3）净化

①粮食试样：于盛有试样提取液的250mL分液漏斗中加入50mL石油醚，振荡1min，静置分层后将下层（甲醇氯化钠溶液）放入第二个分液漏斗中，加25mL甲醇-氯化钠溶液于石油醚层中，振摇30s，静置分层后，将下层并入甲醇-氯化钠溶液中。

②蔬菜试样：于盛有试样提取液的500mL分液漏斗中加入50mL石油醚，振荡1min，静置分层后将下层放入第二个分液漏斗中，并加50mL石油醚，振摇1min，静置分层后将下层放入第三个500mL分液漏斗中。然后用25mL甲醇-氯化钠溶液并入第三分液漏斗中。

（4）浓缩　于盛有试样净化液的分液漏斗中，用二氯甲烷（50，25，25mL）依次提取3次，每次振摇1min，静置分层后将二氯甲烷层经铺有无水硫酸钠（玻璃棉支撑）的漏斗（用二氯甲烷预洗过）过滤于250mL蒸馏瓶中，用少量二氯甲烷洗涤漏斗，并入蒸馏瓶中。将蒸馏瓶接上减压浓缩装置，于50℃水浴上减压浓缩至1mL左右，取下蒸馏瓶，将残余物转入10mL刻度离心管中，用二氯甲烷反复洗涤蒸馏瓶并入离心管中。然后吹氮气除尽二氯甲烷溶剂，用丙酮溶解残渣并定容至2.0mL，供气相色谱分析用。

（5）测定

①气相色谱参考条件：玻璃色谱柱1：3.2mm×2.0m，内装涂有2% OV-101+6% OV-210混合固定液的Chromosorb W（HP）80~100目担体；玻璃色谱柱2：3.2mm×2.0m，内装涂有1.5% OV-17+1.95% OV-210混合固定液的Chromosorb W（AW-DMCS）80~100目担体。氮气65mL/min；空气150mL/min；氢气3.2mL/min。柱温190℃；进样口或检测室温度240℃。

②测定：取样品液及标准样液各1μL进样，做色谱分析。根据组分在两根色谱柱上的出峰时间与标准组分比较定性；用外标法与标准组分比较定量。6种氨基甲酸酯农药的参考色谱出峰顺序依次为速灭威、异丙威、残杀威、克百威、抗蚜威、甲萘威。

6. 结果计算

$$X_i = \frac{m_i \times A_i \times 2000}{m \times A_g \times 1000}$$

式中　X_i——样品中组分i的含量，mg/kg；

m_i——标准样品中组分i的含量，ng；

A_i——样品中组分i的峰面积或峰高；

A_g——标准样品中组分i的峰面积或峰高；

m——样品质量，g；

2000——进样液的定容体积（2.0mL）；

1000——换算单位。

7. 说明

（1）本法适用于粮食、蔬菜中速灭威、异丙威、残杀威、克百威、抗蚜威和甲萘威的残留量的分析测定。速灭威、异丙威、残杀威、克百威、抗蚜威、甲萘威的最低检出限分别为0.02，0.02，0.03，0.05，0.02，0.10mg/kg。

（2）使用附有火焰热离子检测器FTD的气相色谱仪时样品中不能带水，否则将影响检测器的使用寿命。样品提取液用无水硫酸钠脱水后才可以进样。

（3）载气、空气、氢气的纯度要求比较高，载气要求纯度99.999%以上；空气最好是选钢瓶空气，无油；氢气要求纯度99.999%以上。

（4）使用FTD检测器时，不能使用含氰基固定液的色谱柱，比如OV-1701。

（5）氨基甲酸酯化合物的极性强、热稳定性较差，有些种类的氨基甲酸酯农药在气相色谱分析温度条件下会发生分解，所以用高效液相色谱-质谱法分析检测氨基甲酸酯农药避免发生分解，准确度更高。

第三节 食品中兽药残留量的测定

一、动物性食品中抗生素残留检测

动物性食品中残留的常见抗生素类药物包括青霉素、金霉素、土霉素、四环素、氯霉素等。抗生素种类繁多，结构复杂，测定方法各不相同。因而给检测工作带来了许多困难。抗生素的测定方法进展很快。主要可分为微生物测定法、化学测定法和物理测定法三大类，其中以微生物测定法应用较广。因其测定原理基于抗生素对微生物的生理机能和代谢作用的抑制，所用试剂数量少，仪器简单。如牛乳中2，3，5-氯化三苯基四氮唑（TTC）测定法。化学测定法和物理测定法则利用抗生素中某些基团的特殊性质或反应来测定其含量的分析方法，包括比色法、荧光分光光度法和高效液相色谱法等。

（一）定性检测

1. TTC法检测牛乳中抗生素的残留

（1）目的　学习TTC法测定牛乳中抗生素残留量的原理，掌握菌种制备及分析步骤。

（2）原理　样品经杀菌后，添加嗜热链球菌菌液。培养一段时间后，嗜热链球菌开始增殖。这时加入代谢底物TTC，若该样品中不含有抗生素或抗生素的浓度低于检出限，嗜热链球菌将继续增殖，还原TTC为红色的三苯甲瓒。而当样品中含有高于检测限的抗生素时，会抑制嗜热链球菌的生长，TTC则无法被还原，保持原色。

（3）试剂　嗜热链球菌、灭菌脱脂乳、4% TTC水溶液。

（4）仪器设备　水浴锅、恒温培养箱、电子天平、微量移液器、无菌试管、旋涡混匀器、试管架。

（5）操作步骤

①菌种制备：使用耐热链球菌，菌种在脱脂乳培养基或10%脱脂奶粉培养基中保存，接种时间不得超过20d。进行检验时，前一天把菌种接种到上述培养基中，经（36±1）℃、15h培养，再用灭菌脱脂乳或10%脱脂奶粉培养基稀释至2倍使用。

②操作方法：取新鲜均匀乳样9mL于无菌试管中，置于80℃水浴上加热5min，冷却至

37℃以下。加上述用灭菌脱脂乳稀释后的菌液 1mL，混匀，于 37℃水浴上避光培养 2h。加 4% TTC 溶液 0.3mL，混匀，继续 37℃水浴避光培养 30min。观察牛乳的颜色，如保持原色，再于 37℃水浴培养 30min 后作最终观察报告。

③判定方法：在白色背景前观察，试管中样品呈牛乳的原色，指示乳中有抗生素存在，为阳性结果。试管中样品呈红色为阴性结果。在观察时要迅速判定其颜色状态，避免光照过久出现干扰。

（6）结果判定　最终观察时，样品变为红色，报告为抗生素残留阴性。样品依然呈牛乳的原色，报告为抗生素残留阳性。

（7）说明

①每次检验，每份样品应一式两份，另外要作阴性、阳性对照各 2 管，阴性对照管用无抗生素乳 9mL，阳性对照管用无抗生素乳 9mL 内加抗生素。

②本方法具有费用低，易开展的优点；缺点是耗时长，要求操作人员需有一定专业知识且实验过程中菌液的制备、水浴过程控制都要求严格遵守操作规程，否则易出现假阳性，以致出现检验结果的不稳定性。

③水浴培养要避光，保持 37℃，判断要迅速，80℃水浴加热 5min，要严格掌握。

④本方法测定各种抗生素的灵敏度为：青霉素 4μg/L，链霉素 500μg/L，庆大霉素 400μg/L，卡那霉素 5000μg/L。

2. 纸片法

（1）目的　学习纸片法测定动物性食品中青霉素类抗生素残留的原理，了解本法的操作程序。

（2）原理　试样中残留的青霉素类抗生素，以嗜热脂肪芽孢杆菌为检定菌，采用微生物学圆纸片筛选法定性测定。当检定菌生长时，由于产酸而使培养基的颜色由紫色变为黄色。细菌被抑制的区域，无酸产生，培养基仍为紫色。

（3）试剂

①青霉素标准品、磷酸二氢钾、青霉素酶（不得少于 200 万单位/mL）、胰蛋白胨、磷酸氢二钾、胨、大豆蛋白胨、牛肉浸出膏、琼脂、吐温 80、溴甲酚紫、氯化钠、葡萄糖。

②斜面琼脂培养基：胨 5g，酵母浸膏 2g，牛肉浸出膏 1g，氯化钠 5g，琼脂 15g，加水至 1000mL。除琼脂外，混合上述成分，调节 pH 7.4 使比最终的 pH 略高 0.2~0.4，加入琼脂，加热溶化后滤过，调节 pH 使灭菌后为 7.4，分装，115℃灭菌 15min，趁热斜放使凝固成斜面。

③繁殖培养基：酵母浸膏 1g，胰蛋白胨 2g，葡萄糖 0.05g，加水至 1000mL。混合上述成分，调节 pH 使灭菌后为 7.2，分装，115℃灭菌 15min。

④检定培养基：胨 5g，酵母浸膏 3g，牛肉浸出膏 1g，胰蛋白胨 1.7g，大豆蛋白胨 0.3g，葡萄糖 5.25g，磷酸氢二钾 0.25g，氯化钠 0.5g，吐温 80 1.0g，溴甲酚紫 0.06g，琼脂 15g，加水至 1000mL。混合上述成分，调节 pH 使灭菌后为 7.8±0.2，分装，115℃灭菌 15min。

⑤嗜热脂肪芽孢杆菌（ATCC 10149）：经斜面培养基每月传代 1 次，置 2~8℃冰箱中保存。

⑥菌悬液的制备：将菌种接种至斜面培养基上，（55±2）℃培养 24h 后，接种到繁殖培养基 150mL 中，（55±2）℃培养 72h，当有 80%芽孢形成时，停止培养。培养液 5000r/min 离心 15min，弃上清液；将沉淀物悬浮于灭菌生理盐水中，振摇，离心，弃上清液，重复洗涤 3 次。将洗涤过的芽孢悬浮于灭菌生理盐水 20mL 中，置 2~8℃冰箱保存，可使用 6 个月。将菌种接种至斜面培养基上，（55±2）℃培养 7d 后，镜检，应有芽孢 85%以上。用灭菌生理盐水 7mL 将

芽孢洗下，(65±2)℃加热30min，备用。置2~8℃冰箱保存，可使用3个月。

⑦青霉素标准储备液：取青霉素标准品适量，精密称定，用磷酸盐缓冲液（pH8.0）制成1000μg/mL的标准储备液。置2~8℃冰箱保存，有效期3d；

⑧磷酸盐缓冲液（pH8.0）：取磷酸二氢钾2g与磷酸氢二钾8g，加水使溶解成1000mL，滤过，分装，115℃灭菌30min。

（4）仪器设备 圆滤纸片（直径13mm）、平皿（直径90mm，高16~17mm）、游标卡尺（精度0.02mm）或抑菌圈测定仪、恒温培养箱、微量移液器、显微镜、镊子、电热恒温水浴锅、分析天平。

（5）操作步骤

①试料的制备

a. 取供试样品，作为供试试样。

b. 取空白样品，作为空白试样。

c. 取空白样品，将青霉素标准储备液稀释成10ng/mL的溶液，作为空白添加试样。

d. 取供试样品适量，按每1mL计加青霉素酶0.10mL，(37±2)℃培养30min，作为判定试验试样。

②样品处理：取试样适量，(82±2)℃水浴加热2min，冷却后，作为试样溶液，供微生物法测定。

③平皿的制备：将检定培养基融化，置水浴中冷却至55~64℃，加入菌悬液（每100mL培养基加0.6~0.8mL），摇匀，吸取6.0mL置平皿中，使其均匀摊布，待凝固15min后备用。

④测定：每个平皿中放置5个圆滤纸片，每个滤纸片间距10mm以上，用镊子轻压纸片，使纸片与培养基紧密接触，用微量移液器分别在5个滤纸片上加空白添加试样、空白试样、磷酸盐缓冲液（pH8.0）、判定试验试样、供试试样各90μL。每个试样至少重复2个双碟，(55±2)℃培养箱中培养5~6h。

（6）结果判定 供试试样中无抑菌圈，为阴性反应。供试试样中有大于空白添加试样的抑菌圈，但在判定试验试样中无抑菌圈，为含不耐青霉素酶的青霉素类抗生素残留的阳性反应。判定试验试样和供试试样中有同等大小抑菌圈，为含其他抑菌物、不含不耐青霉素酶的青霉素类抗生素残留的阳性反应。供试试样中有抑菌圈，但判定试验试样中的抑菌圈远小于供试试样中的抑菌圈，为既含其他抑菌物又含不耐青霉素酶的青霉素类抗生素残留的阳性。

（二）定量检验

1. 可食动物肌肉中四环素、土霉素、金霉素、强力霉素残留的测定——高效液相色谱法

（1）目的 学习高效液相色谱法测定畜禽肉中四环素、土霉素、金霉素、强力霉素残留的工作原理，了解本法的操作程序。

（2）原理 用0.1mol/L Na$_2$EDTA-Mcllvaine缓冲液提取可食动物肌肉中四环素类抗生素残留，提取液经离心后，上清液用Oasis HLB或相当固相萃取柱和羧酸型阳离子交换柱净化，液相色谱-紫外检测器检测，外标法定量。

（3）试剂

①甲醇、乙腈、乙酸乙酯、磷酸氢二钠、柠檬酸、乙二胺四乙酸二钠、草酸；

②四环素（TC）、土霉素（OTC）、金霉素（CTC）、强力霉素（DC）标准储备液（1.0mg/mL）：分别精确称取TC、OTC、CTC、DC纯品0.1g溶于甲醇溶液中，并定容至

100mL，-18℃保存；

③四环素、土霉素、金霉素、强力霉素标准工作溶液　用流动相将四环素、土霉素、金霉素、强力霉素标准储备液分别稀释成5，10，50，100，200ng/mL不同浓度的混合标准工作溶液，混合标准工作溶液临用时现配；

④0.2mol/L磷酸氢二钠溶液：称取28.41g磷酸氢二钠，加蒸馏水溶解至1000mL；

⑤0.1mol/L柠檬酸溶液：称取21.01g柠檬酸，加蒸馏水溶解至1000mL；

⑥Mcllvaine缓冲液：将1000mL 0.1mol/L柠檬酸溶液与625mL 0.2mol/L磷酸氢二钠溶液混合，调pH为4；

⑦0.1mol/L Na$_2$EDTA-Mcllvaine缓冲液：称取60.5g乙二胺四乙酸二钠放入1625mL Mcllvaine缓冲液中，使其溶解，摇匀；

⑧甲醇+水（1+19）：量取5mL甲醇与95mL水，混合；

⑨流动相：乙腈+甲醇+0.01mol/L草酸溶液（2+1+7）；

⑩Oasis HLB固相萃取柱：500mg、6mL，使用前依次用5mL甲醇和10mL水预处理，保持柱体湿润；

阳离子交换柱：羧酸型，500mg、3mL，使用前5mL乙酸乙酯预处理，保持柱体湿润。

（4）仪器设备　高效液相色谱仪（附紫外检测器）、小型绞肉机、匀浆机、电动振荡机、离心机。

（5）操作步骤

①样品处理：称取6g试样，精确到0.01g，置于50mL具塞聚丙烯离心管中，加入30mL 0.1mol/L Na$_2$EDTA-Mcllvaine缓冲液（pH4），于液体混匀器上快速混合1min，再用振荡器振荡10min，以10000r/min离心10min，上清液倒入另一离心管中，残渣中再加入20mL缓冲液，重复提取1次，合并上清液。将上清液倒入下接Oasis HLB固相萃取柱的贮液器中，上清液以不大于3mL/min的流速通过固相萃取柱，待上清液完全流出后，用5mL甲醇+水洗柱，弃去全部流出液，在65kPa的负压下，减压抽空40min，最后用15mL乙酸乙酯洗脱，收集洗脱液于100mL平底烧瓶中。将上述洗脱液在减压情况下以不大于3mL/min的流速通过羧酸型阳离子交换柱，待洗脱液全部流出后，用5mL甲醇洗柱，弃去全部流出液。在65kPa负压下，减压抽真空5min，再用4mL流动相洗脱，收集洗脱液于5mL样品管中，定容至4mL，供液相色谱-紫外检测器测定。

②测定：

a. 色谱参考条件：色谱柱：Mightsil RP-18GP，150mm×4.6mm，3μm；流动相：乙腈+甲醇+0.01mol/L草酸溶液（2+1+7）；流速：0.5mL/min；柱温：25℃；检测波长：350nm；进样量：60μL。

b. 标准曲线的绘制：将混合标准工作液分别进样，以质量浓度为横坐标，峰面积为纵坐标，绘制标准工作曲线。

c. 测定：用标准工作曲线对样品进行定量，样品溶液中土霉素、四环素、金霉素、强力霉素的响应值均应在仪器测定的线性范围内。在上述色谱条件下，土霉素、四环素、金霉素、强力霉素的参考保留时间为4.82，5.42，10.32，15.45min。

（6）结果计算

$$X = \rho \times \frac{V \times 1000}{m \times 1000}$$

式中　X——试样中被测组分残留量，mg/kg；

ρ——从标准工作曲线得到的被测组分溶液质量浓度，μg/mL；

V——试样溶液定容体积，mL；

m——试样溶液所代表试样的质量，g。

（7）说明

①本法为 GB/T 20764—2006《可食动物肌肉中土霉素、四环素、金霉素、强力霉素残留量的测定 液相色谱 紫外检测法》。

②计算结果应扣除空白值。方法检出限：土霉素、四环素、金霉素、强力霉素均小于 5μg/kg。

2. 畜禽肉中氯霉素残留的测定——高效液相色谱法

（1）目的　学习高效液相色谱法测定动物性食品中氯霉素的残留的原理，了解本法的操作程序。

（2）原理　样品中残留的氯霉素经乙酸乙酯提取后，经减压浓缩，用 0.5mol/L 高氯酸溶解残渣，用正己烷去除脂肪，经微孔滤膜过滤后，滤液供高效液相色谱分析。

（3）试剂

①甲醇、正己烷：色谱纯；

②乙酸乙酯、高氯酸：分析纯；

③氯霉素标准储备液（0.1mg/L）：准确称取 0.010g 氯霉素标准品，置于 100mL 容量瓶中，加甲醇溶解并稀释至刻度，摇匀。置于冰箱中保存备用，有效期 3 个月。

④氯霉素标准应用液（10μg/mL）：精确吸取 5.0mL 储备液于 50mL 容量瓶中，用甲醇稀释到刻度，此溶液质量浓度为 10μg/mL，置于冰箱保存，有效期为半个月。临用前取此液用 0.5mol/L 高氯酸稀释成适当质量浓度的标准工作液。

（4）仪器设备　高效液相色谱仪（配紫外检测器）、旋转蒸发仪、涡流混匀器、超声波发生器、小型绞肉机、小型粉碎机、电动震荡机、离心机、电子天平。

（5）操作步骤

①样品制备：取有代表性样品用绞肉机绞碎，充分混匀。用四分法缩分出不少于 500g 样品，混匀，均分成两份，装入清洁容器内。

②样品处理及净化：称取 20g（精确至 0.01g）绞碎后的样品，置于 100mL 具塞三角瓶中，加入 40mL 乙酸乙酯，振摇，超声提取 30min，过滤，滤液放于另一三角瓶中。再加入 20mL 乙酸乙酯于样品中，超声提取 15min，过滤，滤液合并，滤渣再加 20mL 乙酸乙酯于样品中，超声提取 15min，过滤，滤液合并，全部滤液合并转入浓缩瓶中。将合并的滤液于 52~55℃水浴旋转蒸发仪上浓缩至干。准确加入 1.0mL 0.5mol/L 高氯酸溶液洗涤浓缩瓶中残留物，再加入 1mL 正己烷，振摇 1min，将全部溶液转移至 5mL 试管中，静止分层，吸弃正己烷层，再加入 2mL 正己烷提取脂肪，再吸弃正己烷层，高氯酸溶液过 0.45μm 滤膜，滤液用于色谱测定。

③测定

a. 色谱参考条件：Hypersil ODS 柱（250mm ×4.6mm，5μm）；流动相为甲醇–水（45:55）；流速 1.0mL/min；检测波长 280nm；柱温室温；进样量 20μL。

b. 测定：分别注入各标准液 20μL。测定其峰面积，然后以标准液浓度对峰面积作标准曲线，求出回归方程及相关系数。在上述色谱条件下，吸取已净化的样品溶液 20μL，进行色谱分析，与标准比较定量。

（6）结果计算

$$X = \rho \times \frac{V \times 1000}{m \times 1000}$$

式中　X——样品中氯霉素的含量，mg/kg；

　　　ρ——被测液中氯霉素的含量，μg/mL；

　　　V——被测液体积，mL；

　　　m——样品质量，g。

（7）说明

①本方法的检测限为 0.01μg/mL，当取样量为 20g 时，最低检出限为 1.0μg/kg。

②本法对样品处理比较复杂，氯霉素的回收不是很稳定，如果采用内标法效果会更好。

二、　动物性食品中磺胺类药物残留检测

磺胺类药物（Sulfonamides，SAs）是畜禽抗感染治疗中的重要药物之一，它通过干扰细菌的酶系统对氨基苯甲酸的利用，从而抑制细菌生长。该类药物广泛用于预防和治疗细菌感染性疾病和原虫病等，具有广谱、稳定、经济、易用等特点。SAs 常配合抗菌增效剂作为饲料添加剂预防疾病的发生和促进动物生长，其中常用品种就有十几种，但其不合理使用时易在动物组织中造成残留。一方面残留的药物可能对人的健康造成潜在的危害；另一方面兽药残留问题也是目前动物性产品贸易中的主要障碍。许多国家规定了磺胺类药物的最高残留限量（MRLs）。我国、美国以及欧盟等国家规定动物性食品中总磺胺以及单个磺胺药的 MRL 为 0.1mg/kg，加强残留的检测及监控是控制兽药残留发生的重要措施。磺胺类药物残留的检测常采用色谱分析方法和放射受体分析法、分光光度法等。

（一）　高效液相色谱法

1. 目的

学习高效液相色谱法测定动物性食品中磺胺类药物的残留的工作原理，了解本法的操作程序。

2. 原理

组织样品经乙腈提取，正己烷分层，净化后，用高效液相色谱-紫外检测法在 267nm 处检测，然后与标准比较定量。

3. 试剂

（1）甲醇、乙腈、磷酸二氢钠、无水硫酸钠、正己烷、二氯甲烷、正丙醇、乙二醇、磷酸

以上试剂为分析纯，水为双蒸馏；

（2）磺胺类药物标准品　准确称取磺胺甲基嘧啶、磺胺二甲基嘧啶、磺胺间甲氧嘧啶、磺胺二甲氧嘧啶标准品 10.0mg（精确至 0.1mg），分别用乙腈配制为质量浓度均为 100mg/L 的标准储备液，置于 4℃冰箱中保存。分取 4 种磺胺标准储备液各 1.0mL，用流动相溶液配制为质量浓度均为 2mg/L 的混合标准工作液。

4. 仪器设备

高效液相色谱仪（配紫外检测器）、均质器、离心机、电动振荡器、pH 计、固相萃取装

置、电子天平、固相萃取柱。

5. 操作步骤

（1）样品处理　准确称取 10.0g 组织样品匀浆置于聚丙烯离心管中，加入 10g 左右无水硫酸钠，搅拌成干粉状，再加入 25mL 二氯甲烷，振摇均匀，6000r/min 离心 5min，移取上清液到鸡心瓶中。用 25mL 二氯甲烷将沉淀物重复提取 1 次，合并二氯甲烷层于鸡心瓶中，加入 8mL 正丙醇，于 50℃水浴中用氮气吹至近干。加 3mL 水 – 乙腈（体积比 95：5）溶液溶解残渣，振摇混匀，移入 10mL 离心管；再加入 3mL 正己烷；振摇混匀，离心分层，弃去上层正己烷；再加入 3mL 正己烷重复操作 1 次，下层为 A 液。将固相萃取柱预先用 3mL 甲醇活化，再用 6mL 水冲洗除去多余甲醇。注入上述 A 液，先后用 3mL 水和 2mL 5%（体积分数）甲醇水溶液淋洗，最后用 5mL 甲醇洗脱，在洗脱液中加入 0.2mL 乙二醇，35℃水浴中用氮气吹干，加流动相溶液定容至 1mL，过 0.45μm 滤膜后，待测定。

（2）测定

①色谱参考条件：色谱柱：Nova – Pak C_{18}（3.9mm×150mm，4μm）；流动相：水 – 乙腈 – 1mol/L 乙酸钠缓冲液（80+20+1）；5mmol/L 磷酸盐缓冲液 – 乙腈（体积比 81：19）溶液（pH3）；流速为 1mL/min；柱温为 35℃；波长 267nm。

②标准曲线绘制：分别取 2mL 的混合标准工作液，用流动相溶液稀释成 0、0.1、0.2、0.5、1.0mg/L 系列质量浓度的工作液，吸取 20μL 分别注入高效液相色谱仪，以质量浓度为横坐标，峰面积为纵坐标，绘制标准曲线。

③样品测定：在上述色谱条件下，吸取已净化的样品溶液 20μL，进行色谱分析，与标准比较定量。

6. 结果计算

$$X = \rho \times \frac{V \times 1000}{m \times 1000}$$

式中　X——供试样品中相应的磺胺类药物的残留量，mg/kg；

ρ——试样溶液中相应的磺胺类药物质量浓度，μg/mL；

V——待测溶液体积，mL；

m——供试试料质量，g。

注：计算结果需扣除空白值，测定结果用平行测定后的算术平均值表示，保留 3 位有效数字。

（二）　放射受体分析法

1. 目的

学习食品中磺胺类药物残留放射受体分析法的原理，掌握磺胺类兽药残留放射受体分析法的操作步骤、液体闪烁计数仪的工作原理、使用方法。

2. 原理

测定的基础是竞争性受体免疫反应，[³H] 标记的磺胺类兽药残留的磺胺类药物与微生物细胞上的特异性受体竞争性结合，用液体闪烁计数仪测定样品中的 [³H] 含量的计数值，计数值与样品中的磺胺类药物残留量成反比。

3. 适用范围

本方法适用于肉类和水产品中磺胺类药物残留的筛选测定。

4. 试剂

（1）磺胺类检测试剂盒 包括阴性对照浓缩干粉、MSU 多种抗生素标准品、MSU 萃取缓冲液浓缩干粉、M_2 缓冲液浓缩干粉、受体试剂片剂、[^{3}H] 标记的磺胺二甲嘧啶药物片剂 6 种物质；

（2）1mol/L 盐酸、闪烁液、pH 试纸；

（3）阴性对照液 把浓缩干粉用 10mL 水溶解配成阴性组织液、MSU 萃取缓冲液浓缩干粉配成 MSU 萃取缓冲液，取阴性组织液 2mL，加 6mL MSU 萃取缓冲液中混匀；

（4）阳性对照液 取 0.3mL MSU 多种抗生素标准溶液，加入 6mL 阴性组织液中混匀，然后从中取 2mL 混合溶液加入到 6mL MSU 萃取缓冲液中混匀。

5. 仪器设备

Charm Ⅱ 液体闪烁计数仪、高速组织捣碎机、孵育器、离心机、旋涡混合器、加热器、移液器、50mL 离心管、硅硼酸盐玻璃试管及试管塞、药片压杆。

6. 操作步骤

（1）样品制备 尽可能将样品中的脂肪剔除，将可食部分放入高速组织捣碎机均质，充分混匀，用四分法缩分不少于 50g 样品，装入清洁容器内在-18℃ 以下保存。

（2）样品处理与净化 称取 10.0g 均质好的样品于 50mL 离心管中，加入 30mL MSU 萃取缓冲溶液，旋涡振荡 5min，将离心管置（80±2）℃ 孵育器中孵育 45min，再将离心管置冰水内 10min 后，3300r/min 离心 10min。吸取上清液，注意不要将漂浮的脂肪颗粒混入上清液内，恢复室温后，用 pH 试纸检查 pH 是否为 7.5。如不准确，用 M_2 缓冲液或 1mol/L 盐酸调整至 pH7.5，为样品液。

（3）测定 用药片压杆的平端将受体试剂片剂压入一洁净的玻璃试管中，加 300μL 水到试管内用旋涡混合器振荡 15s，使药片振碎均匀，用移液器加 4mL 样品测试液或阴性对照液或阳性对照液到试管中。用药片压杆的平端压入 [^{3}H] 标记的磺胺二甲嘧啶药物片剂，用旋涡混合器振荡 15s，上下来回 10 次，置（65±1）℃ 孵育器中孵育 3min，取出试管，于 3300r/min 离心 3min。离心停止后立即将试管取出，倒掉上清液，用吸水材料吸干管口边缘处的污渍。加 300μL 闪烁液到试管内，将试管塞盖上后，旋涡混匀。将试管放入液体闪烁计数仪内，读 [^{3}H] 项的计数值。

7. 结果判定

（1）控制点的确定 控制点是判断样品阴性与初筛阳性的一个界定值，可根据筛选水平自行设定。筛选水平为 20μg/kg 时控制点的确定步骤为：称取 10g 均质好的同类空白组织样品，加入 0.2mL MSU 多抗生素标准溶液，充分混匀制成标准样品，按样品的处理和测定步骤进行测定。测定 6 个非重复的加标样品的计数值，求出平均值乘上系数 1.2，即为筛选水平为 20μg/kg 的控制点。当筛选水平大于 20μg/kg 的样品时，可将样品测试液适当稀释后测定。

（2）当样品的计数值大于控制点时，判定为"阴性"。

（3）当样品的计数值小于或等于控制点时，应重新测定样品，且同时需要测定阴性对照液。阴性对照液和阳性对照液的计数值需在正常范围内波动。当重新测定样品的计数值大于控制点时，判定为"阴性"；小于或等于控制点时，则判定为"初筛阳性"。

8. 说明

（1）本方法是一种初筛方法，阳性结果应用其他方法进行确证。

（2）在肉类和水产品中，本方法检出限以磺胺二甲嘧啶计磺胺类药物（包括磺胺甲基嘧啶、磺胺二甲基嘧啶、磺胺间甲氧嘧啶、磺胺对二甲氧嘧啶、磺胺喹噁啉、磺胺噻唑、磺胺吡啶、磺胺异噁唑、磺胺甲基异噁唑、磺胺嘧啶、磺胺甲氧哒嗪、磺胺氯哒嗪和磺胺甲噻二唑等）残留总量 20μg/kg。

三、 动物性食品中激素类药物残留检测

食品中激素类药物残留的含量虽然很低，但是它们的生理作用显著，所以对食品安全性带来的问题不容忽视，应加强我国动物性食品中激素类残留物质的检测与控制。激素类药物残留的检测方法有生物学法、组织学法、免疫学法、薄层色谱法、荧光分析法、气相色谱及高效液相色谱等方法。本节主要介绍雌激素和盐酸克伦特罗残留液相色谱法、酶联免疫法等分析方法。

（一） 高效液相色谱法测定畜禽肉中多种雌激素

1. 目的

学习高效液相色谱法测定畜禽肉中多种激素类药物残留的原理，了解操作程序与实验要点。

2. 原理

动物组织样品用甲醇进行超声波萃取，离心后提取液浓缩，经 0.45μm 滤膜过滤，在色谱仪上与标准溶液比较，可以同时对 β-雌己醇、炔雌醇、己烯雌酚、双烯雌酚、已雌酚、戊酸雌二醇、苯甲酸雌二醇、炔雌醚等多种雌激素进行分析。

3. 试剂

（1）甲醇（色谱纯）、磷酸（优级纯）、磷酸二氢钠（分析纯）；

（2）多种雌激素混合标准储备液 精密称取 β-雌己醇、炔雌醇、己烯雌酚、双烯雌酚、已雌酚、戊酸雌二醇、苯甲酸雌二醇、炔雌醚等多种雌激素标准品各 100mg，溶于甲醇，移入 100mL 容量瓶中，甲醇定容，每种雌激素的质量浓度为 1.0mg/mL，贮于冰箱中；

（3）多种雌激素混合标准使用液 吸取 1.0mL 多种雌激素混合标准储备溶液，移入 100mL 容量瓶中，加甲醇至刻度，每种雌激素的质量浓度为 10.0μg/mL。

4. 仪器设备

高效液相色谱仪（配二极管阵列检测器）、小型绞肉机、超声波萃取器、离心机、电子天平。

5. 操作步骤

（1）样品制备 取有代表性样品，用绞肉机绞碎，充分混匀。用四分法缩分出不少于 500g 样品，混匀，装入清洁容器内。

（2）样品处理与净化 称取 5g 绞碎样品于 50mL 具塞离心管中，加甲醇 20mL，搅拌均匀后超声萃取 20min，然后于 4000r/min 离心 10min，将上清液移出，残渣中再用 20mL 甲醇提取 1 次，合并上清液，70℃水浴上蒸干，然后用 2mL 甲醇溶解残渣，并经过 0.45μm 滤膜过滤。

（3）测定

①色谱参考条件：Hypersil ODS 柱（250mm×4mm，5μm）；二极管阵列检测器检测波长变化程序为 0~14min，280nm→14~27min，230nm→27~34min，280nm→34~41min，230nm；流

动相：甲醇（0.01mol/L 磷酸二氢钠）；流速：1mL/min；梯度洗脱：甲醇为 53％时保持24min，甲醇为 53％～82％时保持 13.5min；柱温：40℃；进样量：10μL。

②测定：分别取混合标准系列溶液 10μL，依次注入色谱，根据标准系列溶液各雌激素的峰面积与雌激素量绘制标准曲线。取样品浓缩液 10μL，依次注入色谱，色谱峰保留时间与标准峰比较，对样品中存在的雌激素进行定性，根据样品峰的峰面积和标准曲线，分别对各雌激素进行定量计算。8 种雌激素的出峰参考顺序为：β-雌己醇、炔雌醇、己烯雌酚、双烯雌酚、己雌酚、戊酸雌二醇、苯甲酸雌二醇、炔雌醚。

6. 结果计算

$$X_i = \frac{A \times V_1}{m \times V_2}$$

式中　X_i——样品中 i 组分雌激素含量，mg/kg；

　　　A——进样体积中 i 组分雌激素含量，ng；

　　　m——样品的质量，g；

　　　V_1——样品甲醇提取液总体积，mL；

　　　V_2——进样体积，μL。

7. 说明

本法具有样品处理简单、无杂质干扰、灵敏准确的优点。在所选择的分析条件下 8 种雌激素的添加回收率在 85％以上（添加量 1μg/g），仪器最低检出限在 1～6ng。

（二） 高效液相色谱法测定动物性食品中克仑特罗残留

1. 目的

学习高效液相色谱法测定动物性食品中克仑特罗残留的原理，了解本法的操作程序与实验要点。

2. 原理

固体样品用高氯酸溶液匀浆，液体样品加入高氯酸溶液进行超声加热提取后，用异丙醇-乙酸乙酯（40+60）萃取，有机相浓缩，经弱阳离子交换柱进行分离，用乙醇-浓氨水（98+2）溶液洗脱，洗脱液经浓缩，流动相定容后在高效液相色谱仪上进行测定，外标法定量。

3. 试剂

（1）磷酸二氢钠、氢氧化钠、氯化钠、高氯酸、浓氨水、异丙醇、乙酸乙酯、乙醇（分析纯）；

（2）甲醇（色谱纯）；

（3）0.1mol/L 高氯酸溶液、1mol/L 氢氧化钠溶液、0.1mol/L 磷酸二氢钠缓冲溶液（pH6.0）；

（4）异丙醇-乙酸乙酯（40+60），乙醇-浓氨水（98+2），甲醇-水（45+55）；

（5）克仑特罗　纯度>99.5％。准确称取克仑特罗标准品，用甲醇溶解配成浓度为250mg/L的标准储备液，贮于冰箱中，使用时用甲醇稀释成 0.5mg/L 的克仑特罗标准使用液，进一步用甲醇-水（45+55）适当稀释；

（6）弱阳离子交换柱　LC-WCX，3mL。

4. 仪器设备

高效液相色谱（配紫外检测器）、水浴超声波清洗器、具塞磨口玻璃离心管、酸度计、离心机、振荡器、旋转蒸发器、旋涡式混合器、N_2-蒸发器、匀浆器。

5. 操作步骤

（1）样品制备　取有代表性样品，用绞肉机绞碎，充分混匀。用四分法缩分出不少于 50g 样品，混匀，装入清洁容器内。

（2）样品处理与净化　称取肌肉、肝脏或肾脏样品 10g（精确到 0.01g），用 20mL 0.1mol/L 高氯酸溶液匀浆，置于磨口玻璃离心管中；然后置于超声波清洗器中超声 20min，取出置于 80℃ 水浴中加热 30min。取出冷却后 450r/min 离心 15min。倾出上清液，沉淀用 5mL 0.1mol/L 高氯酸溶液洗涤，再离心，将 2 次的上清液合并。用 1mol/L 氢氧化钠溶液调 pH 至 9.5，若有沉淀产生，再离心 10min，将上清液转移至磨口玻璃离心管中，加入 8g 氯化钠。混匀，加入 2mL 异丙醇-乙酸乙酯（40+60），置于振荡器上振荡提取 20min。提取完毕，放置 5min（若有乳化层稍离心一下）。用吸管小心将上层有机相移至旋转蒸发瓶中，用 20mL 异丙醇-乙酸乙酯（40+60）再重复萃取 1 次，合并有机相，温度 60℃ 在旋转蒸发器上浓缩至干。用 1mL 0.1mol/L 磷酸二氢钠缓冲液充分溶解残留物，经针筒式微孔过滤膜过滤，洗涤 3 次后完全转移至 5mL 玻璃离心管中，合并后用 0.1mol/L 磷酸二氢钠缓冲液定容至刻度。

（3）测定　吸取 20~50μL 标准校正溶液及样品液注入液相色谱仪，以保留时间定性，用外标法单点或多点校准法定量。

6. 结果计算

$$X = \frac{m_1 \times f}{m}$$

式中　X——样品中克伦特罗的含量，μg/kg；

　　m_1——样品色谱峰与标准色谱峰的峰面积比值对应的克伦特罗质量，ng；

　　f——样品稀释倍数；

　　m——样品的取样量，g。

7. 说明

（1）方法检出限为 0.5μg/kg，线性范围为 0.5~4ng。

（2）弱阳离子交换柱填料尽量少，样品提取液过弱阳离子交换柱时流速尽量慢。

（三）　酶联免疫吸附（ELISA）　法检测食品中克仑特罗的残留

1. 目的

学习 ELISA 测定克伦特罗的原理，了解酶标仪的工作原理及使用方法，掌握 ELISA 测定克仑特罗的操作步骤。

2. 原理

测定的基础是抗原抗体反应。微孔板上包被有针对克伦特罗 IgG 的包被抗体。克仑特罗抗体被加入，经过孵育及洗涤步骤后，加入竞争性酶标记物、标准和样品溶液。克仑特罗与竞争性酶标记物竞争克仑特罗抗体，没有与抗体连接的克仑特罗标记酶在洗涤步骤被除去。将底物（过氧化尿素）和发色剂（四甲基联苯胺）加入到孔中孵育，结合的标记酶将无色的发色剂转化为蓝色的产物。加入反应停止液后使颜色由蓝转变为黄色。在 450nm 波长处测量吸光度，吸光度比值与克仑特罗浓度的自然对数成反比。

3. 试剂

（1）磷酸二氢钠、氢氧化钠、高氯酸、异丙醇、乙酸乙酯　均为优级纯试剂；

（2）异丙醇-乙酸乙酯（40+60）；

（3）0.1 mol/L 高氯酸溶液、1mol/L 氢氧化钠溶液、0.1mol/L 磷酸二氢钠缓冲液（pH6.0）；

（4）克仑特罗酶联免疫试剂盒　96 孔板（12 条×8 孔）包被有针对克仑特罗 IgG 的包被抗体、克仑特罗系列标准液（至少有 5 个倍比稀释浓度水平，外加 1 个空白）、克仑特罗抗体（浓缩液）、过滤膜（0.45μm）、水相、过氧化物酶标记物（浓缩液）、酶底物（过氧化尿素）、发色剂（四甲基联苯胺）、反应停止液（1mol/L 硫酸）、缓冲液（酶标记物及抗体浓缩液稀释用）。

4. 仪器设备

酶标仪（450nm 滤光片）、超声波清洗器、离心机、酸度计、匀浆器、振荡器、旋转蒸发器、涡旋混合器、微量移液器。

5. 操作步骤

（1）样品处理　称取试样 10g（精确到 0.01g），用 20mL 0.1mol/L 高氯酸溶液匀浆，置于磨口玻璃离心管中，然后置于超声波清洗器中超声 20min，取出置于 80℃水浴中加热 30min。取出冷却后离心（4500r/min）15min。倒出上清液，沉淀用 5mL 0.1mol/L 高氯酸溶液洗涤，再离心，将 2 次上清液合并。用 1mol/L NaOH 溶液调 pH 至 9.5，若有沉淀再离心 10min，将上清液转移至磨口玻璃离心管中，加入 8g 氯化钠混匀，加入 25mL 异丙醇-乙酸乙酯（40+60），置振荡提取 20min。放置 5min。用吸管小心将上层有机相移至旋转蒸发瓶中，用 20mL 异丙醇-乙酸乙酯再重复萃取 1 次，合并有机相，于 60℃在旋转蒸发器上浓缩至近干。用 1mL 0.1mol/L 磷酸二氢钠（pH6.0）充分溶解残留物，经过滤膜过滤，洗涤 3 次后完全转移至 5mL 玻璃离心管中，用 0.1mol/L 磷酸二氢钠（pH6.0）定容至刻度。

（2）试剂的准备

①竞争酶标记物：提供的竞争酶标记物为浓缩液，由于稀释的酶标记物稳定性不好，仅稀释实际需用量的酶标记物。在吸取浓缩液前，要仔细振摇。用 1∶10 的缓冲液稀释酶标记物浓缩液（如 400μL 浓缩液：4.0mL 缓冲液，足够 4 个微孔板条 32 孔用）。

②克仑特罗抗体：提供的克仑特罗抗体为浓缩液，由于稀释的克仑特罗抗体稳定性差，仅稀释实际需用量的克仑特罗抗体。在吸取浓缩液前，要仔细振摇。有 1∶10 的缓冲液稀释抗体浓缩液（如 400μL 浓缩液：4.0mL 缓冲液，足够 4 个微孔板条 32 孔用）。

③包被有抗体的微孔板条：将锡箔袋沿横向边皱折外沿剪开，取出需用数量的微孔板及框架，将不用的微孔板放进原锡箔袋中并且与提供的干燥剂一起重新密封，保存于 2~8℃。

（3）测定　取样品提取物溶液 20μL 进行分析。高残留的样品用蒸馏水进一步稀释。使用前将试剂盒在室温 19~25℃下放置 1~2h。将标准和样品（至少按双平行实验计算）所用数量的孔条插入微孔架，记录标准和样品的位置。加入 100μL 稀释后的抗体溶液到每一个微孔中。充分混合并在室温孵育 15min。倒出孔中的液体，将微孔架倒置在吸水纸上拍打（每行拍打 3 次）以保证完全除去孔中的液体。用 250μL 蒸馏水充入孔中，再次倒掉微孔中液体，再重复操作 2 遍以上。加入 20μL 的标准或处理好的样品到各自的微孔中。标准和样品至少做两个平行实验。加入 100μL 稀释的酶标记物，室温孵育 30min。倒出孔中的液体，将微孔架倒置在吸水纸上拍打（每行拍打 3 次）以保证完全除去孔中的液体。用 250μL 蒸馏水充入孔中，再次倒掉微孔中液体，重复操作两遍。加入 50μL 酶底物和 50μL 发色试剂到微孔中，充分混合并在室温暗处孵育 15min，加入 100μL 反应停止液，混合好尽快在 450nm 除测量吸光度。

6. 结果计算

$$相对吸光值 /\% = \frac{A}{A_0} \times 100(\%)$$

式中　A——标准（或样品）溶液的吸光度；

　　　A_0——空白的吸光度。

将计算的相对吸光度值（%）对应克仑特罗质量浓度（ng/L）的自然对数做半对数坐标系统曲线图，校正曲线在 0.004～0.054ng（200～2000ng/L）范围内呈线性，对应的试样浓度可从校正曲线中算出。

$$X = \frac{\rho \times f}{m \times 1000}$$

式中　X——样品中克仑特罗的含量，$\mu g/kg$ 或 $\mu g/L$；

　　　ρ——样品中相对吸光度值（%）对应的克仑特罗含量，ng/L；

　　　f——样品稀释倍数；

　　　m——样品的取样量，g 或 mL。

第四节　其他有毒有害物质的测定

一、 食品中黄曲霉毒素 B_1 的测定

黄曲霉毒素是由黄曲霉菌和寄生曲霉菌在生长繁殖过程中所产生的一种对人类危害极为突出的一类强致癌性物质。黄曲霉毒素是一类化学结构相似的化合物，目前已分离鉴定出 17 种，包括黄曲霉毒素 B_1、黄曲霉毒素 B_2、黄曲霉毒素 G_1、黄曲霉毒素 G_2、黄曲霉毒素 M_1、黄曲霉毒素 M_2、黄曲霉毒素 P_1、黄曲霉毒素 Q、黄曲霉毒素 H_1 等，大多数食品中主要限量的霉菌毒素是黄曲霉毒素 B_1。本节主要介绍酶联免疫吸附法（ELISA）测定黄曲霉毒素 B_1 含量的方法。

1. 目的

使学生掌握酶联免疫吸附法的操作步骤，并学习酶联免疫吸附法对食品中的黄曲霉毒素 B_1 的准确测定。

2. 原理

样品中的黄曲霉毒素 B_1 经提取、脱脂、浓缩后与定量特异性抗体反应，多余的游离体则与酶标板内的包被抗原结合。加入酶标记物和底物后显色，与标准比较来测定含量。

3. 试剂

（1）三氯甲烷、甲醇、石油醚、邻苯二胺（OPD）、碳酸钠、碳酸氢钠、磷酸氢二钠、磷酸二氢钾、氯化钠、氯化钾、过氧化氢、硫酸；

（2）抗黄曲霉毒素 B_1 单克隆抗体；

（3）人工抗原　黄曲霉毒素-牛血清白蛋白结合物；

（4）10$\mu g/mL$ 黄曲霉毒素 B_1 标准溶液；

（5）牛血清白蛋白（BSA）；

（6）辣根过氧化物酶标记羊抗鼠 IgG；

（7）ELISA 缓冲液

①包被缓冲液（pH9.6 碳酸盐缓冲液）：碳酸钠 1.59g，碳酸氢钠 2.93g，加蒸馏水至 1000mL；

②磷酸盐缓冲液（pH7.4，PBS）：磷酸二氢钾 0.2g，磷酸氢二钠（$Na_2HPO_4 \cdot 12H_2O$）2.9g，氯化钠 8.0g，氯化钾 0.2g，加蒸馏水至 1000mL；

③洗液（PBS-T）：PBS 加体积分数为 0.05% 的吐温 20；

④底物缓冲液：A 液（0.1mol/L 柠檬酸水溶液）：柠檬酸（$C_6H_8O_7 \cdot H_2O$）21.01g，加蒸馏水至 1000mL；B 液（0.2mol/L 碳酸氢二钠水溶液）：$Na_2HPO_4 \cdot 12H_2O$ 71.6g，加蒸馏水至 1000mL。用前 A 液+B 液+蒸馏水为 24.3：25.7：50（体积比）的比例配制。

⑤封闭液的制备：同抗体稀释液。

4. 仪器设备

小型粉碎机、电动振荡器、酶标仪（内置 490nm 滤光片）、恒温水浴箱、恒温培养箱、酶标微孔板、微量加样器及配套吸头。

5. 操作步骤

（1）提取

①大米和小米：样品粉碎后过 20 目筛，称取 20.0g 放入 250mL 具塞锥形瓶中。准确加入 60mL 三氯甲烷，盖塞后滴水封严，150r/min 振荡 30min。静置后，用快速定性滤纸过滤于 50mL 烧杯中。立即取 12mL 滤液（相当 4.0g 样品）于 75mL 蒸发皿中，65℃ 水浴通风挥干。用 2.0mL 20% 甲醇-PBS 分 3 次（0.8，0.7，0.5mL）溶解并彻底冲洗蒸发皿中凝结物，移至小试管，加盖振荡后静置待测。此液每毫升相当于 2.0g 样品。

②玉米：样品粉碎后过 20 目筛，称取 20.0g 放入 250mL 具塞锥形瓶中。准确加入 50.0mL 甲醇-水（80：20，体积比）溶液和 30mL 石油醚，盖塞后滴水封严。150r/min 振荡 30min。用快速定性滤纸过滤于 125mL 分液漏斗中。待分层后，放出下层甲醇-水溶液于 50mL 烧杯中，从中取 10mL（相当于 4.0g 样品）于 75mL 蒸发皿中，65℃ 水浴通风挥干。用 2.0mL 20% 甲醇-PBS 分 3 次（0.8、0.7、0.5mL）溶解并彻底冲洗蒸发皿中凝结物，移至小试管，加盖振荡后静置待测。此液每毫升相当于 2.0g 样品。

③花生：样品去壳去皮粉碎后称取 20.0g 放入 250mL，具塞三角瓶中，准确加入 100.0mL 甲醇-水（55：45，体积比）溶液和 30mL 石油醚。盖塞后滴水封严。150r/min 振荡 30min。静置 15min 后用快速定性滤纸过滤于 125mL 分液漏斗中。待分层后，放出下层甲醇-水溶液于 100mL 烧杯中，从中取 20.0mL（相当于 4.0g 样品）置于另一个 125mL 分液漏斗中，加入 20.0mL 三氯甲烷，振摇 2min，静置分层（如有乳化现象可滴加甲醇促使分层）。放出三氯甲烷于蒸发皿中，65℃ 水浴通风挥干。用 2.0mL 20% 甲醇-PBS 分 3 次（0.8、0.7、0.5mL）溶解并彻底冲洗蒸发皿中凝结物，移至小试管，加盖振荡后静置待测。此液每毫升相当于 2.0g 样品。

④植物油：称取 4.0g 样品放入小烧杯，用 20.0mL 石油醚，将样品移入 125mL 分液漏斗中，用 20.0mL 甲醇-水（55：45，$V:V$）溶液分次洗烧杯、溶液一并移于分液漏斗中，振摇 2min。静置分层后，放出下层甲醇水溶液于 75mL 蒸发皿中，再用 5.0mL 甲醇-水溶液重复振摇提取 1 次，移取液一并加入蒸发皿中，65℃ 水浴通风挥干。用 2.0mL 20% 甲醇-PBS 分 3 次（0.8、0.7、0.5mL）溶解并彻底冲洗蒸发皿中凝结物，移至小试管，加盖振荡后静置待测。此液每毫升相当于 2.0g 样品。

（2）测定

①包被微孔板：用 AFB$_1$-BSA 人工抗原包被酶标板，150μL/孔，4℃过夜。

②抗体抗原反应：将黄曲霉毒素 B$_1$ 纯化单克隆抗体稀释后分别与等量不同质量浓度的黄曲霉毒素 B$_1$ 标准溶液用 2mL 试管混合，振荡后 4℃静置。此液用于制作黄曲霉毒素 B$_1$ 标准抑制曲线；与等量样品提取液用 2mL 试管混合，振荡后 4℃静置。此液用于测定样品中黄曲霉毒素 B$_1$ 含量。

③封闭：已包被的酶标板用洗液洗 3 次，每次 3min 后，加封闭液封闭，250μL/孔，置 37℃下 1h。

④测定：酶标板洗 3×3min 后，加抗体抗原反应液（在酶标板的适当孔位加抗体稀释液作为阴性对照）130μL/孔，37℃，2h。酶标板洗 3×3min，加酶标二抗（1∶200，体积比）100μL/孔，1h。酶标板用洗液洗 5×3min。加底物溶液（10mg 邻苯二胺）加 25mL 底物缓冲液加 37μL 30% H$_2$O$_2$，100μL/孔，37℃，15min，然后加 2mol/L H$_2$SO$_4$，40μL/孔，以终止显色反应，在酶标仪 490nm 波长处测出吸光度。

6. 结果计算

$$X = m_1 \times \frac{V_1}{V_2} \times D \times \frac{1}{m}$$

式中　X——黄曲霉毒素 B$_1$ 的浓度，ng/g；

m_1——黄曲霉毒素 B$_1$ 含量，ng（对应标准曲线按数值插入法求得）；

V_1——样品提取液的体积，mL；

V_2——滴加样液的体积，mL；

D——稀释倍数；

m——样品质量，g。

由于按标准曲线直接求得的黄曲霉毒素 B$_1$ 质量浓度（ρ_1）的单位为 ng/mL，而测孔中加入的样品提取液的体积为 0.065mL，所以以上式中：

$$m_1 = 0.065 \times \rho_1$$

而 $V_1 = 2$mL，$V_2 = 0.065$mL，$D = 2$，$m = 4$g 代入上式，则：

$$黄曲霉毒素 B_1 浓度 /(ng/g) = 0.065 \times \rho_1 \times \frac{2}{0.065} \times 2 \times \frac{1}{4} = \rho_1$$

所以，在对样品提取完全按本方法进行时，从标准曲线直接求得的数值 ρ_1，即为所测样品中黄曲霉毒素 B$_1$ 的浓度（ng/g）。

二、 食品中苯并（a）芘的测定

苯并（a）芘又称 3，4-苯并（a）芘，是由 5 个苯环构成的多环芳烃类污染物，它是常见的多环芳烃的一种，通过食物进入人体达到一定剂量后对人类具有致癌、致畸、致突变作用。目前常用的苯并芘的检测方法主要有薄层层析法、荧光分光光度法、液相色谱法、气相色谱法以及气-质联用法等。

（一） 荧光光度法

1. 目的

了解食品中苯并（a）芘的测定方法，掌握荧光光度法测定食品中苯并（a）芘含量的操作步骤。

2. 原理

样品先用有机溶剂提取，或经皂化后提取，再将提取液经液-液分配或色谱柱净化，然后在乙酰化滤纸上分离苯并（a）芘的滤纸部分剪下，用溶剂浸出后，用荧光分光光度计测荧光强度与标准比较定量。

3. 试剂

（1）苯、丙酮、无水乙醇　经重蒸馏；

（2）环己烷（或石油醚，沸程 30~60℃）　重蒸馏或经氧化铝柱处理无荧光；

（3）二甲基甲酰胺或二甲基亚砜、95%乙醇、无水硫酸钠、氢氧化钾　均为分析纯试剂；

（4）展开剂　乙醇（95%）-二氯甲烷（2+1）；

（5）硅镁型吸附剂　将 60~100 目筛孔的硅镁吸附剂经水洗 4 次（每次用水量为吸附剂质量的 4 倍）于垂融漏斗上抽滤干后，再以等量的甲醇洗（甲醇与吸附剂量克数相等），抽滤干后，吸附剂铺于干净瓷盘上，在 130℃干燥 5h 后，装瓶贮存于干燥器内，临用前加 5%水减活，混匀并平衡 4h 以上，最好放置过夜；

（6）层析用氧化铝（中性）　120℃活化 4h；

（7）苯并（a）芘标准储备液　准确称取 10.0mg 苯并（a）芘，用苯溶解后移入 100mL 容量瓶中，并稀释至刻度，所得溶液每毫升含苯并（a）芘 100μg，放置冰箱中保存；

（8）苯并（a）芘标准使用液　吸取 1.0mL 苯并（a）芘标准储备液移入 10mL 容量瓶中，用苯稀释至刻度，同法依次用苯稀释，最后配成每毫升相当于 1.0μg 及 0.1μg 苯并（a）芘两种标准使用液，放置冰箱中保存；

（9）乙酰化滤纸　将中速层析用滤纸裁成 30cm×4cm 的条状，逐条放入盛有乙酰化混合物（180mL 苯、130mL 乙酸酐、0.1mL 硫酸）的 500mL 烧杯中，使滤纸充分接触溶液，保持溶液温度在 21℃以上，不断搅拌，反应 6h，再放置过夜。取出滤纸条，在通风橱吹干，再放入无水乙醇中浸泡 4h，取出放在垫有滤纸的干净白瓷盘上，在室温风干压平备用。

4. 仪器设备

脂肪提取器、层析柱（内径 10mm，长 350mm，上端内径 25mm，长 80~100mm 内径漏斗，下端具有活塞）、层析缸、K-D 全玻璃浓缩器、紫外灯（带有波长为 365nm 或 254nm 的滤光片）、回流皂化装置（锥形瓶磨口处连接冷凝管），组织捣碎机，荧光分光光度计。

5. 操作步骤

（1）样品提取　称取 50~60g 切碎混匀的样品，再用无水硫酸钠搅拌（样品与无水硫酸钠的比例为 1∶1 或 1∶2，如水分过多则需在 60℃左右先将样品烘干），装入滤纸筒内，然后将脂肪提取器接好，加入 100mL 环己烷于 90℃水浴上回流提取 6~8h，然后将提取液倒入 250mL 分液漏斗中，再用 6~8mL 环己烷淋洗滤纸筒，洗液合并于 250mL 分液漏斗中，以环己烷饱和过的二甲基酰胺提取 3 次，每次 40mL，振摇 1min，合并二甲基酰胺提取液，用 40mL 经二甲基酰胺饱和的环己烷提取 1 次，弃去环己烷层。二甲基酰胺合并于预先装有 240mL 硫酸钠（20g/mL）溶液的 500mL 分液漏斗中，混匀，静置数分钟，用环己烷提取 2 次，每次 100mL，振摇 3min，环己烷提取液合并于第一个 500mL 分液漏斗中，用 40~50℃温水洗涤环己烷提取液 2 次，每次 100mL，振摇 0.5min，分层后弃去水层液，收集环己烷层，于 50~60℃旋转蒸发浓缩至 40mL。加适量无水硫酸钠脱水，备用。

（2）净化　于层析柱下端填入少许玻璃棉，先装入 5~6cm 的氧化铝，轻轻敲管壁使氧化铝层填实、无空隙，顶面平齐，再同样装入 5~6cm 的硅镁型吸附剂，上面再装入 5~6cm 无水硫酸钠，用 30mL 环己烷淋洗装好的层析柱，待环己烷液面流下至无水硫酸钠层时关闭活塞。将样品提取液倒入层析柱中，打开活塞，调节流速为 1mL/min，必要时可用适当方法加压，待环己烷液面下降至无水硫酸钠层时，用 30mL 苯洗脱，此时应在紫外光线下观察，以蓝紫色荧光物质完全从氧化铝层洗下为止，如 30mL 苯不足时，可适当增加苯量。收集苯液于 50~60℃旋转蒸发浓缩至 0.1~0.5mL（注意不可蒸干）。

（3）分离　在乙酰化滤纸条上的一端 5cm 处，用铅笔划一横线为起始线，吸取一定量净化后的浓缩液，点于滤纸条上，用电吹风从纸条背面吹冷风，使溶剂挥散，同时点 20μL1μg/mL 苯并（a）芘的标准溶液，点样时斑点的直径不超过 3mm，层析缸内盛有展开剂，滤纸条下端浸入展开剂约 1cm，待溶剂前沿至约 20cm 时取出阴干。在 365nm 或 254nm 紫外光灯下观察展开后的滤纸条，用铅笔画出标准苯并（a）芘及与其同一位置的样品的蓝紫色斑点，剪下此斑点分别放入比色管中，各加 4mL 苯加盖，放入 50~60℃水浴中不断振荡，浸泡 15min。

（4）测定　将样品及标准斑点的苯浸出液倒入石英比色杯中，以 365nm 为激发光波长，在 365~460nm 波长进行荧光扫描，所得荧光光谱与标准苯并（a）芘的荧光光谱比较定性。

在试样分析的同时做试剂空白，包括处理试样所用的全部试剂同样操作，分别读取试样、标准及试剂空白于波长 406nm、（406+5）nm、（406-5）nm 处的荧光强度，按基线法由下式计算所得的数值，为定量计算的荧光强度。

$$F = F_{406} - \frac{F_{406} + F_{411}}{2}$$

6. 结果计算

$$X = \frac{\dfrac{m_1}{F} \times (F_1 - F_2) \times 1000}{m_2 \times \dfrac{V_1}{V_2}}$$

式中　X——试样中苯并（a）芘的含量，μg/kg；

　　　F——标准的斑点浸出液荧光强度，mm；

　　　F_1——样品斑点浸出液荧光强度，mm；

　　　F_2——试剂空白浸出液荧光强度，mm；

　　　m_1——苯并（a）芘标准斑点的质量，μg；

　　　m_2——样品质量，g；

　　　V_1——点样体积，mL；

　　　V_2——样品浓缩体积，mL。

7. 说明

GB 2762—2012《食品中污染物限量》规定，烧烤或熏烤的动物性食品，以及稻谷、小麦、大麦中苯并（a）芘含量应≤5μg/kg，食用植物油中苯并（a）芘含量应≤10μg/kg。

注：稻谷以糙米计。

（二）　液相色谱法

1. 目的

掌握液相色谱分析食品中多环芳烃的测定原理和方法。

2. 原理

样品中脂肪用皂化液处理，多环芳烃以环己烷抽提，再用 0.6% 的硫酸净化，经 Sephadex LH-20 色谱柱富集样品中的多环芳烃，用高效液相色谱仪检测。

3. 试剂

（1）苯、环己烷、甲醇、异丙醇、硫酸、氢氧化钾、无水硫酸钠；

（2）硅胶（100~200 目） 120℃烘 4h，加水 10% 振荡 1h 使用；

（3）Sephadex LH-20（25~100 目） 使用前用异丙醇平衡 24h；

（4）多环芳烃（PAH）标准储备液 准确称取萘、苊、芴、菲、蒽、荧蒽、芘、苯并（a）蒽、苯并（b）荧蒽、苯并（k）荧蒽、苯并（a）芘、二苯并（a，h）蒽、苯并（g，h，i）芘、茚并（1，2，3-cd）芘各 0.0250g，分别用乙腈溶解并稀释定容至 100mL，配成质量浓度为 250mg/L 的标准储备液，充氮密封，再置于 4℃冰箱内保存待用；

（5）多环芳烃（PAH）标准工作液 取出已封装好的标准储备液，放至室温后用乙腈稀释定容，配成下列质量浓度的混合标准溶液：萘 100μg/L、苊 200μg/L、芴 60μg/L、菲 80μg/L、蒽 80μg/L、荧蒽 80μg/L、芘 100μg/L、苯并（a）蒽 20μg/L、苯并（b）荧蒽 80μg/L、苯并（k）荧蒽 20μg/L、苯并（a）芘 80μg/L、二苯并（a，h）蒽 40μg/L、苯并（g，h，i）芘 160μg/L、茚并（1，2，3-cd）芘 160μg/L。将以上混合标准溶液用乙腈依次稀释 1 倍、2 倍、3 倍、4 倍，得到系列浓度的标准溶液，待测。

4. 仪器设备

高效液相色谱仪、旋转蒸发仪、玻砂漏斗。

5. 操作步骤

（1）样品处理 取待测样品用热水洗去表面黏附的杂质，将可食部分粉碎后备用。

（2）提取 准确称取样品 50g 于 250mL 圆底烧瓶中，加入含 2mol/L 氢氧化钾的甲醇-水（9+1）溶液 100mL，回流加热 3h。

（3）净化 将皂化液移入 250mL 分液漏斗中，用 100mL 环己烷分两次洗涤回流瓶，倾入分液漏斗中，振摇 1min，静置分层，下层水溶液放至另一 250mL 分液漏斗中。用 50mL 环己烷重复提取 2 次，合并环己烷。先用 100mL 甲醇-水（1+1）提取 1min，弃去甲醇-水层，再用 100mL 水提取 2 次，弃去水层。在旋转蒸发仪上浓缩环己烷至 40mL，移入 125mL 分液漏斗中，以少量环己烷洗蒸发瓶 2 次，合并环己烷。用硫酸 50mL 提取 2 次，每次摇 1min，弃去硫酸，水洗环己烷层至中性。将环己烷层通过 40~60 目玻砂漏斗，加 6g 硅胶，以 10mL 环己烷湿润，上面加少量无水硫酸钠将环己烷过滤，另用 50mL 环己烷洗涤，在旋转蒸发仪上浓缩环己烷至 2mL。

（4）富集 将环己烷浓缩液转移至 10g Sephadex LH-20 柱内，用异丙醇 100mL 洗脱，收集馏分洗脱液。在旋转蒸发仪上蒸发至干，以甲醇溶解残渣，转移至 2.0mL 刻度试管中，甲醇定容至 1.0mL。

（5）测定

①液相色谱参考条件：ODS 柱 4.6mm×250mm，柱温 30℃，流动相 75% 甲醇，流速 1.5mL/min，紫外检测器 287nm，进样量 20μL。

②样品测定：在进行样品测定的同时，以苯并 [a] 芘含量（ng）为横坐标，以峰面积为纵坐标，绘制标准曲线。

6. 结果计算

$$X = \frac{m_1 \times V_1 \times 1000}{m_2 \times V_2}$$

式中 X——样品中苯并 [a] 芘的含量，$\mu g/kg$；

$\quad m_1$——由峰面积查得的相当苯并 [a] 芘的含量，μg；

$\quad m_2$——样品质量，g；

$\quad V_1$——样品浓缩体积，mL；

$\quad V_2$——进样体积，mL。

三、 食品中 N-亚硝胺化合物的测定

N-亚硝基化合物对动物是强致癌物，含量较多的食品有烟熏鱼、腌制品、腊肉、火腿、腌酸菜等。N-亚硝基化合物根据其化学结构可分为 N-亚硝胺类与 N-亚硝酰胺类。目前对 N-亚硝胺类的测定主要有分光光度法、气相色谱-热能分析仪法、气-质联用法等，本节主要介绍两种。

（一） 分光光度法测定食品中挥发性 N-亚硝胺

1. 目的

了解分光光度法测定食品中 N-亚硝胺化合物的原理及操作步骤。

2. 原理

利用夹层保温水蒸气蒸馏对食品中挥发性亚硝胺提取吸收，经紫外光的照射下，亚硝胺分解释放亚硝酸根，再通过强碱性离子交换树脂浓缩，在酸性条件下与对氨基苯磺酸重氮盐，与 N-萘乙烯二胺二盐酸形成红色偶氮化合物，颜色的深浅与亚硝胺的含量成正比。

3. 试剂

（1） 0.1mol/L磷酸缓冲溶液 （pH7.0）、0.5mol/L氢氧化钠溶液、1.7mol/L盐酸溶液、正丁醇饱和的 1.0mol/L氢氧化钠溶液、1%硫酸锌溶液；

（2） 显色剂 A （0.1%对氨基苯磺酸，30%乙酸）、显色剂 B （0.2% N-1-萘乙烯二胺二盐酸盐，30%乙酸）；

（3） 100μg/mL 二乙基亚硝胺标准溶液；

（4） 强碱性离子交换树脂 （交联度 8，粒度 150 目）。

4. 仪器设备

分光光度计、紫外灯 （10W）。

5. 操作步骤

（1） 样品制备 取经捣碎或研磨均匀的固体样品 20.0g，加入正丁醇饱和的 1mol/L 氢氧化钠溶液，移入 100mL 容量瓶中，定容，摇匀，浸泡过夜，离心后取上清液待测。

（2） N-亚硝胺标准曲线的绘制 用微量取样器准确吸取 100μg/mL 的二乙基亚硝胺标准溶液 0、0.02、0.04、0.06、0.08、0.10mL，并分别加入 pH7.0 的磷酸缓冲液，使每份反应溶液的总体积达 2.0mL。按顺序加入 0.5mL 显色剂 A，然后再摇匀后加入 0.5mL 显色剂 B，待溶液呈玫瑰红色后，分别在 550nm 波长下测定吸光度，绘制标准曲线。

（3） 测定 吸取样品上清液 50mL，进行夹层保温水蒸气蒸馏，收集 25mL 馏出液，用

30%醋酸调节 pH 至 3~4。再移入蒸馏瓶内进行夹层保温水蒸气蒸馏，收集 25mL 馏出液，用 0.5mol/L 氢氧化钠调节 pH 到 7~8。将馏出液在紫外光下照 15min，通过强碱性离子（氯离子型）交换柱（1cm×0.5cm）浓缩，经少量水洗后，用 1mol/L 氯化钠溶液洗脱亚硝酸根，分管收集洗脱液（每管 1mL）。各管中加入 1.0mL 磷酸缓冲液（pH 7.0）和 0.5mL 显色剂 A，摇匀后再加入 0.5mL 显色剂 B，待溶液呈玫瑰红色后，分别在 550nm 波长下测定吸光度。根据测得的吸光度，从标准曲线中查得每管亚硝胺的含量，并计算总含量。

6. 结果计算

$$X = \frac{m_1 \times 1000}{m}$$

式中　X——挥发性 N-亚硝胺的含量，μg/kg；

　　m_1——相当于挥发性 N-亚硝胺标准的量，μg；

　　m——样品的质量，g。

7. 说明

由于二甲胺与亚硝酸盐在酸性条件下能结合产生亚硝胺。对于亚硝酸盐含量高的样品，为了消除样品中的亚硝酸盐的影响，可采用同样方法先测出亚硝酸盐相当的挥发性 N-亚硝胺含量（X_0），样品中实际挥发性 N-亚硝胺含量为测定值减去 X_0。

（二）　气相色谱–质谱联用法

1. 目的

熟练掌握气相色谱–质谱联用法对食品中 N-亚硝基胺化合物的准确测定。

2. 原理

样品中的 N-亚硝基二甲胺类化合物经水蒸气蒸馏和有机溶剂萃取后，浓缩至一定量，采用气相色谱–质谱联用仪的高分辨峰匹配法进行确认和定量。

3. 试剂

（1）二氯甲烷　重蒸馏；

（2）无水硫酸钠、氯化钾、氯化钠、硫酸（1+3）、12%氢氧化钠溶液；

（3）N-亚硝基胺标准溶液（0.5mg/mL）　用二氯甲烷作溶剂，分别配制 N-亚硝基二甲胺、N-亚硝基二乙胺、N-亚硝基二丙胺、N-亚硝基吡咯烷的标准溶液，使每毫升分别相当于 0.5mg N-亚硝胺；

（4）N-亚硝胺标准工作液（5μg/mL）　在 4 个 10mL 容量瓶中，加入适量二氯甲烷，再用微量注射器各加入 100μL N-亚硝胺标准溶液，并用二氯甲烷定容至刻度；

（5）耐火砖颗粒　将耐火砖破碎，取直径为 1~2mm 的颗粒，分别用乙醇、二氯甲烷清洗后，在马弗炉中 400℃灼烧 1h，作助沸石使用。

4. 仪器设备

蒸馏装置、K-D 浓缩器、气相色谱–质谱联用仪。

5. 操作步骤

（1）水蒸气蒸馏　称取 200g 切片（或绞碎、粉碎）后的样品，置于水蒸气蒸馏装置的蒸馏瓶中（液体样品直接量取 200mL），加入 100mL 水（液体样品不加水），摇匀。在蒸馏瓶中加入 120g 氯化钾，充分摇动，使氯化钾溶解。将蒸馏瓶与水蒸气发生器及冷凝器接好，并在锥形接收瓶中加入 40mL 的二氯甲烷及少量冰块，收集 400mL 馏出液。

（2）萃取纯化 在锥形接收瓶中加入 80g 氯化钠和 3mL 的硫酸（1+3），搅拌使氯化钠完全溶解。然后转移到 500mL 分液漏斗中，振荡 5min，静置分层，将二氯甲烷层分至另一锥形瓶中，再用 120mL 二氯甲烷分 3 次提取水层，合并 4 次提取液，总体积为 160mL。

对于含有较高体积分数乙醇的样品，如蒸馏酒、配制酒等，须用 50mL 12%氢氧化钠溶液洗有机层 2 次，以除去乙醇的干扰。

（3）浓缩 将有机层用 10g 无水硫酸钠脱水后，转移至 K-D 浓缩器中，加入一粒耐火砖颗粒，于 50℃水浴上浓缩至 1mL。备用。

（4）测定

①色谱参考条件：汽化室温度：190℃；色谱柱温度：N-亚硝基二甲胺、N-亚硝基二乙胺、N-亚硝基二丙胺、N-亚硝基吡咯烷分别为 130，145，130，160℃；色谱柱：内径 1.8~3.0mm，长 2m 的玻璃柱，内装涂以 15%PEG 20mol/L 固定液和 1%氢氧化钾溶液的 80~100 目 Chromosorb WAW-DMCS；载气：氦气；流速：40mL/min。

②质谱仪参考条件：分辨率≥7000，离子化电压 70V，离子化电流 300μA，离子源温度 180℃，离子源真空度 $1.33×10^{-4}$Pa，界面温度 180℃。

③测定：采用电子轰击源高分辨峰匹配法，用全氟煤油（PFK）的碎片离子（它们的质荷比为 68.99527，99.9936，130.9920，99.9936）分别监视 N-亚硝基二甲胺、N-亚硝基二乙胺、N-亚硝基二丙胺、N-亚硝基吡咯烷的分子、离子（它们的质荷比为 74.0480，102.0793，130.1106，100.0636），结合它们的保留时间来定性，以示波器上该分子、离子的峰高来定量。

6. 结果计算

$$X = \frac{h_1 \times \rho \times V}{h_2 \times m} \times 1000$$

式中 X——亚硝胺化合物含量，μg/kg 或 μg/L；

h_1——浓缩液中该 N-亚硝胺化合物的峰高，mm；

h_2——标准工作液中该 N-亚硝胺化合物的峰高，mm；

ρ——标准溶液中该 N-亚硝胺化合物的质量浓度，μg/mL；

V——样品浓缩的体积，mL；

m——样品质量或体积，g 或 mL。

四、 食品中丙烯酰胺的测定

丙烯酰胺是一种已知的致癌物。油炸食品中丙烯酰胺含量一般在 1000μg/kg 以上，炸透的薯片达 12800μg/kg。由于丙烯酰胺在动物实验中表现出致癌活性，因此食品中存在丙烯酰胺的问题引起了全球的关注。

目前，食品中丙烯酰胺的测定方法主要以仪器分析为主，经过一定的萃取、净化处理后，采用高效液相色谱液、气相色谱与质谱及三者间的联用进行丙烯酰胺的定性定量检测，大大提高了测定的灵敏度和准确度，已成为国际主流的检测技术。本节主要介绍高效液相色谱-串联质谱测定食品中丙烯酰胺的方法。

1. 目的

掌握高效液相色谱-串联质谱分析食品中丙烯酰胺的原理和方法。

2. 原理

通过正己烷脱脂、氯化钠提取、乙酸乙酯萃取以及 Oasis HLB 固相萃取柱净化和样品的分离等操作，以内标法定量，检测食品中丙烯酰胺的残留量。

3. 试剂

（1）丙烯酰胺标准品（纯度>99.8%）、[$^{13}C_3$]-丙烯酰胺、甲醇（色谱纯）、甲酸；

（2）丙烯酰胺标准储备溶液 称取 0.1g（精确到 0.1mg）丙烯酰胺至 1000mL 棕色容量瓶中，用甲醇溶解并定容，浓度为 100mg/L，置-20℃冰箱中保存；

（3）丙烯酰胺标准工作溶液 取丙烯酰胺标准储备液 1mL，用 0.1%甲酸溶解稀释至 100mL，使丙烯酰胺质量浓度为 1mg/L；

（4）[$^{13}C_3$]-丙烯酰胺内标储备液（1000mg/L） 准确称取 [$^{13}C_3$]-丙烯酰胺标准品，用甲醇溶解并定容，使 [$^{13}C_3$]-丙烯酰胺浓度为 1000mg/L，置-20℃冰箱中保存；

（5）内标工作液（10mg/L） 称取内标储备溶液 1mL，用甲醇稀释至 100mL，使 [$^{13}C_3$]-丙烯酰胺浓度为 10mg/L，置-20℃冰箱中保存。

4. 仪器设备

高效液相色谱仪-串联质谱仪、高速冷冻离心机、旋转蒸发仪、氮吹浓缩仪。

5. 操作步骤

（1）样品前处理 称取 2.0g 经研磨粉碎后的样品（精确至 1mg）置于 50mL 带盖聚丙烯离心管中，加入 0.4mL 1μg/mL 的 [$^{13}C_3$]-丙烯酰胺内标标准液，静置 20min。对于不同基质的样品前处理过程有所不同，样品分为高脂和低脂两类，对于含油脂高的样品需先经过脱脂过程，在提取前加入脱脂溶剂，充分混匀并超声处理 10min，取出后弃去脱脂溶剂层，重复上述脱脂过程 1 次，然后进行后续提取过程。对于低脂含量的样品可直接向样品中加入一定比例的提取溶剂，即氯化钠溶液，充分混匀并超声 20min，取出后离心，将上层清液转移至分液漏斗中，重复上述提取过程，并将离心后的上清液与前次样液合并，混匀备用。

样品提取液中加入乙酸乙酯充分萃取 3 次，将乙酸乙酯层合并至圆底烧瓶中，置于旋转蒸发仪上，在 50℃水浴中减压浓缩至约 1mL，将浓缩液转移至 10mL 试管中，在圆底烧瓶中加入少量乙酸乙酯充分洗涤 3 次，将洗涤液合并至试管中，50℃氮气吹干，再加入 1.5mL 蒸馏水重溶并涡流混合。重溶液过 0.22μm 微孔滤膜过滤器，再进行固相萃取（固相萃取柱事先用 5mL 甲醇活化和 5mL 蒸馏水平衡），2mL 水洗脱，收集洗脱液上机测定。

（2）测定

①色谱参考条件：ACQUITY UPLC HSS T3 色谱柱（2.1mm×150mm，1.8μm）；色谱柱温度 30℃；样品温度 25℃；流动相 0.1%甲酸-甲醇（90∶10）；流速 0.15mL/min；进样量 10μL。

②质谱参考条件：电喷雾电离（ESI-模式），离子源温度 120℃，脱溶剂化温度 350℃，毛细管电压 3.50kV，锥孔电压 50V，碰撞能量均为 13eV，测定方式 MRM 方式。

③定性分析：在相同实验条件下，样品中待测物与同时检测的标准物质具有相同的保留时间，并且非定量离子对与定量离子对色谱峰面积的比值相对偏差小于 20%，则可判定为样品中存在该残留。

④定量分析：按照上述超高效液相色谱-串联质谱条件测定样品和标准工作溶液，以色谱峰面积按内标法定量，以 [$^{13}C_3$]-丙烯酰胺为内标物计算丙烯酰胺残留量。

6. 结果计算

$$X = \frac{\rho \times \rho_{\mathrm{i}} \times A \times A_{\mathrm{si}} \times V}{\rho_{\mathrm{si}} \times A_{\mathrm{i}} \times A_{\mathrm{s}} \times m}$$

式中　X——样品中丙烯酰胺的含量，mg/kg；

　　　　ρ——丙烯酰胺标准工作液的质量浓度，mg/L；

　　　　ρ_{si}——标准工作液中内标物的质量浓度，mg/L；

　　　　ρ_{i}——样品中内标物的质量浓度，mg/L；

　　　　A——样液中丙烯酰胺的峰面积；

　　　　A_{s}——丙烯酰胺标准工作液的峰面积；

　　　　A_{si}——标准工作液中内标物的峰面积；

　　　　A_{i}——样液中内标物的峰面积；

　　　　V——样品定容体积，mL；

　　　　m——称样量，g。

7. 说明

高温加热食品中的丙烯酰胺，在 $10 \sim 1000\mu g/kg$ 范围内具有较好的线性相关性，该法的定性最小检出限为 $5\mu g/kg$，定量最小检出限为 $10\mu g/kg$，相对标准偏差<10%，该方法灵敏度高，适合痕量分析。需要注意的是样品过柱时最好使其自然下滴，采用加压或者抽真空的方式都可能影响其回收率。

第五节　食品中添加剂的检验

一、　食品中硝酸盐和亚硝酸盐的测定

硝酸盐和亚硝酸盐是食品加工过程中常用的防腐剂和发色剂。亚硝酸盐与蛋白质的分解产物胺类物质在一定条件下反应能形成致癌物亚硝胺，目前硝酸盐和亚硝酸盐常用的测定方法主要有离子色谱法、分光光度法等。

（一）　离子色谱法

1. 目的

通过实验熟悉离子色谱的操作原理，并掌握离子色谱法对食品中的硝酸盐和亚硝酸盐的测定方法。

2. 原理

试样经沉淀蛋白质、除去脂肪后，采用相应的方法提取和净化，以氢氧化钾溶液为淋洗液，阴离子交换柱分离，电导检测器检测。以保留时间定性，外标法定量。

3. 试剂

（1）超纯水　电阻率>18.2MΩ·cm；

（2）乙酸、氢氧化钾；

（3）乙酸溶液（3%）　量取乙酸3mL于100mL容量瓶中，以蒸馏水稀释至刻度，混匀；

（4）亚硝酸根离子（NO_2^-）标准溶液（100mg/L）　硝酸根离子（NO_3^-）标准溶液（1000mg/L）；

（5）亚硝酸盐（以 NO_2^- 计，下同）和硝酸盐（以 NO_3^- 计，下同）混合标准使用液　准确移取亚硝酸根离子和硝酸根离子的标准溶液各 1.0mL 于 100mL 容量瓶中，用水稀释至刻度，此溶液每升含亚硝酸根离子 1.0mg 和硝酸根离子 10.0mg。

4. 仪器设备

离子色谱仪（包括电导检测器，配有抑制器、高容量阴离子交换柱、50μL 定量环）、食物粉碎机、超声波清洗器、分析天平、离心机、0.22μm 水性滤膜针头滤器、净化柱（包括 C18柱、Ag 柱和 Na 柱或等效柱）、注射器。

注：所有玻璃器皿使用前均需依次用 2mol/L 氢氧化钾和蒸馏水分别浸泡 4h，然后用蒸馏水冲洗 3~5 次，晾干备用。

5. 操作步骤

（1）试样预处理

①新鲜蔬菜、水果：将试样用去离子水洗净，晾干后，取可食部分切碎混匀。将切碎的样品用四分法取适量，用食物粉碎机制成匀浆备用。如需加水应记录加水量。

②肉类、蛋、水产及其制品：用四分法取适量或取全部，用食物粉碎机制成匀浆备用。

③乳粉、豆乳粉、婴儿配方粉等固态乳制品（不包括干酪）：将试样装入能够容纳 2 倍试样体积的带盖容器中，通过反复摇晃和颠倒容器使样品充分混匀直到使试样均一化。

④发酵乳、乳、炼乳及其他液体乳制品：通过搅拌或反复摇晃和颠倒容器使试样充分混匀。

⑤干酪：取适量的样品研磨成均匀的泥浆状。为避免水分损失，研磨过程中应避免产生过多的热量。

（2）提取

①水果、蔬菜、鱼类、肉类、蛋类及其制品等：称取试样匀浆 5g（精确至 0.01g，可适当调整试样的取样量，以下相同），以 80mL 水洗入 100mL 容量瓶中，超声提取 30min，每隔 5min振摇 1 次，保持固相完全分散。75℃水浴中放置 5min，取出放置至室温，加水稀释至刻度。溶液经滤纸过滤后，取部分溶液于 10000r/min 离心 15min，上清液备用。

②腌鱼类、腌肉类及其他腌制品：称取试样匀浆 2g（精确至 0.01g），以 80mL 水洗入100mL 容量瓶中，超声提取 30min，每 5min 振摇 1 次，保持固相完全分散。75℃水浴中放置5min，取出放置至室温，加水稀释至刻度。溶液经滤纸过滤后，取部分溶液于 10000r/min 离心15min，上清液备用。

③乳：称取试样 10g（精确至 0.01g），置于 100mL 容量瓶中，加水 80mL，摇匀，超声30min，加入 3%乙酸溶液 2mL，4℃恒温放置 20min，取出置于室温，加水稀释至刻度。溶液经滤纸过滤，取上清液备用。

④乳粉：称取试样 2.5g（精确至 0.01g），置于 100mL 容量瓶中，加水 80mL，摇匀，超声30min，加入 3%乙酸溶液 2mL，4℃恒温放置 20min，取出置于室温，加水稀释至刻度。溶液经滤纸过滤，取上清液备用。

⑤取上述备用的上清液约 15mL，通过 0.22μm 水性滤膜针头滤器、C18柱，弃去前面 3mL（如果氯离子大于 100mg/L，则需要依次通过针头滤器、C18柱、Ag 柱和 Na 柱，弃去前面

7mL），收集后面洗脱液待测。

固相萃取柱使用前需进行活化，如使用 OnGuard II RP 柱（1.0mL）、OnGuard II Ag 柱（1.0mL）和 OnGuard II Na 柱（1.0mL），其活化过程为：OnGuard II RP 柱（1.0mL）使用前依次用 10mL 甲醇、15mL 水通过，静置活化 30min。OnGuard II Ag 柱（1.0mL）和 OnGuard II Na 柱（1.0mL）用 10mL 水通过，静置活化 30min。

（3）测定

①色谱参考条件：色谱柱：Dionex IonPac AS11-HCl（4mm×250mm）带 IonPac AG11-HC 型保护柱（4mm×50mm），或性能相当的离子色谱柱。抑制器：连续自动再生膜阴离子抑制器或等效抑制装置；检测器：电导检测器，检测池温度为 35℃；进样体积：50μL（可根据试样中被测离子含量进行调整）。

淋洗液：a. 一般试样：氢氧化钾溶液，浓度 6~70mmol/L；洗脱梯度 6mmol/L、30min，70mmol/L、5min，6mmol/L、5min；流速 1.0mL/min。b. 粉状婴幼儿配方食品：氢氧化钾溶液，浓度 5~50mmol/L；洗脱梯度 5mmol/L、33min，50mmol/L、5min，5mmol/L、5min；流速 1.3mL/min。

②标准曲线制作：移取亚硝酸盐和硝酸盐混合标准使用液，加水稀释，制成系列标准溶液，含亚硝酸根离子质量浓度分别为 0，0.02，0.04，0.06，0.08，0.10，0.15，0.20mg/L；硝酸根离子质量浓度为 0，0.2，0.4，0.6，0.8，1.0，1.5，2.0mg/L 的混合标准溶液，从低到高质量浓度依次进样。得到上述各质量浓度标准溶液的色谱图。以亚硝酸根离子或硝酸根离子的质量浓度（mg/L）为横坐标，以峰高（μS）或峰面积为纵坐标，绘制标准曲线或计算线性回归方程。

③样品测定：分别吸取空白和试样溶液 50μL，在上述条件下，依次加入离子色谱仪中，分析色谱图。根据保留时间定性，分别得出空白和样品的峰高或峰面积。

6. 结果计算

试样中亚硝酸盐（以 NO_2^- 计）或硝酸盐（以 NO_3^- 计）含量按下式计算：

$$X = \frac{(\rho - \rho_0) \times V \times f \times 1000}{m \times 1000}$$

式中　X——试样中亚硝酸根离子或硝酸根离子的含量，mg/kg；

　　　ρ——测定用试样溶液中的亚硝酸根离子或硝酸根离子质量浓度，mg/L；

　　　ρ_0——试剂空白液中亚硝酸根离子或硝酸根离子的质量浓度，mg/L；

　　　V——试样溶液体积，mL；

　　　f——试样溶液稀释倍数；

　　　m——试样取样量，g。

7. 说明

（1）试样中测得的亚硝酸根离子含量乘以换算系数 1.5，即得亚硝酸盐（按亚硝酸钠计）含量；试样中测得的硝酸根离子含量乘以换算系数 1.37，即得硝酸盐（按硝酸钠计）含量。以重复性条件下获得的 2 次独立测定结果的算术平均值表示，结果保留两位有效数字。

（2）在重复性条件下获得的 2 次独立测定结果的绝对值差不得超过算术平均值的 10%。亚硝酸盐和硝酸盐检出限分别为 0.2mg/kg 和 0.4mg/kg。

（3）我国现行的食品卫生标准规定，食品中亚硝酸盐的残留量应 ≤30mg/kg。

（二）　分光光度法测定食品中的亚硝酸盐

1. 目的

掌握格林试剂法对食品中亚硝酸盐的测定原理及方法。

2. 原理

试样经沉淀蛋白质、除去脂肪后，在弱酸条件下亚硝酸盐与对氨基苯磺酸重氮化后，再与盐酸 α-萘胺偶合形成紫红色染料，与标准比较定量。

3. 试剂

（1）对氨基苯磺酸溶液　称取 0.5g 对氨基苯磺酸，溶于 150mL 12% 乙酸溶液中，储存于棕色瓶中备用；

（2）盐酸 α-萘胺溶液　称取盐酸 α-萘胺 0.25g，加水 20mL，煮沸使溶解，过滤后加入 180mL 12% 乙酸溶液，置棕色试剂瓶中，储存于冰箱中备用；

（3）亚硝酸钠标准储备液（200μg/mL）　准确称取 0.1g 于 110~120℃ 干燥恒重的亚硝酸钠，加水溶解移入 500mL 容量瓶中，加水稀释至刻度，混匀；

（4）亚硝酸钠标准使用液（5μg/mL）　临用前，吸取亚硝酸钠标准溶液 5mL，置于 200mL 容量瓶中，加水稀释至刻度；

（5）二氯化汞饱和溶液　称取二氯化汞 18g，加 30mL 水，溶解后备用。

配制试剂和进行实验都需用去离子水或二次蒸馏水，保证无亚硝酸根存在。

4. 仪器设备

分析天平、小型绞肉机或组织捣碎机、恒温水浴锅、分光光度计。

5. 操作步骤

（1）样品处理　精密称取绞碎均匀的样品 5g，置 250mL 烧杯中，加入 100mL 水，加热至 70~80℃ 后，移入 250mL 容量瓶中，用水少量多次洗涤烧杯，将洗涤液合并于容量瓶中，然后加热水约至 200mL，置 70~80℃ 水浴上加热 2h，并不断摇动。然后加入二氯化汞饱和溶液 5mL，摇匀。冷却后加水至刻度，摇匀。用滤纸过滤，弃去最初 10mL 滤液，待用。

（2）标准曲线的绘制　精密吸取亚硝酸钠标准使用液 0，0.2，0.4，0.6，0.8，1.0，1.5，2mL（相当于 0，1.0，2.0，3.0，4.0，5.0，7.5，10.0μg 亚硝酸钠），分别置于 50mL 带塞比色管中，各加入水 40mL、盐酸 2 滴，摇匀，然后再加入对氨基苯磺酸溶液和盐酸 α-萘胺溶液各 1mL，加水至刻度，摇匀。静置 20min 后，以空白管调零，用 1cm 比色杯，于波长 250nm 处测定吸光度，绘制标准曲线。

（3）测定　取滤液 5mL 于 50mL 比色管中，加入 40mL 水，按标准曲线绘制操作。根据测得的吸光度从标准曲线上查得亚硝酸钠含量。

6. 结果计算

$$X = \frac{250 \times m_1}{m \times 5}$$

式中　X——样品中亚硝酸钠的含量，mg/kg；

m_1——从标准曲线上查得的亚硝酸钠的含量，μg；

m——样品的质量，g。

以重复性条件下获得的两次独立测定结果的算术平均值表示，结果保留两位有效数字。

二、 食品中苯甲酸、 苯甲酸钠、 山梨酸、 山梨酸钾的测定

苯甲酸及苯甲酸钠是目前我国使用的主要防腐剂之一，属于酸型防腐剂，在酸性条件下防腐效果较好，特别适用于偏酸性食品（pH4.5~5）。山梨酸是一种直链不饱和脂肪酸，可参与人体内的正常代谢，并被同化而产生CO_2和水，所以几乎对人体没有毒性。山梨酸和山梨酸钾是目前国际上公认的安全防腐剂，已被很多国家和地区广泛使用。

苯甲酸、苯甲酸钠、山梨酸、山梨酸钾的测定方法有高效液相色谱法、气相色谱法、薄层色谱法等。

（一） 高效液相色谱法

1. 目的

掌握高效液相色谱法同时测定食品中苯甲酸、苯甲酸钠、山梨酸及山梨酸钾的原理及方法，掌握高效液相色谱仪的使用。

2. 原理

试样加温除去二氧化碳和乙醇，调 pH 至近中性，过滤后进高效液相色谱仪，经反相色谱分离后，根据保留时间和峰面积进行定性和定量。

3. 试剂

方法所用试剂为色谱纯、优级纯，但不低于分析纯，水为超纯水。

（1） 甲醇　经滤膜（0.5μm）过滤；

（2） 稀氨水（1+1）　氨水加水等体积混合；

（3） 乙酸铵溶液（0.02mol/L）　称取 1.54g 乙酸铵，加水 1000mL 溶解，0.45μm 膜过滤；

（4） 碳酸氢钠溶液（2g/L）　称取 2g 碳酸氢钠（优级纯），加水至 100mL，振摇溶解；

（5） 苯甲酸标准储备溶液　准确称取苯甲酸 0.1g，加 20g/L 碳酸氢钠溶液 5mL，加热溶解，移入 100mL 容量瓶中，加水定容至 100mL，苯甲酸含量 1mg/mL，为储备溶液；

（6） 山梨酸标准储备溶液　准确称取山梨酸 0.1g，加 20g/L 碳酸氢钠溶液 5mL，加热溶解，移入 100mL 容量瓶中，加水定容至 100mL，山梨酸含量 1mg/mL，为储备溶液；

（7） 苯甲酸、山梨酸标准混合溶液　取苯甲酸、山梨酸标准储备溶液各 10mL，置 100mL 容量瓶中，加水至刻度。此溶液含苯甲酸、山梨酸各 0.1mg/mL。经 0.45μm 滤膜过滤。

4. 仪器设备

高效液相色谱仪（带紫外检测器）。

5. 操作步骤

（1） 样品处理

①汽水：称取 5~10g 试样，置小烧杯中，微温搅拌除去二氧化碳，用氨水（1+1）调 pH 至 7，加水定容至 10~20mL，经 0.45μm 滤膜过滤。

②果汁类：称取 5~10g 试样，用氨水（1+1）调 pH 至 7，加水定容至适当体积，离心沉淀，上清液经 0.45μm 滤膜过滤。

③配制酒类：称取 10g 试样，放入小烧杯中，水浴加热除去乙醇，用氨水（1+1）调 pH 至 7，加水定容至适当体积，经 0.45μm 滤膜过滤。

（2） 测定

①高效液相色谱参考条件：色谱柱：YWG-C$_{18}$（4.6mm×250mm），10μm 不锈钢柱；流动

相：甲醇-0.02mol/L乙酸铵溶液（5+95）；流速：1mL/min；进样量：10μL；检测器：紫外检测器，230nm波长，0.2AUFS。

②测定：分别进10μL标准使用液和样品待测液，绘制色谱图，分别量取峰高或峰面积，与标准峰高或面积比较计算含量。

6. 结果计算

根据保留时间定性，外标峰面积法定量。试样中苯甲酸或山梨酸含量按下式进行计算：

$$X = \frac{V_1 \times m_1 \times 1000}{m \times V_2 \times 1000}$$

式中　X——试样中苯甲酸或山梨酸的含量，g/kg；

m_1——进样体积中苯甲酸或山梨酸的质量，mg；

V_2——进样体积，mL；

V_1——试样稀释液总体积，mL；

m——试样质量，g。

7. 说明

（1）我国GB 2760—2014《食品安全国家标准　食品添加剂使用标准》规定：苯甲酸及苯甲酸钠在碳酸饮料、配制酒中的最大使用量为0.2g/kg；果酱（除罐头）、醋、酱油、果蔬汁饮料（包括发酵型产品等）、风味饮料、半固体复合调味料、风味水、冰棍类、腌制的蔬菜等中最大使用量为1.0g/kg；果酒等中最大使用量为0.8g/kg；蜜饯凉果中最大使用量为0.5g/kg；浓缩果蔬汁（浆）（仅限食品工业用）中最大使用量为2.0g/kg（以苯甲酸计）。

（2）GB 2760—2014《食品安全国家标准　食品添加剂使用标准》规定：山梨酸及山梨酸钾用于熟肉、预制水产品（半成品）时的最大使用限量为0.075g/kg；加工食用菌和藻类、风味水、冰棍类、腌渍的蔬菜、经表面处理的水果和蔬菜、果冻及饮料类最大使用限量为0.5g/kg；干酪、软糖、鱼干制品、豆干再制品、糕点、面包、乳酸菌饮料、醋、酱油、复合调味料、果酱、氢化植物油等最大使用限量为1.0g/kg；浓缩果蔬汁（浆）（仅限食品工业用）为最大使用限量2.0g/kg。

（二）　气相色谱法

1. 目的

掌握气相色谱法同时测定食品中苯甲酸、苯甲酸钠、山梨酸及山梨酸钾的原理及方法。

2. 原理

样品酸化后，用乙醚提取苯甲酸、山梨酸，用附氢火焰离子化检测器的气相色谱仪进行分离测定，与标准系列比较定量。测出苯甲酸、山梨酸量后，再分别乘以适当的相对分子质量比，求出苯甲酸钠、山梨酸钾量。

3. 试剂

（1）乙醚（不含过氧化物）、石油醚（沸程30~60℃）、无水硫酸钠；

（2）盐酸　优级纯。取100mL盐酸，加水稀释至200mL配制成（1+1）；

（3）氯化钠酸性溶液（40g/L）　氯化钠溶液（40g/L）中加少量盐酸（1+1）酸化；

（4）山梨酸、苯甲酸标准溶液　准确称取山梨酸、苯甲酸各0.2g，置于100mL容量瓶中，用石油醚-乙醚（3+1）溶剂溶解稀释至刻度。此溶液为2mg/mL山梨酸或苯甲酸；

（5）山梨酸、苯甲酸标准使用液　取适量山梨酸、苯甲酸标准溶液，以石油醚–乙醚（3∶1）混合溶剂稀释至每毫升相当于 50、100、150、200、250μg 山梨酸或苯甲酸。

4. 仪器设备

气相色谱仪：配有氢火焰离子化检测器。

5. 操作步骤

（1）样品提取　称取 2.5g 提前混合均匀的样品，置于 25mL 具塞量筒中，加 0.5mL 盐酸（1+1）酸化，用 15、10mL 乙醚提取 2 次，每次振摇 1min，将上层乙醚提取液吸入另一个 25mL 带塞量筒中，合并乙醚提取液。用 3mL 4%氯化钠酸性溶液洗涤 2 次，静置 15min，用滴管将乙醚层通过无水硫酸钠滤入 25mL 容量瓶中。加乙醚至刻度，混匀。准确吸取 5mL 乙醚提取液于 5mL 带塞刻度试管中，置 40℃水浴上挥干，加入 2mL 石油醚–乙醚（3+1）混合溶剂溶解残渣，备用。

（2）测定

①色谱参考条件：色谱柱：玻璃柱，内径 3mm，长 2m，内装涂以 5% dEGS+1%磷酸固定液的 60~80 目 Chromosorb WAW；气流速率：载气为氮气，50mL/min（空气、氮气和氢气比例因仪器不同而选择合适比例）；温度：进样口 230℃，检测器 230℃，柱温 170℃；

②测定：进样 2μL 标准系列中各浓度标准使用液于气相色谱仪中，可测得不同浓度山梨酸、苯甲酸的峰高，以浓度为横坐标，相应的峰高为纵坐标，绘制标准曲线。进样 2μL 样品溶液，测得峰高，然后与标准曲线比较定量。出峰参考顺序为山梨酸、苯甲酸。

6. 结果计算

$$X = \frac{m_1 \times 25 \times V_1 \times 1000}{m_2 \times 5 \times V_2 \times 1000}$$

式中　X——样品中山梨酸或苯甲酸的含量，g/kg；

　　　m_1——测定用样品溶液中山梨酸或苯甲酸的质量，μg；

　　　m_2——样品质量，g；

　　　V_1——加入石油醚–乙醚（3+1）混合溶剂的体积，mL；

　　　V_2——测定时进样的体积，mL；

　　　25——样品乙醚提取液的总体积，mL；

　　　5——测定时吸取乙醚提取液的体积，mL。

由测得苯甲酸的量乘以 1.18，即为样品中苯甲酸钠的含量；由测得的山梨酸乘以 1.34，即为样品中山梨酸钾的含量。

三、　食品中食用合成着色剂的测定

食品的颜色是食品感官质量的重要指标之一，在现代食品加工中，合成着色剂的使用十分普遍。我国 GB 2760—2014《食品安全国家标准　食品添加剂使用标准》中对允许使用的合成着色剂种类、使用范围和限量进行了详细的规定。本节主要介绍高效液相色谱法对食品中食用合成着色剂的测定方法。

1. 目的

掌握高效液相色谱法对食品中的合成着色剂的测定原理及操作步骤。

2. 原理

食品中人工合成着色剂用聚酰胺吸附法或液-液分配法提取，制成水溶液，注入高效液相色谱仪，经反相色谱分离，根据保留时间定性和与峰面积比较进行定量。

3. 试剂

（1）正己烷、盐酸、乙酸、甲醇（经 0.5μm 滤膜过滤）、聚酰胺粉（过 200 目筛）；

（2）乙酸铵溶液（0.02mol/L）　称取 1.54g 乙酸铵，加水至 1000mL，溶解，经 0.45μm 滤膜过滤；

（3）氨水-乙酸铵溶液（0.02mol/L）　量取氨水 0.5mL，加 0.02mol/L 乙酸铵溶液至 1000mL；

（4）甲醇-甲酸（6+4）溶液　量取甲醇 60mL，甲酸 40mL，混匀；

（5）柠檬酸溶液（200g/L）　称取 20g 柠檬酸，加水至 100mL，溶解混匀；

（6）无水乙醇-氨水-水（7+2+1）溶液　量取无水乙醇 70mL，氨水 20mL，水 10mL，混匀；

（7）三正辛胺-正丁醇溶液（5%）　量取三正辛胺 5mL，加正丁醇至 100mL，混匀；

（8）饱和硫酸钠溶液；

（9）硫酸钠溶液（2g/L）；

（10）pH6 的水　加柠檬酸调 pH 至 6；

（11）合成着色剂标准储备液（1.0mg/mL）　准确称取按其纯度折算为 100% 质量的柠檬黄、日落黄、苋菜红、胭脂红、新红、赤藓红、亮蓝、靛蓝各 0.100g，置 100mL 容量瓶中，加 pH6 水至刻度，配成水溶液。

（12）合成色素标准使用液（50μg/mL）　临用时标准储备液加水稀释 20 倍，经 0.45μm 滤膜过滤，配成每毫升相当于 50.0μg 的溶液。

4. 仪器设备

高效液相色谱仪、配紫外检测器。

5. 操作步骤

（1）样品处理

①橘汁、果味水、果子露汽水等：称取 20.0～40.0g，放入 100mL 烧杯中，含二氧化碳试样加热驱除二氧化碳；

②配制酒类：称取 20.0～40.0g，放入 100mL 烧杯中，加小碎瓷片数片，加热驱除乙醇；

③硬糖、蜜饯类、淀粉软糖等：称取 5.00～10.00g 粉碎试样，放入 100mL 烧杯中，加水 30mL，温热溶解，若试样溶液 pH 值较高，用柠檬酸溶液调 pH 至 6；

④巧克力豆及着色糖衣制品：称取 5.00～10.00g，放入 100mL 烧杯中，用水反复洗涤着色剂，到试样无色为止，合并着色剂漂洗液为试样溶液。

（2）着色剂提取

①聚酰胺吸附法：试样溶液加柠檬酸溶液调 pH 到 6，加热至 60℃，将 1g 聚酰胺粉加少许水调成粥状，倒入试样溶液中，搅拌片刻，以 G3 垂融漏斗抽滤，用 60℃ pH4 的水洗涤 3～5 次，然后用甲醇-甲酸混合溶液洗涤 3～5 次，再用水洗至中性，用乙醇-氨水-水混合溶液解吸 3～5 次，每次 5mL，收集解吸液，加乙酸中和，蒸发至近干，加水溶解，定容至 5mL。经 0.45μm 滤膜过滤，取 10μL 进高效液相色谱仪。

②液-液分配法（适用于含赤藓红的试样）：将制备好的试样溶液放入分液漏斗中，加 2mL 盐酸、三正辛胺正丁醇溶液（5%）10~20mL，振摇提取，分取有机相，重复提取至有机相无色，合并有机相，用饱和硫酸钠溶液洗 2 次，每次 10mL，分取有机相，放蒸发皿中，水浴加热浓缩至 10mL，转移至分液漏斗中，加 60mL 正己烷，混匀，加氨水提取 2~3 次，每次 5mL，合并氨水溶液层（含水溶性酸性着色剂），用正己烷洗 2 次，氨水层加乙酸调成中性，水浴加热蒸发至近干，加水定容至 5mL，经 0.45μm 滤膜过滤，取 10μL 进高效液相色谱仪。

（3）测定

①高效液相色谱参考条件：柱：YWG-C18 10μm 不锈钢柱（4.6mm×250mm）；流动相：甲醇-乙酸铵溶液（pH4，0.02mol/L）；梯度洗脱：甲醇 20%~35%，梯度洗脱速率 3%；35%~98%，梯度洗脱速率 9%；98%，继续 6min；流速：1mL/min；紫外检测器波长：254nm。

②取相同体积样液和合成着色剂标准使用液分别注入高效液相色谱仪，根据保留时间定性一，外标峰面积法定量。

6. 结果计算

$$X = \frac{m_1 \times V_1 \times 1000}{m \times V_2 \times 1000 \times 1000}$$

式中　X——试样中合成着色剂的含量，g/kg 或 g/L；

　　　m_1——测定用样液中着色剂含量，μg；

　　　m——样品质量（或体积），g 或 mL；

　　　V_1——样品稀释总体积，mL；

　　　V_2——进样体积，mL。

计算结果保留两位有效数字。

四、 食品中抗氧化剂丁基羟基茴香醚（BHA）、 二丁基羟基甲苯（BHT） 的测定

丁基羟基茴香醚（BHA）、二丁基羟基甲苯（BHT）、叔丁基对苯二酚（TBHQ）、没食子酸丙酯（PG）、异抗坏血酸及其钠盐等是食品中常用的抗氧化剂。本节主要介绍气相色谱法测定食品中 BHA、BHT 的方法。

1. 目的

掌握气相色谱法测定食品中 BHA 与 BHT 的原理及方法，掌握气相色谱仪的使用。

2. 原理

样品中的 BHA 和 BHT 用石油醚提取，通过层析柱使 BHA 与 BHT 净化，浓缩后，经气相色谱分离后用氢火焰离子化检测器检测，根据样品峰高与标准高比较定量。

3. 试剂

（1）石油醚（沸程 30~60℃）、二氯甲烷、二硫化碳、无水硫酸钠；

（2）硅胶 G　60~80 目，120℃活化 4h 放干燥器中备用；

（3）弗罗里硅土　60~80 目，120℃活化 4h 放干燥器中备用；

（4）BHA、BHT 混合标准储备液　准确称取 BHA、BHT 各 0.1g，混合后用二硫化碳溶解，定容至 100mL，此溶液分别为每毫升含 1mg BHA、BHT，置冰箱中保存；

（5）BHA、BHT 混合标准使用液　吸取标准储备液 4mL 放入 100mL 容量瓶中，用二硫化

碳定容至 100mL，此溶液分别为每毫升含 0.04mg BHA、BHT，置冰箱中保存。

4. 仪器设备

气相色谱仪（附 FID 检测器）、旋转蒸发器、振荡器、1cm×30cm 具塞层析玻璃柱。

5. 操作步骤

（1）样品的处理 称取 0.5kg 含油脂较多的样品，1kg 含油脂少的样品，然后用对角线 2/4、2/6 或根据样品情况取具有代表性的样品，在玻璃乳钵中研碎，混合均匀后放置广口瓶内，于冰箱中保存。

（2）脂肪的提取

①含油脂高的样品（如桃酥等）：称取 50g，混合均匀，置于 250mL 具塞锥形瓶中，加 50mL 石油醚（沸程为 30~60℃），放置过夜，用快速滤纸过滤后，减压回收溶剂，残留脂肪备用。

②含油脂中等的样品（如蛋糕、江米条等）：称取 100g 左右，混合均匀，置于 500mL 具塞锥形瓶中，加 100~200mL 石油醚（沸程为 30~60℃），放置过夜，用快速滤纸过滤后，减压回收溶剂，残留脂肪备用。

③含油脂少的样品（如面包、饼干等）：称取 250~300g 混合均匀后，置于 500mL 具塞锥形瓶中，加适量石油醚（沸程为 30~60℃）浸泡过夜，用快速滤纸过滤后，减压回收溶剂，残留脂肪备用。

（3）试样的制备

①层析柱的制备：于层析柱底部加入少量玻璃棉，少量无水硫酸钠，将硅胶-弗罗里硅土（质量比 6：4）共 10g，用石油醚湿法混合装柱，柱顶部再加入少量无水硫酸钠。

②试样制备：称取制备的脂肪 0.5~1g，用 25mL 石油醚溶解移入制备好的层析柱上，再以 100mL 二氯甲烷分 5 次淋洗，合并淋洗液，减压浓缩近干时，用二硫化碳定容至 2mL，该溶液为待测溶液。

③植物油试样的制备：称取混合均匀样品 2g 放入 50mL 烧杯中，加 30mL 石油醚溶解转移到制备好的层析柱上，再用 10mL 石油醚分数次洗涤烧杯并转移到层析柱，用 100mL 二氯甲烷分 5 次淋洗，合并淋洗液，减压浓缩近干，用二硫化碳定容至 2mL，待测。

（4）测定

①气相色谱参考条件：玻璃色谱柱：长 1.5m，内径 3mm，内涂 80~100 目 10% 的 QF-1 Gas Chrom Q；检测器：FID；检测室温度 200℃，进样口温度 200℃，柱温 140℃；载气：氮气流速 70mL/min，氢气流速 50mL/min，空气流速 500mL/min。

②测定：进 3.0μL 标准使用液和 3.0μL 样品待测溶液（应视样品含量而定），绘制色谱图，分别量取峰高或面积，与标准峰高或面积比较计算含量。出峰参考顺序为 BHT、BHA。

6. 结果计算

待测溶液中 BHA（或 BHT）的质量按下式进行计算：

$$m = \frac{h_i}{h_x} \times \frac{V_m}{V_i} \times V_x \times \rho_x$$

式中 m——待测溶液 BHA（或 BHT）的质量，mg；

　　　h_i——样品中 BHA（或 BHT）峰高或面积；

　　　h_x——标准使用液中 BHA（或 BHT）峰高或面积；

V_i——注入色谱样品溶液的体积，mL；

V_m——待测样品定容的体积，mL；

V_x——注入色谱标准使用液的体积，mL；

ρ_x——标准使用液的质量浓度，mg/mL。

食品中以脂肪计 BHA（或 BHT）的含量按下式进行计算：

$$X = \frac{m_1 \times 1000}{m_2 \times 1000}$$

式中　X——食品中以脂肪计 BHA（或 BHT）的含量，g/kg；

m_1——待测溶液中 BHA（或 BHT）的质量，mg；

m_2——油脂质量（或食品中脂肪的质量），g。

7. 说明

我国 GB 2760—2014《食品安全国家标准　食品添加剂使用标准》规定，BHA、BHT 和 TBHQ 单独在食品中最大使用量为 0.2g/kg。

五、 食品中甜味剂的测定

通常所讲的甜味剂是指人工合成的非营养型甜味剂，如糖精钠、环己氨基磺酸钠（甜蜜素）、乙酰磺胺酸钾（安赛蜜）、天冬酰苯丙氨甲酯（甜味素、阿斯巴甜）等。

（一） 薄层色谱法测定食品中的糖精钠

1. 目的

掌握薄层色谱法测定食品中糖精钠的原理及方法，了解其测定范围。

2. 原理

在酸性条件下，食品中的糖精钠用乙醚提取、浓缩、薄层色谱分离、显色后与标准比较，进行定性和半定量测定。

3. 试剂

（1）乙醚（不含过氧化物）、无水硫酸钠、无水乙醇及 95%乙醇、聚酰胺粉（200 目）、4%氢氧化钠溶液；

（2）盐酸（1+1）　取 100mL 盐酸，加水稀释至 200mL；

（3）展开剂　①正丁醇-氨水-无水乙醇（7+1+2），②异丙醇-氨水-无水乙醇（7+1+2）；

（4）显色剂（0.4g/L 溴甲酚紫溶液）　称取 0.04g 溴甲酚紫，用 50%的乙醇溶解，加氢氧化钠溶液（0.4%）1.1mL 调节 pH 为 8，定容至 100mL；

（5）硫酸铜溶液（10g/L）　称取 10g 硫酸铜（$CuSO_4 \cdot 5H_2O$），用水溶解至 100mL；

（6）糖精钠标准溶液　称取经 120℃ 干燥 4h 后糖精钠 0.0851g，加乙醇溶解并移入 100mL 容量瓶中，用 95%乙醇稀释至刻度。此溶液相当于 1mg/mL 糖精钠（$C_6H_4CONNaSO_4 \cdot 2H_2O$）。

4. 仪器设备

生物制品透析袋纸或不含增白剂的市售玻璃纸、玻璃喷雾器、微量注射器、展开槽、紫外光灯（波长 253.7nm）、10cm×20cm 或 20cm×20cm 薄层板。

5. 操作步骤

（1）样品提取

①饮料、汽水：取 10.0mL 均匀试样（如样品中含有二氧化碳，先加热除去。如样品中含

有酒精，加 40g/L 氢氧化钠溶液使其呈碱性，在沸水浴中加热除去）置于 100mL 分液漏斗中，加 2mL 盐酸（1+1），分别用 30，20，20mL 乙醚提取 3 次，合并乙醚提取液，用 5mL 盐酸酸化的水洗涤 1 次，弃去水层。乙醚层经无水硫酸钠脱水后，在 40℃ 水浴中使乙醚挥发，用 2mL 无水乙醇溶解残留物，密塞保存，备用。

②酱油、果汁、果酱等：称取 20.0g 或吸取 20mL 均匀试样，置于 100mL 容量瓶中，加 40mL 水，加 20mL 硫酸铜溶液（100g/L），混匀，再加 4.4mL 氢氧化钠溶液（40g/L），加水至刻度，混匀，静置 30min，过滤，取 50mL 滤液置于 150mL 分液漏斗中，以下按自"加 2mL 盐酸（1+1）"起操作相同。

③固体果汁粉等：称取 20.0g 均匀试样，置于 200mL 容量瓶中，加 100mL 水，加热使样品溶解、放冷。以下按自"加 2mL 盐酸（1+1）"起操作相同。

④糕点、饼干等蛋白、脂肪、淀粉多的食品：称取 25.0g 均匀试样，置于透析用玻璃纸中，放入适当的烧杯内，加 50mL 氢氧化钠溶液（0.8g/L）调成糊状，将玻璃纸口扎紧，放入盛有 200mL 氢氧化钠溶液（0.8g/L）的烧杯中，盖上表面皿，透析过液。量取 125mL 透析液（相当于 12.5g 样品），加约 0.4mL 盐酸（1+1）使成中性，加 20mL 硫酸铜（100g/L），混匀，再加 4.4mL 氢氧化钠溶液（40g/L），混匀，静置 30min，过滤。取 120mL（相当于 10g 样品），置于 250mL 分液漏斗中，以下按自"加 2mL 盐酸（1+1）"操作。

（2）薄层板的制备　称取 1.6g 聚酰胺粉和 0.4g 可溶性淀粉，加水 7mL，混匀研磨 3～5min，立即涂成 0.25～0.30nm 厚的 10cm×20cm 薄层板，室温干燥后，在 80℃ 下干燥 1h。置于干燥器中保存。

（3）点样　在薄层板下端 2cm 处，用微量注射器点 10μg 和 20μg 的样液两个点，同时点 3.0，5.0，7.0，10.0μg 糖精钠标准溶液，各点间距 1.5cm。

（4）展开与显色　将点好的薄层板放入盛有展开剂的展开槽中，展开剂液层约 0.5cm，并预先已达到饱和状态。展开至 10cm，取出薄层板，挥干，喷显色剂，斑点显黄色，根据样品点和标准点的比移值进行定性，根据斑点颜色深浅与标准图谱比较进行半定量测定。

6. 结果计算

$$X = \frac{m_1 \times V_1 \times 1000}{m \times V_2 \times 1000}$$

式中　X——样品中糖精钠的含量，g/kg 或 g/L；

　　　m_1——测定用样液中糖精钠的质量，mg；

　　　m——样品质量或体积，g 或 mL；

　　　V_1——样品提取液残留物加入乙醇的体积，mL；

　　　V_2——点样体积，mL。

7. 说明

（1）本法适用于饮料、汽水、冰棍、酱油、果酱、果汁粉、糕点、饼干等食品中糖精钠含量的测定。

（2）我国 GB 2760—2011《食品安全国家标准　食品添加剂使用标准》规定，糖精钠用于饮料、酱菜类、复合调味料、冷冻饮品、糕点、面包、饼干、腌渍的蔬菜、配制酒等食品，最大使用量（以糖精计）为 0.15g/kg；带壳熟制坚果与籽类最大使用量为 1.2g/kg；蜜饯凉果、脱壳熟制坚果与籽类最大使用量为 1.0g/kg；话梅类（甘草制品）、果丹（饼）类、凉果类最大使用量为 5.0g/kg。

（二） 食品中环己基氨基磺酸钠 （ 甜蜜素 ） 的测定

1. 气相色谱法

（1）目的　掌握气相色谱法测定食品中环己基氨基磺酸钠的测定原理及方法，了解其测定范围。

（2）原理　在硫酸介质中环己基氨基磺酸钠与亚硝酸反应，生成环己醇亚硝酸酯，利用气相色谱法进行定性和定量。

（3）试剂

①正己烷、氯化钠、层析硅胶（或海沙）、50g/kg 亚硝酸钠溶液，10%硫酸溶液；

②环己基氨基磺酸钠标准溶液（含环己基氨基磺酸钠>98%）：精确称取 1.0000g 环己基氨基磺酸钠，加水溶解并定容至 100mL，此溶液每毫升含环己基氨基磺酸钠 10mg。

（4）仪器设备　气相色谱仪（附氢火焰离子化检测器）、旋涡混合器、离心机、10μL 微量注射器。

（5）操作步骤

①样品的处理

a. 液体样品：摇匀后可直接称取。含二氧化碳的样品要经加热后除去二氧化碳，含酒精的样品则需加入4%氢氧化钠溶液调至碱性后，于沸水浴中加热以除去酒精。称取 20.0g 处理后的样品移入 100mL 带塞比色管中，置于水浴中。

b. 固体样品：凉果、蜜饯类样品，将其剪碎，称取 2.0g 放入研钵中，加入少许层析硅胶（或海砂）研磨至呈干粉状，经漏斗倒入 100mL 容量瓶中，加水冲洗研钵，洗液一并移入容量瓶中，加水定容至刻度。不时摇匀，1h 后过滤，即得滤液，准确吸取 20mL 试液于 100mL 带塞比色管中，置冰浴中。

②测定

a. 气相色谱参考条件：U 形不锈钢色谱柱，长 2m、内径 3mm，固定相为 Chromsorb WAM DMCS 80~100 目，涂以 10% SE-30；柱温 80℃，汽化温度 150℃，检测温度 150℃；氮气 40mL/min，氢气 30mL/min，空气 300mL/min。

b. 标准曲线的绘制：准确吸取 1.00mL 环己基氨基磺酸钠标准溶液于 100mL 带塞比色管中，加水 20mL，置冰浴中，加入 5mL 亚硝酸钠溶液（50g/L），5mL 硫酸溶液（10%），摇匀，在冰浴中放置 30min，并经常摇动。然后准确加入 10mL 正己烷，5g 氯化钠，摇匀后置旋涡混合器上振动 1min（或振摇 80 次），待静止分层后吸出正己烷层于 10mL 带塞离心管中进行离心分离，每毫升正己烷提取液相当于 1mg 环己基氨基磺酸钠，将标准提取液进样 1~5μg 于气相色谱仪中，根据响应值绘制标准曲线。

c. 样品的测定：准确吸取样品处理液 1~5μL 于气相色谱仪中，按标准曲线操作自 "加入 5mL 亚硝酸钠溶液（50g/L）" 起操作相同，测得响应值，从标准曲线上查出相应的含量。

（6）结果计算

$$X = \frac{m' \times 10 \times 1000}{m \times V \times 1000} = \frac{10m'}{mV}$$

式中　X——样品中环己基氨基磺酸钠含量，g/kg；

　　　　m——样品质量，g；

　　V——进样体积，μL；

　　10——正己烷加入量，mL；

　　m′——测试液中环己基氨基磺酸钠的含量，μg。

（7）说明

①本法适用于饮料、凉果等食品中环己基氨基磺酸钠的测定，最低检出限为4μg。

②我国GB 2760—2011《食品安全国家标准　食品添加剂使用标准》规定，环己氨基磺酸钠在冷冻饮品、腌制蔬菜、腐乳类、面包、饼干、糕点、配制酒、复合调味料、果冻、饮料等食品中最大使用量为0.65g/kg；凉果类、话化类（甘草制品）、果丹（饼）类最大使用量为8.0g/kg。

2. 比色法

（1）目的　掌握比色法测定食品中环己基氨基磺酸钠的原理及方法。

（2）原理　在硫酸介质中环己基氨基磺酸钠与亚硝酸钠反应，生成环己醇亚硝酸脂，与磺胺重氮化后再与盐酸萘乙二胺偶合生成红色染料，在550nm波长处测其吸光度，与标准比较定量。

（3）试剂

①三氯甲烷、甲醇、10g/L亚硝酸钠溶液、10%硫酸溶液，10%盐酸溶液，10%尿素溶液（临用时新配或冰箱保存），10g/L盐酸萘乙二胺溶液，10g/L磺胺溶液（称取1g磺胺溶于10%盐酸溶液中，最后定容至100mL）；

②透析剂：称取0.5g二氯化汞和12.5g氯化钠于烧杯中，以0.01mol/L盐酸溶液定容至100mL；

③环己基氨基磺酸钠标准溶液：精确称取0.1000g环己基氨基磺酸钠，加水溶解，最后定容至100mL，此溶液每毫升含环己基氨基磺酸钠1mg，临用时将环己基氨基磺酸钠标准溶液稀释10倍，此液每毫升含环己基氨基磺酸钠0.1mg。

（4）仪器设备　分光光度计、旋涡混合器、离心机、透析纸。

（5）测定步骤

①提取

a. 液体试样：摇匀后可直接称取。含二氧化碳的样品要经加热后除去二氧化碳，含酒精的样品则需加入40g/L氢氧化钠溶液调至碱性后，于沸水浴中加热以除去酒精，制成试样。称取10.0g处理后的试样于透析纸中，加10mL透析剂，将透析纸口扎紧。放入盛有100mL水的200mL广口瓶内，加盖，透析20~24h得透析液。

b. 固体试样：凉果、蜜饯类样品，将其剪碎，称取2.0g已剪碎的试样于研钵中，加入少许层析硅胶（或海砂）研磨至呈干粉状，经漏斗倒入100mL容量瓶中，加水冲洗研钵，洗液一并移入容量瓶中，加水定容至刻度。不时摇匀，1h后过滤，即得试样。准确吸取10mL经处理后的试样提取液于透析纸中，以下操作按"①a"进行。

②测定

a. 取2支50mL带塞比色管，分别加入10mL透析液和10mL标准液，在0~3℃冰浴中，加入1mL 10g/L亚硝酸钠溶液，1mL 10%硫酸溶液，摇匀后放入冰水中不时摇动，放置1h，取出后加15mL三氯甲烷，置旋涡混合器上振动1min。静置后吸去上层液。再加15mL水，振动1min，静止后吸去上层液，加10mL 10%尿素溶液，2mL 10%盐酸溶液，再振动5min，静置后吸去上层液，加 15mL 水，振动 1min，静置后吸去上层液，分别准确吸出 5mL 三氯甲烷于 2 支 25mL 比色管中。另取一支 25mL 比色管加入 5mL 三氯甲烷作参比管。于各管中加入 15mL 甲醇，1mL 10g/L 磺胺，置冰水中 15min，恢复常温后加入 1mL 0.1%盐酸萘乙二胺溶液，加甲醇至刻度，在 15~30℃ 下放置 20~30min，于 550nm 处测定吸光度，测得吸光度 A 及 A_s。

b. 另取 2 支 50mL 带塞比色管，分别加入 10mL 水和 10mL 透析液，除不加 10g/L 亚硝酸钠外，其他按"①项"进行，测得吸光度 A_{s0} 和 A_0。

（6）结果计算

$$X = \frac{\rho}{m} \times \frac{A - A_0}{A_s - A_{s0}} \times \frac{100 + 10}{V} \times \frac{1}{1000} \times \frac{1000}{1000}$$

式中　X——试样中环己基氨基磺酸钠的含量，g/kg；

　　　m——试样质量，g；

　　　V——透析液用量，mL；

　　　ρ——标准管质量浓度，μg/mL；

　　　A_s——标准液吸光度；

　　　A_{s0}——水的吸光度；

　　　A——试样透析液吸光度；

　　　A_0——不加亚硝酸钠的试样透析液吸光度。

（7）说明

本法适用于饮料、凉果等食品中环己基氨基磺酸钠的测定，最低检出限为 4μg。

第六节　食品容器和包装材料的检验

一、　塑料制品中有害物质的检验

（一）　食品包装用聚乙烯、聚苯乙烯、聚丙烯树脂等塑料的检测

聚乙烯、聚苯乙烯、聚丙烯这三类不饱和烃的聚合物，是目前应用最多的热塑性塑料，广泛地用于食品包装、食品容器、食品餐具等。

对于塑料包装材料的检测，一般是模拟不同食品，制备 4 种浸泡液（水、4%乙酸、65%乙醇、正己烷），在一定温度下，对试样浸泡一定时间后，测定其高锰酸钾消耗量、蒸发残渣、重金属，并进行脱色试验等。

1. 目的

了解热塑性塑料的卫生指标，学习热塑性塑料的检测方法。

2. 原理

食品包装材料用各种模拟不同食品性质的溶液浸泡后，包装材料中的某些成分被溶出在不同的浸泡液中，通过测定其消耗高锰酸钾的量，表示可溶出有机物质的含量；通过蒸发不同浸泡液使溶出的物质残留在残渣中，从蒸发残渣的量可反映出包装材料对食品的影响程度；浸泡液中重金属（以 Pb 计）与硫化钠作用，在酸性溶液中形成黄棕色硫化铅，与标准比较，若比

标准颜色浅，即表示重金属含量符合标准。此 4 种溶液为模拟接触水、酸、酒、油不同性质食品的情况。

3. 试剂

（1）高锰酸钾标准滴定溶液 $[c\,(1/5\,KMnO_4) = 0.01mol/L]$；

（2）草酸标准滴定溶液 $[c\,(1/2\,H_2C_2O_4 \cdot 2H_2O) = 0.01mol/L]$；

（3）硫酸（1∶2）；

（4）硫化钠溶液 称取 5g 硫化钠，溶于 10mL 水和 30mL 甘油的混合液中，或将 30mL 水和 90mL 甘油混合后分成两等份，一份加 5g 氢氧化钠溶解后通入硫化氢气体（硫化铁加稀盐酸）使溶液饱和后，将另一份水和甘油混合液倒入，混合均匀后装入瓶中，密闭保存；

（5）铅标准溶液 准确称取 0.1598g 硝酸铅，溶于 10mL 硝酸（10%）中，移入 1000mL 容量瓶内，加水稀释至刻度。此溶液每毫升相当于 100μg 铅；

（6）铅标准使用液 吸取 10mL 铅标准溶液，置于 100mL 容量瓶中，加水稀释至刻度。此溶液每毫升相当于 10μg 铅。

4. 操作步骤

（1）浸泡条件 浸泡液使用量为 2mL/cm²，在容器中以加入浸泡液至 2/3~4/5 体积为准。

①水：60℃ 浸泡 2h，200mL 水浸泡液+0.4g 样品。

②4% 乙酸：60℃ 浸泡 2h，150mL 乙酸浸泡液+0.4g 样品。

③65% 乙醇：室温浸泡 2h，100mL 乙醇浸泡液+0.2g 样品。

④正己烷：室温浸泡 2h，100mL 正己烷浸泡液+0.2g 样品。

（2）高锰酸钾消耗量测定

①锥形瓶的处理：取 100mL 水，放入 250mL 锥形瓶中，加入 5mL 硫酸（1+2）、5mL 高锰酸钾溶液，煮沸 5min，倒去，用水冲洗备用。

②滴定：准确吸取 100mL 水浸泡液（有残渣则需过滤）于上述处理过的 250mL 锥形瓶中，加 5mL 硫酸（1+2）及 10mL 高锰酸钾标准滴定溶液（0.01mol/L），再加玻璃珠 2 粒，准确煮沸 5min 后，趁热加入 10mL 草酸标准滴定溶液（0.01mol/L），再以高锰酸钾标准滴定溶液（0.01mol/L）滴定至微红色，记录 2 次高锰酸钾溶液滴定量。

另取 100mL 水，按上述方法做试剂空白试验。

（3）蒸发残渣的测定 取各浸泡液 200mL，分次置于预先在（100±5）℃ 干燥至恒量的 50mL 玻璃蒸发皿或恒量过的小瓶浓缩器（为回收正己烷用）中，在水浴上蒸干，（100±5）℃ 干燥 2h，在干燥器中冷却 0.5h 后称量，（100±5）℃ 干燥 1h，取出，在干燥器中冷却 0.5h，称量。

同时进行空白试验，即另取不经食具浸泡的同一种浸泡液 200mL，按同法蒸干、干燥，称至恒重。

（4）重金属含量测定 吸取 20mL 乙酸（4%）浸泡液放入 50mL 比色管中，加水至刻度。另取 2mL 铅标准使用液于 50mL 比色管中，加 20mL 乙酸（4%）溶液，加水至刻度混匀，两液中各加硫化钠溶液 2 滴，混匀后，放置 5min，以白色为背景，从上方或侧面观察，样品呈色不能比标准溶液更深。

（5）脱色试验 取洗净待测塑料食具一个，用蘸有冷餐油、乙醇（65%）的棉花，在接触食品部位的小面积内，用力往返擦拭 100 次，棉花上不得染有颜色。

四种浸泡液也不得染有颜色。

5. 结果计算

（1）高锰酸钾消耗量

$$X_1 = \frac{(V_1 - V_2) \times c \times 31.6 \times 1000}{100}$$

式中　X_1——样品中高锰酸钾消耗量，mg/L；

V_1——样品浸泡液滴定时消耗高锰酸钾溶液的体积，mL；

V_2——试剂空白滴定时消耗高锰酸钾溶液的体积，mL；

c——高锰酸钾标准滴定溶液的实际浓度，mol/L。

31.6——与1.0mL的高锰酸钾标准滴定溶液［c（1/5 KMnO$_4$）= 0.001mol/L］相当的高锰酸钾的质量，mg。

计算结果保留3位有效数字，在重复性条件下获得的两次独立测定结果的绝对差值不得超过算术平均值的10%。

（2）蒸发残渣的测定

$$X_2 \frac{(m_1 - m_2) \times 1000}{200}$$

式中　X_2——样品浸泡液（不同浸泡液）蒸发残渣，mg/L；

m_1——样品浸泡液蒸发残渣质量，mg；

m_2——空白浸泡液的质量，mg。

计算结果保留三位有效数字，在重复性条件下获得的2次独立测定结果的绝对差值不得超过算术平均值的10%。

（3）重金属含量测定　呈色大于标准管的样品，重金属（以Pb计）报告值>1mg/L。

6. 说明

我国安全标准规定，聚乙烯、聚丙烯、聚苯乙烯包装水浸泡液蒸发残渣不得检出，醋酸中应≤30mg/L，高锰酸钾消耗量应≤10mg/L，重金属应≤1mg/L。

（二）　食品包装用三聚氰胺塑料中甲醛的检测

三聚氰胺树脂即密胺树脂（Melamine Resin）是密胺与甲醛经缩合反应得到的合成树脂。它是热固性塑料的重要代表，多用于制作食具和餐具，目前密胺树脂的食具、容器在家庭、宾馆、餐饮业被广泛采用。三聚氰胺塑料如果在制造过程中因反应不完全，常有大量游离甲醛存在，而且此种塑料遇高温或酸性溶液可能分解，有甲醛游离出来。甲醛是一种细胞的原浆毒，人或动物经口摄入甲醛，肝脏可出现肝细胞灶性坏死和淋巴细胞浸润。

1. 目的

了解热固性塑料三聚氰胺塑料中甲醛的检测原理及方法。

2. 原理

三聚氰胺塑料中的甲醛经乙酸浸泡后与盐酸苯肼生成氮杂茂，在酸性情况下经氧化成醌式结构的红色化合物，甲醛含量与颜色深度成正比，与标准系列比较定量。

3. 试剂

（1）1%盐酸苯肼溶液　称取1.0g盐酸苯肼，加80mL水溶解，再加2mL盐酸（10+2），加水稀释至100mL，过滤，贮存于棕色瓶中；

（2）20g/L铁氰化钾溶液；

（3）盐酸（10+2） 量取 100mL 盐酸，加水稀释至 120mL；

（4）甲醛标准溶液 吸取 2.5mL 36%～38%甲醛溶液，置于 250mL 容量瓶中，加水稀释至刻度、用碘量法标定，最后稀释至每毫升相当于 100μg 甲醛；

（5）甲醛标准使用液 吸取 10mL 甲醛标准溶液，置于 100mL 容量瓶中，加水稀释至刻度。此溶液每毫升相当于 10μg 甲醛。

4. 仪器设备

比色管、分光光度计。

5. 操作步骤

（1）绘制标准曲线 吸取 0、0.2、0.4、0.6、0.8、1.0mL 甲醛标准使用液（相当 0，2，4，6，8，10μg 甲醛），分别置于 25mL 比色管中，加水至 2mL。标准管中各加 1mL 盐酸苯肼溶液摇匀，放置 20min。各加 0.5mL 2%铁氰化钾溶液，放置 4min，各加 2.5mL 盐酸（10+2），再加水至 10mL，混匀。在 10～40min，用 1cm 比色杯，以零管调节零点，在 520nm 波长处测吸光度，以甲醛的量（μg）为横坐标，吸光度为纵坐标，绘制标准曲线。

（2）浸泡液测定 吸取 10mL 4%乙酸浸泡液于 100mL 容量瓶中，加水至刻度，混匀。再吸取 2mL 此稀释液于 25mL 比色管中，加水至 2mL。样品管中加 1mL 盐酸苯肼溶液摇匀，放置 20min。各加 0.5mL 20g/L 铁氰化钾溶液，放置 4min，各加 2.5mL 盐酸（10+2），再加水至 10mL，混匀。在 10～40min，用 1cm 比色杯，在 520nm 波长处测定其吸光度，从标准曲线上查得相应甲醛含量（μg）。

6. 结果计算

$$X = \frac{m \times 1000}{10 \times \frac{V}{100} \times 1000}$$

式中 X——浸泡液中甲醛的含量，mg/L；

m——测定时所取稀释液中甲醛的含量，μg；

V——测定时所取稀释浸泡液体积，mL。

计算结果保留三位有效数字，在重复性条件下获得的两次独立测定结果的绝对差值不得超过算术平均值的 10%。

7. 说明

我国卫生标准规定，三聚氰胺包装塑料中甲醛含量应≤2.5mg/L。

（三） 气相色谱法测定聚氯乙烯塑料中氯乙烯单体含量

聚氯乙烯塑料的化学性质不稳定，一般不用于制作食品用具、容器、生产管道及运输带等直接接触食品的包装材料，一般用于拉伸膜和热收缩膜等外包装。

聚氯乙烯的安全问题主要是由参与聚合的游离氯乙烯单体产生，氯乙烯有麻醉和致畸毒性，所以聚氯乙烯塑料作为食品包装材料时应严格控制材料中的氯乙烯单体残留量。

1. 目的

了解气相色谱法测定食品塑料包装材料中氯乙烯单体的方法和原理，学习固体试样中的挥发性成分顶空气相色谱分析技术，掌握气相色谱仪的使用方法。

2. 原理

测试样品溶解在 N，N-二甲基乙酰胺中，样品中的氯乙烯通过自动顶空进样器，采用毛细管气相色谱柱分离，氢火焰离子化检测器测定，外标法定量。

3. 试剂

（1）N，N-二甲基乙酰胺：纯度大于 99%；

（2）氯乙烯基准溶液 0.5%，丙酮或甲醇作为溶剂；

（3）氯乙烯储备液（10mg/L）　在 10mL 棕色玻璃瓶中加入 10mL N，N-二甲基乙酰胺，用微量注射器吸取 20μL 氯乙烯基准溶液到玻璃瓶中，立即用瓶盖密封，平衡 2h 后，保存在 4℃冰箱中；

（4）氯乙烯标准工作溶液：在 7 个顶空瓶中分别加入 10mL N，N-二甲基乙酰胺，用微量注射器分别吸取 0，50，75，100，125，150，200μL 氯乙烯储备液缓慢注射到顶空瓶中，立即加盖密封，混合均匀，得到 N，N-二甲基乙酰胺浓度分别为 0，0.050，0.075，0.100，0.125，0.150，0.200mg/L。

4. 仪器设备

气相色谱仪（配置自动顶空进样器和氢火焰离子检测器）、玻璃瓶（10mL，瓶盖带硅橡胶或者丁基橡胶密封垫）、顶空瓶（20mL，瓶盖带硅橡胶或者丁基橡胶密封垫）、微量注射器、分析天平。

5. 操作步骤

（1）样品处理　将试样剪成细小颗粒，准确称取适量试样（如 10g）于 150mL 磨口锥形瓶中（精确至 0.1mg），按照每克试样加入 10mL N，N-二甲基乙酰胺的比例，向锥形瓶中加入适量（如 100mL）N，N-二甲基乙酰胺，立即加盖密封，振荡溶解（如果溶解困难，可适当升温），待完全溶解后放入 -18℃冰箱中降温保存备用。

（2）样品制备　从冰箱中取出装有样品溶液的锥形瓶，从中分别量取 10mL 样品溶液于 2 个顶空瓶中，立即压盖密封，放入自动顶空进样器待测。

（3）测定

①自动顶空进样器条件：定量杯 1mL 或 3mL；平衡温度 70℃；定量杯温度 90℃；传输线温度 120℃；平衡时间 30min；加压时间 0.20min；定量环填充时间 0.10min；定量环平衡时间 0.10min；进样时间 1.50min。

②色谱条件：色谱柱：聚乙二醇毛细管色谱柱（0.32mm×30m，1μm），或相当者；柱温程序：起始 40℃，保持 1min，以 2℃/min 的速率升至 60℃，保持 1min，以 20℃ 速率升至 200℃，保持 1min；载气：氮气，流速 1mL/min；进样模式：分流，分流比 1∶1；进样口温度：200℃；检测器温度：200℃。

③绘制标准工作曲线：对氯乙烯标准工作溶液在上述参数下进行检测，以氯乙烯标准工作溶液浓度（单位为 mg/L）为横坐标，以对应的峰面积为纵坐标，绘制标准工作曲线，得到线性方程。

④试样检测：对制备好的样品在上述参数下进行检测，记录氯乙烯色谱峰的峰面积，计算氯乙烯峰面积。

6. 结果计算

$$X = \frac{\rho \times V}{m} \times 1000$$

式中　X——试样中氯乙烯的含量，mg/kg；

ρ——顶空瓶中样品溶液的氯乙烯质量浓度，mg/L；

V——顶空瓶中样品溶液的体积，mL；

m——试样质量，mg。

计算结果保留 3 位有效数字，在重复性条件下获得的 2 次独立测定结果的绝对差值不得超过算术平均值的 10%。

7. 说明

当氯乙烯残留量<1mg/kg 时，能满足食品卫生安全要求。

二、 食品包装用纸有害物质的检验

食品包装用纸直接与食品接触，是食品行业使用最广泛的包装材料。包装纸的种类很多，包括可直接接触食品的包装即内包装，如原纸：包咸菜、糕点、豆制品、熟肉制品等；拖蜡纸：包面包、奶油、雪糕等；玻璃纸：包糖果等；锡箔纸：包奶油糖及巧克力糖等，及不接触食品的外包装如纸板、糕点盒等。

包装纸卫生安全问题主要包括荧光增白剂的毒性作用、油墨造成的重金属污染等。

（一） 原子吸收分光光度法测定食品包装用纸中的铅含量

1. 目的

学习原子吸收分光光度计的使用方法，掌握原子吸收分光光度法测定食品包装用纸中铅含量的方法。

2. 原理

样品处理后，导入原子吸收分光光度计中，原子化以后，吸收元素空心阴极灯发出的共振线（铅 283.3nm），其吸收量与样品中金属元素含量成正比，与标准系列比较定量。

3. 试剂

（1）铅标准溶液　精密称取 0.1598g 硝酸铅，加 40mL 冰乙酸，缓缓加热溶解后，冷却，移入 1000mL 容量瓶中，加水稀释至刻度。此溶液每毫升相当于 100μg 铅；

（2）铅标准使用液　吸取 10mL 铅标准溶液，置于 100mL 容量瓶中，加 4%乙酸稀释至刻度，此溶液每毫升相当于 10μg 铅。

4. 仪器设备

原子吸收分光光度计。

5. 操作步骤

（1）样品处理　浸泡液：4%乙酸溶液。

操作：从每张纸上剪下 10cm²（2cm×5cm）大小各一块，供检验用。再将剪好的纸条放入浸泡液中（以 2mL 浸泡液/cm²计算，纸条不要重叠），在不低于 20℃的常温下浸泡 24h。

（2）测定条件　波长 283.3nm，灯电流 7.5mA，狭缝 2nm，空气流量 7.5L/min，乙炔流量 1.0L/min，氘灯背景校正。

（3）标准曲线的绘制　吸取 0，0.5，1.0，2.0，3.0，4.0mL 铅标准使用液，分别置于 6 个 10mL 容量瓶中，加 4%乙酸溶液稀释至刻度。每毫升相当于 0，0.5，1.0，2.0，3.0，4.0μg 铅，将仪器调至最佳条件进行测定，根据对应浓度的峰高，绘制曲线。

（4）样品测定　将测定仪器调至最佳条件，然后将浸泡液或稀释液，直接导入火焰中进行测定，与标准比较定量。

6. 结果计算

$$X = \frac{m \times 1000}{V \times 1000}$$

式中　X——浸泡液中铅的含量，mg/L；

　　　m——测定时所取浸泡液的铅的含量，μg；

　　　V——测定时所取浸泡液体积，mL。

计算结果保留三位有效数字，在重复性条件下获得的 2 次独立测定结果的绝对差值不得超过算术平均值的 10%。

7. 说明

食品包装用纸中铅含量（4%乙酸浸泡液中）≤5mg/L。

（二）　双硫腙法测定食品包装用纸中的铅含量

1. 目的

学习双硫腙法测定铅含量的原理与方法，掌握双硫腙法测定铅含量的基本操作要点。

2. 原理

样品经消化后，在 pH8.5~9.0 时，铅离子与双硫腙生成红色络合物，溶于三氯甲烷。根据所呈红色的深浅比色定量。

3. 试剂

（1）氨水（1+1）；

（2）盐酸（1+1）　量取 100mL 盐酸，加入 100mL 水中；

（3）1g/L 酚红指示液　称取 0.10g 酚红，用少量多次乙醇溶解后移入 100mL 容量瓶中并定容至刻度；

（4）200g/L 盐酸羟胺溶液　称取 20.0g 盐酸羟胺，加水溶解至 50mL，加 2 滴酚红指示液，加氨水（1+1），调 pH 至 8.5~9.0（由黄变红，再多加 2 滴），用二硫腙–三氯甲烷溶液提取至三氯甲烷层绿色不变为止，再用三氯甲烷洗 2 次，弃去三氯甲烷层，水层加盐酸（1+1）至呈酸性，加水至 100mL；

（5）20%柠檬酸铵溶液　称取 50g 柠檬酸铵，溶于 100mL 水中，加 2 滴酚红指示液，加氨水，调 pH 至 8.5~9.0，用二硫腙–三氯甲烷溶液提取数次，每次 10~20mL，至三氯甲烷层绿色不变为止，弃去三氯甲烷层，再用三氯甲烷洗 2 次，每次 5mL，弃去三氯甲烷层，加水稀释至 250mL；

（6）100g/L 氰化钾溶液　称取 10.0g 氰化钾，用水溶解后稀释至 100mL；

（7）三氯甲烷　不应含氧化物。检查方法，量取 10mL 三氯甲烷，加 25mL 新煮沸过的水，振摇 3min，静置分层后，取 10mL 水溶液，加数滴碘化钾溶液 150g/L 及淀粉指示液，振摇后应不显蓝色。处理方法：于三氯甲烷中加入 1/20~1/10 体积的 200g/L 硫代硫酸钠溶液洗涤，再用水洗后加入少量无水氯化钙脱水后进行蒸馏，弃去最初及最后的 1/10 馏出液，收集中间馏出液备用；

（8）淀粉指示液　称取 0.5g 可溶性淀粉，加 5mL 水搅匀后，慢慢倒入 100mL 沸水中，边倒边搅拌，煮沸，放冷备用，临用时配制；

（9）0.5g/L 双硫腙–三氯甲烷溶液　保存冰箱中，必要时用下述方法纯化。称取 0.5g 研细的二硫腙，溶于 50mL 三氯甲烷中，如不全溶，可用滤纸过滤于 250mL 分液漏斗中，用氨水

（1+99）提取 3 次，每次 100mL，将提取液用棉花过滤至 500mL 分液漏斗中，用盐酸（1+1）调至酸性，将沉淀出的二硫腙用三氯甲烷提取 2~3 次，每次 20mL，合并三氯甲烷层，用等量水洗涤 2 次，弃去洗涤液，在 50℃水浴上蒸去三氯甲烷。精制的二硫腙置硫酸干燥器中，干燥备用。或将沉淀出的二硫腙用 200、200、100mL 三氯甲烷提取 3 次，合并三氯甲烷层为二硫腙溶液；

（10）铅标准储备溶液（1.0mg/mL）　准确称取 0.1598g 硝酸铅，加 10mL 硝酸（1+99），全部溶解后，移入 100mL 容量瓶中，加水稀释至刻度；

（11）铅标准使用液（10.0μg/mL）　吸取 1mL 铅标准储备溶液，置于 100mL 容量瓶中，加水稀释至刻度；

（12）4%乙酸溶液。

4. 仪器设备

分光光度计、玻璃仪器（10%~20%硝酸浸泡 24h 以上，并冲洗干净）。

5. 操作步骤

（1）样品处理　从每张纸上剪下 10cm^2（2cm×5cm）大小各一块，供检验用。再将剪好的纸条放入浸泡液 4%乙酸溶液中（以 2mL 浸泡液/cm^{2}计算，纸条不要重叠），在不低于 20℃的常温下浸泡 24h。

（2）铅含量测定　吸取 10mL 浸泡液，加水准确稀释至 100mL，取 25mL 带塞比色管两只，一只加入 10mL 浸泡稀释液，一只加入 0.5mL 铅标准使用液（相当于 5μg）及 4%盐酸 1mL，再加水至 10mL。两管内分别加 1.0mL 柠檬酸铵溶液、0.5mL 盐酸羟胺溶液和 1 滴酚红指示液，混匀后滴加氨水至红色，再多加 1 滴，然后加入 1mL 氰化钾溶液，摇匀，再各加 5mL 双硫腙–三氯甲烷液，振摇 2min，静置后比色，样品管的红色不得深于标准管，否则用 1cm 比色杯，以三氯甲烷调节零点。波长 510nm 处测吸光度 A_t（浸泡液）、A_s（标准液），进行比较定量。

6. 结果计算

$$X = \frac{A_t \times m_s \times 1000}{A_s \times V \times 1000} \times 10$$

式中　X——浸泡液中铅的含量，mg/L；

　　　A_s——铅标准使用液的吸光度；

　　　m_s——铅标准使用液的含量，μg；

　　　A_t——浸泡液的吸光度读数；

　　　V——浸泡稀释液取用体积，mL。

计算结果保留三位有效数字，在重复性条件下获得的 2 次独立测定结果的绝对差值不得超过算术平均值的 10%。

（三）　食品包装用纸中荧光增白剂的测定

1. 目的

学习高效液相色谱法测定食品包装用纸中荧光增白剂含量的原理与方法，掌握高效液相色谱的基本操作要点。

2. 原理

荧光增白剂 VBL 又称荧光增白剂 85，造纸类嗪氨基二苯乙烯类增白剂最常用的一种。试样中荧光增白剂经甲醇浸泡超声提取后，通过高效液相色谱柱进行分离，采用荧光检测器进行检测，外标法定量。

3. 试剂

（1）甲醇（分析纯）、甲醇（色谱纯）；

（2）荧光增白剂 VBL　纯度不低于 99.0%；

（3）荧光增白剂 VBL 标准储备液（1.0mg/mL）　准确称取荧光增白剂 VBL 标准物质 0.1g（精确至 0.1mg）于 25mL 烧杯中，用少量甲醇溶解后完全转移至 100mL 容量瓶中，以甲醇定容至刻度，摇匀，在 0~4℃ 条件下密封避光保存；

（4）荧光增白剂 VBL 标准工作溶液　根据需要，将标准储备液用甲醇稀释成适当浓度的标准工作溶液。

4. 仪器设备

高效液相色谱（配有荧光检测器）、分析天平（感量为 0.0001g）、旋涡混合器、超声波提取器（带温度控制 30~90℃）、氮吹仪、50mL 具塞锥形瓶。

5. 操作步骤

（1）提取　选取代表性样品，剪成 5mm×5mm 以下，混匀后从中称取 0.5g（精确至 0.1mg）于 50mL 具塞锥形瓶中，加入 25mL 甲醇，于 50℃ 超声萃取 40min，将萃取液完全转移至 50mL 离心管中，用氮吹仪浓缩至 2mL 左右，用甲醇转移至 5mL 容量瓶中，定容，摇匀后，取少量溶液放入离心机中以 4000r/min 离心 5min，取上层清液供液相色谱分析。

（2）测定

①液相色谱参考条件：色谱柱：Diamonsil C_{18}（250mm×4.6mm，5μm）或性能类似的分析柱；激发波长 358nm；发射波长 430nm；柱温 30℃；流速 1.0mL/min；进样量 20μL。流动相及梯度洗脱条件见表 4-2。

表 4-2　　　　　　　　　　　　流动相及梯度洗脱条件

时间/min	流动相 A（水）含量/%	流动相 B（甲醇）含量/%
0.00	75.0	25.0
3.00	35.0	65.0
4.00	35.0	65.0
5.00	5.0	95.0
10.00	5.0	95.0

②测定：根据样液中荧光增白剂 VBL 含量情况，选定峰面积相近的标准工作溶液，标准工作溶液和样液中荧光增白剂 VBL 响应值应在仪器检测性范围内。标准工作溶液和样液等体积交替进行测定。

③空白试验：除不加试样外，按上述步骤做空白试验。

6. 结果计算

$$X = \frac{(A - A_0) \times \rho_s \times V}{A_s \times m}$$

式中　X——样品中的荧光增白剂 VBL 含量，mg/kg；

　　　A——试样提取液中荧光增白剂 VBL 峰面积；

A_0——空白中荧光增白剂 VBL 峰面积；

ρ_s——标准工作溶液中荧光增白剂 VBL 的浓度，mg/L；

V——试样定容的体积，mL；

A_s——标准工作溶液中荧光增白剂 VBL 峰面积；

m——试样的质量，g。

计算结果保留三位有效数字，在重复性条件下获得的 2 次独立测定结果的绝对差值不得超过算术平均值的 10%。

三、 橡胶制品中有害物质的检验

橡胶可分为天然橡胶和合成橡胶，橡胶制品是以天然橡胶或合成橡胶为主要原料加入各种添加剂制成的，橡胶制品常用作水导管、奶嘴、瓶盖垫片、高压锅垫圈等。橡胶用于各种食品器具可能对食品安全产生的影响主要有两个方面：一是橡胶添加剂，二是橡胶中未能聚合的单体物。本节主要介绍食品用橡胶垫片（圈）的检测。

1. 目的

了解食品包装用橡胶垫片的卫生指标，学习橡胶垫片的检测方法。

2. 原理

食品包装材料用各种模拟不同食品性质的溶液浸泡后，包装材料中的某些成分被溶出在不同的浸泡液中，通过测定其消耗高锰酸钾的量，表示可溶出有机物质的含量；通过蒸发不同浸泡液使溶出的物质残留在残渣中，从蒸发残渣的量可反映出包装材料对食品的影响程度；浸泡液中重金属（以铅计）与硫化钠作用，在酸性溶液中形成黄棕色硫化铅，与标准比较若比标准颜色浅，即表示重金属含量符合标准。橡胶填充剂中的氧化锌一般较为安全，但活性锌可溶出，进入人体内，造成危害。锌离子在酸性条件下与亚铁氰化钾作用生成亚铁氰化锌，产生混浊，与标准混浊度比较定量。

3. 试剂

（1）锌标准储备溶液　精密称取 0.1000g 锌，加 4mL（1+1）盐酸，溶解后移入 1000mL 容量瓶中，加水稀释至刻度。此溶液每毫升相当于 100μg 锌；

（2）锌标准使用液　吸取 10mL 锌标准储备溶液，置于 100mL 容量瓶中，加水稀释至刻度。此溶液每毫升相当 10μg 锌；

（3）5g/L 亚铁氰化钾溶液、200g/L 亚硫酸钠溶液（临用时新配）、盐酸（1+1）、10% 氯化铵溶液、500g/L 柠檬酸铵溶液、100g/L 氰化钾溶液、氨水；

（4）高锰酸钾标准滴定溶液 $[c\,(1/5\,KMnO_4)=0.01mol/L]$；

（5）草酸标准滴定溶液 $[c\,(1/2\,H_2C_2O_4 \cdot 2H_2O)=0.01mol/L]$；

（6）硫酸（1+2）；

（7）硫化钠溶液　称取 5g 硫化钠，溶于 10mL 水和 30mL 甘油的混合液中，或将 30mL 水和 90mL 甘油混合后分成两等份，一份加 5g 氢氧化钠溶解后通入硫化氢气体（硫化铁加稀盐酸）使溶液饱和后，将另一份水和甘油混合液倒入，混合均匀后装入瓶中，密闭保存；

（8）铅标准溶液　准确称取 0.1598g 硝酸铅，溶于 10mL 硝酸（10%）中，移入 1000mL 容量瓶内，加水稀释至刻度。此溶液每毫升相当于 100μg 铅；

（9）铅标准使用液　吸取 10mL 铅标准溶液，置于 100mL 容量瓶中，加水稀释至刻度。此溶液每毫升相当于 10μg 铅。

4. 操作步骤

（1）外观检查　色泽正常，无异臭、异味、无异物。

（2）样品处理　将样品用洗涤剂洗净，自来水冲洗，再用水淋洗，晾干备用。

（3）浸泡条件　取包装用橡胶垫片（圈）三片 20g，若不足 20g 可多取。每克样品加 20mL 浸泡液。

①水：60℃，保温 0.5h。

②4% 乙酸：60℃，保温 0.5h。

③20% 乙醇：60℃，保温 0.5h（瓶盖垫片）。

④正己烷：于水浴加热回流 0.5h（罐头垫圈）。

（4）感官检查　样品浸泡液不应着色，不应有不愉快臭味。在室内自然光下，观察各种样品浸泡液应无荧光。

（5）蒸发残渣　取浸泡液 200mL，分次置于预先在（100±5）℃干燥至恒重的 50mL 玻璃蒸发皿或恒重过的小瓶浓缩器（为回收正己烷用）中，在水浴上蒸干，（100±5）℃干燥 2h，在干燥器中冷却 0.5h 后称量，（100±5）℃干燥 1h，取出，在干燥器中冷却 0.5h，称量。

同时进行空白试验，即另取不经食具浸泡的同一种浸泡液 200mL，按同法蒸干、干燥，称至恒重。

（6）高锰酸钾消耗量

①锥形瓶的处理：取 100mL 水，放入 250mL 锥形瓶中，加入 5mL 硫酸（1+2）、5mL 高锰酸钾溶液，煮沸 5min，倒去，用水冲洗备用。

②滴定：准确吸取 100mL 水浸泡液（有残渣则需过滤）于上述处理过的 250mL 锥形瓶中，加 5mL 硫酸（1+2）及 10mL 高锰酸钾标准滴定溶液（0.01mol/L），再加玻璃珠 2 粒，准确煮沸 5min 后，趁热加入 10mL 草酸标准滴定溶液（0.01mol/L），再以高锰酸钾标准滴定溶液（0.01mol/L）滴定至微红色，记录两次高锰酸钾溶液滴定量。

另取 100mL 水，按上述方法做试剂空白试验。

（7）锌的测定　吸取 2mL 4% 乙酸浸泡液，置于 25mL 比色管中，加水至 10mL。吸取 0、1.0、2.0、4.0、6.0、8.0mL 锌标准使用液（相当于 0、10、20、40、60、80μg 锌），分别置于 25mL 比色管中，各加 2mL 4% 乙酸，再各加水至 10mL。于样品及标准管中各加 1mL 1：1 盐酸，10mL 100g/L 氯化铵溶液，0.1mL 200g/L 亚硫酸钠溶液，摇匀，放置 5min 后，各加 0.5mL 5g/L 亚铁氰化钾溶液，加水至刻度，混匀。放置 5min 后，目视比较浊度定量。

（8）重金属的测定

精密吸取 20mL 4% 乙酸浸泡液于 50mL 比色管中，另取 2mL 铅标准使用液（相当于 20μg 铅）于 50mL 比色管中，加 4% 乙酸至 20mL。两管中各加 1mL 500g/L 柠檬酸铵溶液，3mL 氨水，1mL 10% 氰化钾溶液，加水至刻度，混匀，再各加 2 滴硫化钠溶液，摇匀，放置 5min 后，以白色为背景，从上方或侧面观察，样品显色不能比标准溶液更深。

5. 结果计算

$$X = \frac{m \times 1000}{V \times 1000}$$

式中　　X——样品浸泡液中锌含量，mg/L

　　　　m——测定时所取样品浸泡液中锌含量，μg

　　　　V——测定时所取样品浸泡液体积，mL

计算结果保留三位有效数字，在重复性条件下获得的两次独立测定结果的绝对差值不得超过算术平均值的 10%。

6. 说明

GB 4806.1—2016《食品用橡胶制品卫生标准》规定，食品用橡胶制品乙酸浸泡液蒸发残渣应≤2000mg/L，乙醇浸泡液蒸发残渣应≤40mg/L，水浸泡液蒸发残渣应≤30mg/L，正己烷浸泡液蒸发残渣应≤2000mg/L；水浸泡液高锰酸钾消耗量应≤40mg/L；乙酸浸泡液锌含量应≤20mg/L。

第五章

CHAPTER

食品中微生物的检测

第一节　食品中细菌菌落总数的测定

食品中细菌菌落总数反映了食品的污染程度，食品中细菌数量越多，食品腐败变质的速度就越快，甚至可引起食用者不良反应。

1. 菌落总数的定义

食品检样经过处理，在一定条件下（如培养基、培养温度和培养时间等）培养后，所得的每克（毫升）检样中形成的微生物菌落总数。

2. 目的

掌握食品中菌落总数测定的方法和原理。

3. 试剂

营养琼脂培养基、无菌生理盐水。

4. 仪器设备

菌落计数器、恒温培养箱、无菌培养皿、酒精灯。

5. 操作步骤

（1）取样、稀释和培养

①以无菌操作取检样 25g（mL），放于 225mL 灭菌生理盐水的灭菌瓶内或灭菌乳钵内，经充分振荡或研磨制成 1:10 的均匀稀释液。

固体和半固体检样在加入稀释液后，最好置灭菌均质器中以 8000~10000r/min 的速度处理 1~2min，制成 1:10 的均匀稀释液。

②用 1mL 无菌吸管吸取 1:10 样品稀释液 1mL，置于盛有 9mL 灭菌生理盐水的无菌试管中振摇充分混匀，制成 1:100 的样品稀释液。按上述操作，制备 10 倍系列样品稀释液。

③根据对样品污染状况的估计，选择 2~3 个适宜稀释度的样品稀释液（液体样品可包括原液），在进行 10 倍递增稀释时，吸取 1mL 样品稀释液于无菌平皿内，每个稀释度做 2 个平皿。

④稀释液移入培养皿后，应立即将冷却至 46℃ 的营养琼脂培养液倾注平皿 15~20mL，并转动平皿使其混合均匀。待琼脂凝固后，将平板翻转，（36±1）℃ 培养（48±2）h。

（2）菌落计数

①可用肉眼观察，必要时用放大镜或菌落计数器，记录稀释倍数和相应的菌落数量。菌落计数以菌落形成单位（Colony-Forming Units，cfu）表示。

②选取菌落数在30~300cfu、无蔓延菌落生长的平板计数菌落总数。低于30cfu的平板记录具体菌落数，大于300cfu的可记录为多不可计。每个稀释度的菌落数应采用两个平板的平均数。

③其中一个平板有较大片状菌落生长时，则不宜采用，而应以无片状菌落生长的平板作为该稀释度的菌落数；若片状菌落不到平板的一半，而其余一半中菌落分布又很均匀，即可计算半个平板后乘以2，代表一个平板菌落数。

④当平板上出现菌落间无明显界线的链状生长时，则将每条单链作为一个菌落计数。

⑤菌落计数方法参考表5-1。

表5-1　　　　　　　　　　　稀释度选择及菌落总数报告方式

例次	不同稀释度的平均菌落数/cfu			两个稀释度菌落数之比	菌落总数/（cfu/mL）	报告方式/（cfu/mL）
	10^{-1}	10^{-2}	10^{-3}			
1	多不可计	164	20	—	16400	16000 或 1.6×10^4
2	多不可计	295	46	1.6	37750	38000 或 3.8×10^4
3	多不可计	271	60	2.2	27100	27000 或 2.7×10^4
4	多不可计	多不可计	313	—	313000	310000 或 3.1×10^5
5	27	11	5	—	270	270 或 2.7×10^2
6	0	0	0	—	<10	<10
7	多不可计	305	12	—	30500	31000 或 3.1×10^4

第二节　食品中大肠菌群最可能数的测定

1. 目的

学习掌握食品中大肠菌群最可能数的测定方法和原理。

2. 大肠菌群的定义

一群在36℃条件下培养24~48h能发酵乳糖、产酸产气的需氧和兼性厌氧革兰氏阴性无芽孢杆菌。食品中大肠菌群数系以100mL（g）检样内大肠菌群最可能数（MPN）表示。

3. 试剂

无菌生理盐水、月桂基硫酸盐胰蛋白胨（LST）肉汤、煌绿乳糖胆盐（BGLB）肉汤、1mol/L NaOH（无菌）、1mol/L HCl（无菌）。

4. 仪器设备

酒精灯、倒玻管、恒温培养箱、试管、接种针、移液枪。

5. 操作步骤

（1）样品的处理

①固体和半固体食品：以无菌操作取 25g 样品，放入装有 225mL 生理盐水的无菌均质杯内，8000r/min 均质 1~2min，制成 1:10 的样品稀释液或放入 225mL 生理盐水的无菌均质袋中，用均质器拍打 1~2min，制成 1:10 的样品稀释液。

②液体食品：以无菌吸管吸取样品 25mL 放入装有 225mL 生理盐水的无菌玻璃瓶（瓶内预置适当数量的玻璃珠）中，机械振荡器振摇，制成 1:10 的样品匀液。

样品稀释液的 pH 在 6.5~7.5，必要时用 1mol/L 的氢氧化钠或 1mol/L 的盐酸调节。

（2）样品的稀释　用 1mL 无菌吸管或移液枪吸取 1:10 样品稀释液 1mL，沿管壁缓缓注入装有 9mL 生理盐水的无菌试管中（注意吸管尖端不要触及液面），振摇试管或换用 1 支 1mL 无菌吸管反复吹打 3~5 次，或采用振荡器使其混合均匀，制成 1:100 的样品稀释液。

根据对样品污染情况的估计，按上述操作，依次制成 10 倍系列样品稀释液。每递增稀释 1 次，换用 1mL 无菌吸管。从制备样品溶液至样品接种完毕，全过程不得超过 15min。

（3）初发酵实验　对每个样品，选择适宜的 3 个连续稀释度的样品溶液，液体样品可以包括未经稀释的原液，每个稀释度接种三管月桂基硫酸盐胰蛋白胨（LST）肉汤，每管接种 1mL（如接种量超过 1mL，则用双料 LST 肉汤），（36±1）℃ 培养（24±2）h，检查导管内是否有气泡产生或轻摇试管时是否有密集连续的细小气泡从管底逸出，如未产气则继续培养至（48±2）h。记录在 24h 和 48h 内产气的 LST 肉汤管数。未产气者为大肠菌群阴性；对产气者，则进行复发酵试验。

（4）复发酵实验　用直径为 3mm 的接种环从所有（48±2）h 内发酵产气的 LST 肉汤管中分别取培养物 1 环，移种于煌绿乳糖胆盐（BGLB）肉汤管中，置（36±1）℃ 温箱内，培养（48±2）h，观察产气情况。产气者，记为大肠菌群阳性管。

（5）结果判定　根据大肠菌群阳性管数，查 MPN 检索表（表 5-2），报告每克（毫升）样品中大肠菌群的 MPN 值。

表 5-2　　　　　　　　　1g（mL）检样中最大可能数（MPN）表

阳性管数			MPN	95%置信区间		阳性管数			MPN	95%置信区间	
0.10	0.01	0.001		低	高	0.10	0.01	0.001		低	高
0	0	0	<3.0	—	9.5	2	2	0	21	4.5	42
0	0	1	3.0	0.15	9.6	2	2	1	28	8.7	94
0	1	0	3.0	0.15	11	2	2	2	35	8.7	94
0	1	1	6.1	1.2	18	2	3	0	29	8.7	94
0	2	0	6.2	1.2	18	2	3	1	36	8.7	94
0	3	0	9.4	3.6	38	3	0	0	23	4.6	94
1	0	0	3.6	0.17	18	3	0	1	38	8.7	110
1	0	1	7.2	1.3	18	3	0	2	64	17	180
1	0	2	11	3.6	38	3	1	0	43	9	180
1	1	0	7.4	1.3	20	3	1	1	75	17	200

续表

阳性管数			MPN	95%置信区间		阳性管数			MPN	95%置信区间	
0.10	0.01	0.001		低	高	0.10	0.01	0.001		低	高
1	1	1	11	3.6	38	3	1	2	120	37	420
1	2	0	11	3.6	42	3	1	3	160	40	420
1	2	1	15	4.5	42	3	2	0	93	18	420
1	3	0	16	4.5	42	3	2	1	150	37	420
2	0	0	9.2	1.4	38	3	2	2	210	40	430
2	0	1	14	3.6	42	3	2	3	290	90	1000
2	0	2	20	4.5	42	3	3	0	240	42	1000
2	1	0	15	3.7	42	3	3	1	460	90	2000
2	1	1	20	4.5	42	3	3	2	1100	180	4100
2	1	2	27	8.7	94	3	3	3	>1100	420	—

注：1. 本表采用3个稀释度 [0.1g（mL）、0.01g（mL）和0.001g（mL）]，每个稀释度接种3管。

2. 表内所列检样量如改用1g（mL）、0.1g（mL）和0.01g（mL）时，表内数字应相应降低10倍；如改用 0.01g（mL）、0.001g（mL）、0.0001g（mL）时，则表内数字应相应增高10倍，其余类推。

第三节 食品中致病菌的测定

一、食品中沙门氏菌的测定

沙门氏菌是一大群寄生于人类和动物肠道、其生化反应和抗原构造相似的革兰阴性菌。在世界各地的食物中毒中，沙门氏菌食品中毒常占首位或者第二位。沙门氏菌菌型繁多，已确认的沙门氏菌有2500多个血型。因此，沙门氏菌的检测一直是沙门氏菌研究的核心问题。本节主要介绍快速聚合酶链式反应法（PCR法）。

1. 目的

掌握用快速聚合酶链式反应法（PCR法）检测食品中的沙门氏菌的原理及方法，学会特异性基因引物的设计方法。

2. 原理

利用沸水浴使菌体细胞破裂，释放基因组DNA，离心使细胞壁等有形物沉淀，以上清液为模板进行扩增，琼脂糖凝胶电泳检测PCR扩增产物。

3. 试剂

除另有规定外，试剂为分析纯或生化试剂。

（1）沙门氏菌检测用引物（对）序列为：

Sal F：5′-TCG CAC CGT CAA AGG AAC CGT AAA GC-3′

Sal R：5′-GCA TTA TCG ATC AGT ACC AGC CGT CT-3′；

（2）Premix *Taq* 缓冲液（2×）　　内含 TaqDNA 聚合酶 1.25U/25μL，Mg^{2+}4mmol，dNTP 各 0.4mmol；

（3）琼脂糖　电泳级；

（4）10 倍上样缓冲液（10×loading buffer）　　0.05%溴酚蓝、50%丙三醇溶液、1%的 SDS；

（5）质控菌株　沙门氏菌阳性标准菌株；

（6）Marker 2000；

（7）缓冲蛋白胨水（BPW）　　蛋白胨 10.0g、氯化钠 5.0g、磷酸氢二钠（Na$_2$HPO$_4$·12H$_2$O）9.0g、磷酸二氢钾 1.5g、蒸馏水 1000mL。将各成分加入蒸馏水中，搅混均匀，静置约 10min，煮沸溶解，调节 pH 至 7.2±0.2，高压灭菌 121℃、15min。

（8）大豆蛋白胨肉汤　　胰蛋白胨 17g、植物蛋白胨（或大豆蛋白胨）3g、氯化钠 100g、磷酸氢二钾 2.5g、葡萄糖 2.5g、蒸馏水 1000mL。将各成分混合，加热并轻轻搅拌溶液，调节 pH 至 7.3±0.2，分装后 121℃灭菌 15min。

（9）亚硒酸盐胱氨酸增菌液（SC）　　蛋白胨 5.0g，乳糖 4.0g，磷酸氢二钠 10.0g，亚硒酸氢钠 4.0g，L-胱氨酸 0.01g，蒸馏水 1000mL。除亚硒酸氢钠和 L-胱氨酸外，将各成分加入蒸馏水中，煮沸溶解，冷至 55℃以下，以无菌操作加入亚硒酸氢钠和 1g/L L-胱氨酸溶液 10mL（称取 0.1g L-胱氨酸，加 1mol/L 氢氧化钠溶液 15mL，使溶解，再加无菌蒸馏水至 100mL 即成，如为 DL-胱氨酸，用量应加倍），摇匀，调节 pH 7.0。

（10）50×TAE 缓冲液：称取 Tris 242g，EDTA-Na$_2$·2H$_2$O 37.2g，放入 1L 烧杯中，加入 800mL 去离子水，充分搅拌溶解。加入 57.1mL 的醋酸，充分混匀。加去离子水定容至 1L，室温保存。

（11）1×TAE 缓冲液；

（12）溴化乙锭（5mg/mL）。

4. 仪器设备

PCR 仪、恒温水浴锅、离心机（离心转速 12000g）、微量移液器、电泳仪、凝胶成像仪、天平、电热恒温培养箱。

5. 操作步骤

（1）样品的增菌及模板的制备　　取 25g 样品与 225mL 缓冲蛋白胨水（BPW）中，（37±1）℃培养（18±2）h，进行预增菌，取 0.1mL 预增菌液转移至 10mL 大豆蛋白胨肉汤（RVS）培养基内，（41.5±1）℃培养（24±3）h。同时取 10mL 预增菌液于 100mL 亚硒酸盐胱氨酸增菌液（SC）中（37±1）℃培养（24±3）h，进行选择性增菌，取选择性增菌液 1mL 于离心管中 10000r/min 离心 10min，弃上清，1mL 无菌去离子水悬浮离心 10min，弃上清，再用 0.2mL 无菌去离子水悬浮，95℃水浴 20min，将离心管迅速转移至冰浴中使其迅速冷却，用蜗旋仪混匀裂解物，20~25℃下 10000r/min 离心 3min，转移上清至新鲜管中备用（模板制备可选用商业试剂盒）。检测过程中分别设阳性对照和阴性对照，用添加沙门氏菌阳性标准菌株的样品作阳性对照，用不含沙门氏菌的样品作阴性对照。

（2）PCR 扩增　　50μL 的反应体系，在 0.2mL 的反应管中，Premix *Taq* 缓冲液 25μL，模板 4μL，浓度为 20μmol/L 的上下游引物各 1μL，去离子水 19μL。

反应程序：94℃预变性 2min；30 个循环：94℃变性 1min，58.4℃退火 40s，72℃延伸 30s；72℃终延伸 7min。4℃保存。

（3）电泳检测 PCR 扩增产物 取 1.5g 琼脂糖，100mL 1 ×TAE 缓冲液中加热，充分溶解，冷至 65℃左右的时候，加入 10μL 溴化乙锭，充分混匀，根据需要在模板内放入合适的梳子，制成约 5mm 厚的胶块。在电泳槽中加入 1 ×TAE 缓冲液，使液面没过凝胶 2~3mm。将 6~8μL 的 PCR 扩增产物与 1μL 10 倍上样缓冲液混合后点样，取 6μL Marker 2000 点样。5~8V/cm 恒压电泳，直至溴酚蓝指示剂迁移至凝胶中部，用成像仪进行凝胶成像。

6. 结果判定

在阴性对照于 330bp 处未出现条带，而阳性对照在 330bp 处出现扩增条带的条件下，如待测样品在 330bp 处未出现相应大小的扩增条带，则可报告待测样品未检出沙门氏菌；如待测样品在相应处出现扩增条带，则为疑似阳性样品，此时需要用 GB/T 13091—2002《饲料中沙门氏菌的检验方法》进行确证，最终结果以后者检测结果为准。对于疑似阳性样品，可以对其扩增产物进行测序，沙门氏菌阳性 PCR 产物测序结果（331bp）应如下：

TCG CAC CGT CAA AGG AAC CGT AAA GCT GGC TTT CTC TTT CCA GAT CGC TTC GCC GTT CGC GCG CGG CAT CCG CAT CAA TAA TAC CGG CCT TCA AAT CGG CAT CAA TAC TCA TCT GTT TAC CGG GCA TAC CAT CCA GAG AAA ATC GGG GCC GCG ACT TCC GCG ACG CGT TCT GAA CCT TTG GTA ATA ACG ATA AAC TGG ACC ACG GTG ACA ATA GAG AAG ACA ACA AAA CCC ACC GCC AGG CTA TCG CCA ATA ACG AAT TGC CCG AAC GTG GCG ATA ATT TCA CCG GCA TCA GCT TCA ATC AAG ATA AGA CGG CTG GTA CTG TCC GAT AAT GC

如果阴性对照出现条带和（或）阳性对照未出现预期大小的扩增条带，本次待测样品的结果无效，应重新进行检测，并排除污染因素。

注：检测过程中要防止交叉污染，并且检测过程中的废弃物及一切可能被污染的物品均应作无害化处理。

二、 食品中金黄色葡萄球菌的检测

金黄色葡萄球菌无芽孢和鞭毛，大多数无荚膜，革兰染色呈阳性，是引起食物中毒的第二大细菌，因此检测食品中金黄色葡萄球菌有重要的意义。

（一） 金黄色葡萄球菌 Baird-Parker 平板计数

1. 目的

掌握检测金黄色葡萄球菌的 Baird-Parker 平板计数法的原理及操作步骤。

2. 试剂

（1）血琼脂平板 取营养琼脂（pH7.6），加热使其溶解，待冷至 45~50℃，以灭菌操作于每 100mL 营养琼脂加灭菌脱纤维羊血或兔血 5~10mL，轻轻摇匀，立即倾注于平板或分装试管，制成斜面备用；

（2）Baird-Parker 琼脂平板

①配方：胰蛋白胨 10g、牛肉膏 5g、酵母膏 1g、丙酮酸钠 10g、甘氨酸 12g、氯化锂（LiCl·6H₂O）5g、琼脂 20g、蒸馏水 950mL，pH7.5；

②增菌剂的配法：30%卵黄盐水 50mL 与除菌过滤的 1%亚碲酸钾溶液 10mL 混合，保存于冰箱内；

③配制：将各成分加到蒸馏水中，加热煮沸至完全溶解。冷至 25℃，校正 pH。分装每瓶 95mL，121℃高压灭菌 15min。临用时加热溶化琼脂，冷至 50℃，每 95mL 加入预热至 50℃的

卵黄亚碲酸钾增菌剂 5mL，摇匀后倾注平板。培养基应是致密不透明的。使用前在冰箱储存不得超过 48h；

（3）营养琼脂小斜面；

（4）脑心浸出液肉汤（BHI）　称取蛋白胨 10.0g，脱水小牛脑浸粉 12.5g，脱水牛心浸粉 5.0g，氯化钠 5.0g，葡萄糖 2.0g，磷酸氢二钠 2.5g，pH7.4。称取本品 38.5g，加热搅拌溶解于 1000mL 蒸馏水中，121℃高压灭菌 15min，备用；

（5）兔血浆；

（6）无菌生理盐水。

3. 仪器设备

除微生物实验室常规灭菌及培养设备外，其他设备和材料如下：

（1）恒温培养箱、冰箱、恒温水浴箱、天平、均质器、振荡器、注射器（0.5mL）、pH 计或 pH 比色管或精密 pH 试纸；

（2）无菌吸管或微量移液器、无菌锥形瓶、无菌培养皿（直径 90mm）。

4. 操作步骤

（1）样品的稀释

①固体和半固体样品：称取 25g 样品置于盛有 225mL 生理盐水的无菌均质杯内，8000～10000r/min 均质 1～2min，或置于盛有 225mL 稀释液的无菌均质袋中，用拍击式均质器拍打 1～2min，制成 1∶10 的样品稀释液。

②液体样品：以无菌吸管吸取 25mL 样品置于盛有 225mL 生理盐水的无菌锥形瓶（瓶内预置适当数量的无菌玻璃珠）中，充分混匀，制成 1∶10 的样品稀释液。

③用 1mL 无菌吸管或微量移液器吸取 1∶10 样品匀液 1mL，沿管壁缓慢注于盛有 9mL 稀释液的无菌试管中（注意吸管或吸头尖端不要触及稀释液面），振摇试管或换用 1 支 1mL 无菌吸管反复吹打使其混合均匀，制成 1∶100 的样品稀释液。

④按 4-（1）-③操作程序，制备 10 倍系列稀释样品稀释液。每递增稀释 1 次，换用 1 次 1mL 无菌吸管或吸头。

（2）样品的接种　根据对样品污染状况的估计，选择 2～3 个适宜稀释度的样品匀液（液体样品可包括原液），在进行 10 倍递增稀释时，每个稀释度分别吸取 1mL 样品匀液以 0.2，0.3，0.4mL 接种量分别加入 3 块 Baird-Parker 平板，然后用无菌 L 棒涂布整个平板，注意不要触及平板边缘。使用前，如 Baird-Parker 平板表面有水珠，可放在 25～50℃的培养箱里干燥，直到平板表面的水珠消失。

（3）培养　在通常情况下，涂布后，将平板静置 10min，如样液不易吸收，可将平板放在培养箱（36±1）℃培养 1h；等样品匀液吸收后翻转平皿，倒置于培养箱，（36±1）℃培养，45～48h。

（4）典型菌落计数和确认

①金黄色葡萄球菌在 Baird-Parker 平板上，菌落直径 2～3mm，颜色呈灰色到黑色，边缘为淡色，周围为一混浊带，在其外层有一透明圈。用接种针接触菌落有似奶油至树胶样的硬度，偶然会遇到非脂肪溶解的类似菌落；但无混浊带及透明圈。长期保存的冷冻或干燥食品中所分离的菌落比典型菌落所产生的黑色较淡些，外观可能粗糙并干燥。

②选择有典型的金黄色葡萄球菌菌落的平板，且同一稀释度 3 个平板所有菌落数合计在

20~200cfu 的平板，计数典型菌落数。如果：

a. 只有一个稀释度平板的菌落数在 20~200cfu 且有典型菌落，计数该稀释度平板上的典型菌落；

b. 最低稀释度平板的菌落数小于 20cfu 且有典型菌落，计数该稀释度平板上的典型菌落；

c. 某一稀释度平板的菌落数大于 200cfu 且有典型菌落，但下一稀释度平板上没有典型菌落，应计数该稀释度平板上的典型菌落；

d. 某一稀释度平板的菌落数大于 200cfu 且有典型菌落，且下一稀释度平板上有典型菌落，但其平板上的菌落数不在 20~200cfu，应计数该稀释度平板上的典型菌落；以上按式（5-1）计算。

e. 2 个连续稀释度的平板菌落数均在 20~200cfu，按式（5-2）计算。

③从典型菌落中任选 5 个菌落（小于 5 个全选），做血浆凝固酶试验。

挑取、Baird-Parker 平板或血平板上可疑菌落 1 个或以上，分别接种到 5mL BHI 和营养琼脂小斜面，（36±1）℃培养 18~24h。

取新鲜配制兔血浆 0.5mL，放入小试管中，再加入 BHI 培养物 0.2~0.3mL，振荡摇匀，置（36±1）℃温箱或水浴箱内，每 0.5h 观察 1 次，观察 6h，如呈现凝固（即将试管倾斜或倒置时，呈现凝块）或凝固体积大于原体积的一半，被判定为阳性结果。同时以血浆凝固酶试验阳性和阴性葡萄球菌菌株的肉汤培养物作为对照。也可用商品化的试剂，按说明书操作，进行血浆凝固酶试验。结果如可疑，挑取营养琼脂小斜面的菌落到 5mL BHI，（36±1）℃培养 18~48h，重复试验。

5. 结果计算

$$T = \frac{A \times B}{C \times d} \tag{5-1}$$

式中　T——样品中金黄色葡萄球菌菌落数，cfu；

　　　A——某一稀释度典型菌落的总数，cfu；

　　　B——某一稀释度血浆凝固酶阳性的菌落数，cfu；

　　　C——某一稀释度用于血浆凝固酶试验的菌落数，cfu；

　　　d——稀释因子。

$$T = \frac{(A_1 B_1 / C_1) + (A_2 B_2 / C_2)}{1.1 \times d} \tag{5-2}$$

式中　T——样品中金黄色葡萄球菌菌落数，cfu；

　　　A_1——第一稀释度（低稀释倍数）典型菌落的总数，cfu；

　　　A_2——第二稀释度（高稀释倍数）典型菌落的总数，cfu；

　　　B_1——第一稀释度（低稀释倍数）血浆凝固酶阳性的菌落数，cfu；

　　　B_2——第二稀释度（高稀释倍数）血浆凝固酶阳性的菌落数，cfu；

　　　C_1——第一稀释度（低稀释倍数）用于血浆凝固酶试验的菌落数，cfu；

　　　C_2——第二稀释度（高稀释倍数）用于血浆凝固酶试验的菌落数，cfu；

　　　1.1——计算系数；

　　　d——稀释因子（第一稀释度）。

6. 结果报告

根据 Baird-Parker 平板上金黄色葡萄球菌的典型菌落数，按上面公式计算，报告每克（毫升）样品中金黄色葡萄球菌数，以 cfu/g（mL）表示；如 T 值为 0，则以小于 1 乘以最低稀释倍数报告。

（二） 金黄色葡萄球菌 B 型肠毒素的 ELISA 检测技术

1. 目的

掌握间接竞争 ELISA 检测方法检测金黄色葡萄球菌的基本原理与方法。

2. 原理

因小分子抗原或半抗原缺乏可作夹心法的 2 个以上的位点，因此不能用双抗体夹心法进行测定，可以采用竞争法模式，即样品中的抗原和一定量的酶标抗原竞争与固相抗体结合。标本中抗原量含量愈多，结合在固相上的酶标抗原越少，最后的显色也越浅。

3. 适用范围

本法多适用于测定小分子抗原或半抗原。

4. 试剂材料

（1）含有金黄色葡萄球菌 B 型肠毒素（SEB）的食品样品 一定稀释度的金黄色葡萄球菌 B 型肠毒素（SEB）、SEB 分子的抗体、SEB 分子的包被抗原、HRP 标记的 SEB。

（2）样品提取液 Na_2CO_3 1.33g、PVP 0.25 g、NaCl 1.461 g、维生素 C 0.5 g，加 250mL 蒸馏水即成为样品、包被缓冲液；

（3）PBS 缓冲液 NaCl 8.0 g、KCl 0.2 g、Na_2HPO_4 1.44 g、KH_2PO_4 0.24 g，用 HCl 调节溶液 pH 为 7.4，加蒸馏水至 1000mL；

（4）抗体/二抗稀释液 NaCl 8.0 g，KH_2PO_4 0.2 g，$Na_2HPO_4 \cdot 12H_2O$ 2.96 g，1.0 g 白明胶加水至 1000mL；

（5）吐温 20；

（6）底物缓冲液 柠檬酸 $C_6H_8O_7 \cdot H_2O$ 5.10 g，$Na_2HPO_4 \cdot 12H_2O$ 18.43 g，1mL 吐温 20，加蒸馏水至 1000mL；

（7）洗涤液 NaCl 8.0 g，KH_2PO_4 0.2 g，$Na_2HPO_4 \cdot 12H_2O$ 2.96 g，1mL 吐温 20，加蒸馏水至 1000mL；

（8）终止液 2 mol/L H_2SO_4；

（9）邻苯二胺（OPD）、H_2O_2；

（10）PBSW 缓冲液 含有 0.01%吐温 20 的 PBS 缓冲液。

5. 仪器设备

酶标仪、洗板机、单通道移液器、多通道移液器、样品粉碎机、酶标板。

6. 操作步骤

（1）包被酶标板 用包被液倍比稀释每孔加入 100μL 稀释包被原液，4℃过夜（至少12h）。

（2）洗涤 倒去孔内液体，每孔加入洗涤液 200μL，PBSW 洗涤 3 次，每次 5min，甩净洗涤液。

（3）封闭 每孔加入 200μL 封闭液，37℃封闭 30min。

（4）洗涤 倒去孔内液体，每孔加洗涤液 200μL，PBSW 洗涤 3 次，每次 5min，甩净洗涤液。

（5）加抗体 加入稀释到工作浓度的特异性抗体，每孔 100μL，37℃反应 1h。

（6）洗涤 倒去孔内液体，每孔加洗涤液 200μL，PBSW 洗涤 3 次，每次 5min，甩净洗涤液。

（7）加样 配制浓度为 10μg/mL 的 SEB 母液，进行倍比稀释，50μL SEB 抗血清以适当稀释度加等体积比稀释的 SEB 标准溶液先在 37℃ 孵育 1h，同时以 50μL 的抗血清和 PBS 缓冲溶液混合物作为阳性标准，以 50μL PBS 与 50μL 适当稀释的阴性血清作为阴性对照，然后再加到酶标板上进行反应，每孔 100μL，37℃ 孵育 1h。

（8）洗涤 倒去孔内液体，每孔加洗涤液 200μL，PBSW 洗涤 3 次，每次 5min，甩净洗涤液。

（9）加酶 每孔加入 100μL 辣根过氧化物酶标记 SEB，37℃ 反应 1h（或者加酶；每孔加入 100mL HRP-羊抗兔 Ig G，37℃ 孵育 1h）。

（10）洗涤 倒去孔内液体，每孔加洗涤液 200μL，PBSW 洗涤 3 次，每次 5min，甩净洗涤液。

（11）显色 每孔加入新鲜配制的底物（OPD）40mg 溶于 100mL 包被液，加 150μL30 % H_2O_2，37℃ 反应 20min。

（12）终止反应 每孔加入 50μL 的终止液（2mol/L H_2SO_4）以终止反应。

（13）测定 492nm 处用酶联免疫检测仪测定各孔的吸光度。

7. 结果分析

本方法采用了测定小分子质量物质最常用的竞争法，其标准曲线中吸光度与受测样品的质量浓度呈负相关。定性判断仍然采用孔颜色的深浅来判断，只是结果与大分子物质恰恰相反。定量仍然采用标准的 S 形曲线来判定，只不过 S 形曲线是倒的，中央较呈直线的部分是最理想的检测区域。

8. 说明

要仔细理解小分子物质的检测原理与大分子物质略有不同，本方法采用酶标 RCT 与样品的游离的 RCT 之间的竞争来决定反应的成败。当然，这种方法对于酶标 RCT 的制备要求较高。此外还可以采用酶标二抗与样品的游离的 RCT 之间的竞争来计算样品中所含待测物质的量，这种方法与本法所采用的 RCT 分子间的竞争是有很大差异的，不能真正反映小分子物质间竞争的真实情况。但是该法的酶标二抗则可以通用，条件较稳定。

三、 食品中志贺菌的测定

志贺菌俗称痢疾杆菌，是引起细菌性痢疾的病原菌。临床上引起痢疾症状的病原微生物很多，如志贺菌、沙门菌、变形杆菌、大肠杆菌等，但以志贺菌普遍易感，只要有少数细菌（几十个到几百个）进入肠道，就可引起传染，所以在食物和饮用水的卫生检验时，常以是否含有志贺菌作为指标。本节主要介绍志贺菌的生化检测方法。

1. 目的

掌握食品中志贺菌的生化检测原理与方法。

2. 原理

志贺菌属的细菌（统称痢疾杆菌），是细菌性痢疾的病原菌。志贺菌属细菌的形态与一般肠道杆菌无明显区别，为革兰阴性杆菌，长 2~3μm、宽 0.5~0.7μm。不形成芽孢，无荚膜，无鞭毛，不运动，有菌毛。志贺菌属的主要鉴别特征为：无鞭毛，不运动，对各种糖的利用能力较差，并且在含糖的培养基内一般不产生气体。志贺菌的进一步分群分型有赖于血清学试验。

3. 试剂

志贺菌增菌肉汤-新生霉素、麦康凯（MAC）琼脂、木糖赖氨酸脱氧胆酸盐（XLD）琼脂、志贺菌显色培养基、三糖铁（TSI）琼脂、营养琼脂斜面、半固体琼脂、葡萄糖铵培养基、尿素琼脂、β-半乳糖苷酶培养基、氨基酸脱羧酶实验培养基、糖发酵管、西蒙柠檬酸盐培养基、黏液酸盐培养基、蛋白胨水、靛基质试剂、志贺菌属诊断血清、生化鉴定试剂盒。

4. 仪器设备

除微生物实验室常规灭菌及培养设备外，其他设备和材料如下：

（1）恒温培养箱、冰箱、膜过滤系统、厌氧培养装置、电子天平、显微镜、均质器、振荡器、pH 计或 pH 比色管或精密 pH 试纸、全自动微生物生化鉴定系统；

（2）无菌吸管或微量移液器及吸头、无菌均质杯或无菌均质袋、无菌培养皿（直径90mm）。

5. 操作步骤

（1）增菌 以无菌操作取检样 25g（mL），加入装有灭菌 225mL 志贺氏菌增菌肉汤的均质杯，用旋转刀片式均质器以 8000~10000r/min 均质；或加入装有 225mL 志贺菌增菌肉汤的均质袋中，用拍击式均质器连续均质 1~2min，液体样品振荡混匀即可。于（41.5±1）℃，厌氧培养 16~20h。

（2）分离 取增菌后的志贺菌增菌液分别划线接种于 XLD 琼脂平板和 MAC 琼脂平板或志贺菌显色培养基平板上，于（36±1）℃培养 20~24h，观察各个平板上生长的菌落形态。宋内志贺菌的单个菌落直径大于其他志贺菌。若出现的菌落不典型或菌落较小不易观察，则继续培养至 48h 再进行观察。志贺菌在不同选择性琼脂平板上的菌落特征见表 5-3。

表 5-3　　　　　　　　　　　　志贺菌在不同选择性琼脂平板上的菌落特征

选择性琼脂平板	志贺菌的菌落特征
MAC 琼脂	无色至浅粉红色，半透明、光滑、湿润、圆形、边缘整齐或不齐
XLD 琼脂	粉红色至无色，半透明、光滑、湿润、圆形、边缘整齐或不齐
志贺菌显色培养基	按照显色培养基的说明进行判定

（3）初步生化试验

①自选择性琼脂平板上分别挑取 2 个以上典型或可疑菌落，分别接种 TSI、半固体和营养琼脂斜面各一管，置（36±1）℃培养 20~24h，分别观察结果。

②凡是三糖铁琼脂中斜面产碱、底层产酸（发酵葡萄糖，不发酵乳糖、蔗糖）、不产气（福氏志贺氏菌 6 型可产生少量气体）、不产硫化氢、半固体管中无动力的菌株，挑取其中（五）-3-（1）中已培养的营养琼脂斜面上生长的菌苔，进行生化实验和血清学分型。

（4）生化实验及附加生化实验

①生化实验：用 5-（3）-①中已培养的营养琼脂斜面上生长的菌苔，进行生化实验，即 β-半乳糖苷酶、尿素、赖氨酸脱羧酶、鸟氨酸脱羧酶以及水杨苷和七叶苷的分解试验。除宋内志贺菌、鲍氏志贺菌 13 型的鸟氨酸阳性；宋内志贺菌和痢疾志贺菌 1 型，鲍氏志贺菌 13 型的 β-

半乳糖苷酶为阳性以外，其余生化实验志贺菌属的培养物均为阴性结果。另外，由于福氏志贺菌 6 型的生化特性和痢疾志贺菌或鲍氏志贺菌相似，必要时还需加做靛基质、甘露醇、棉子糖、甘油实验，也可做革兰染色检查和氧化酶实验，应为氧化酶阴性的革兰阴性杆菌。生化反应不符合的菌株，即使能与某种志贺菌分型血清发生凝集，仍不得判定为志贺菌属。志贺菌属生化特性见表 5-4。

表 5-4 志贺菌四个群的生化特征

生化反应	A 群：痢疾志贺菌	B 群：福氏志贺菌	C 群：鲍氏志贺菌	D 群：宋内志贺菌
β-半乳糖苷酶	-[1]	-	-[1]	+
尿素	-	-	-	-
赖氨酸脱羧酶	-	-	-	-
鸟氨酸脱羧酶	-	-	-[2]	+
水杨苷	-	-	-	-
七叶苷	-	-	-	-
靛基质	-/+	(+)	-/+	-
甘露醇	-	+[3]	+	+
棉子糖	-	+	-	+
甘油	(+)	-	(+)	[4]

注：+表示阳性；-表示阴性；-/+表示多数阴性；+/-表示阳性；(+) 表示迟缓阳性；
①痢疾志贺 1 型和鲍氏 13 型为阳性。
②鲍氏 13 型为鸟氨酸阳性。
③福氏 4 型和 6 型常见甘露醇阴性变种。
④表示有不同生化型。

②附加生化实验：由于某些不活泼的大肠杆菌（anaerogenic *E. coli*）、A-D（Alkalescens-Disparbiotypes 碱性-异型）菌的部分生化特征与志贺菌相似，并能与某种志贺菌分型血清发生凝集；因此前面生化实验符合志贺菌属生化特性的培养物还需另加葡萄糖胺、西蒙氏柠檬酸盐、黏液酸盐试验（36℃培养 24~48h）。志贺菌属和不活泼大肠杆菌、A-D 菌的生化特性区别见表 5-5。

表 5-5 志贺菌属和不活泼大肠杆菌、A-D 菌的生化特性区别

生化反应	A 群：痢疾志贺菌	B 群：福氏志贺菌	C 群：鲍氏志贺菌	D 群：宋内志贺菌	大肠杆菌	A-D 菌
葡萄糖铵	-	-	-	-	+	+
西蒙氏柠檬酸盐	-	-	-	-	d	d
黏液酸盐	-	-	-	d	+	d

注：1. +表示阳性；-表示阴性；d 表示有不同生化型。
2. 在葡萄糖胺、西蒙氏柠檬酸盐、黏液酸盐实验三项反应中志贺菌一般为阴性，而不活泼的大肠杆菌、A-D（碱性-异性）菌至少有一项反应为阳性。

③如选择生化鉴定试剂盒或全自动微生物生化鉴定系统，可根据5-(3)-②的初步判断结果，用5-(3)-①中已培养的营养琼脂斜面上生长的菌苔，使用生化鉴定试剂盒或全自动微生物生化鉴定系统进行鉴定。

（5）血清学鉴定

①抗原的准备：志贺菌属没有动力，所以没有鞭毛抗原。志贺菌属主要有菌体（O）抗原。菌体O抗原又可分为型和群的特异性抗原。一般采用1.2%~1.5%琼脂培养物作为玻片凝集实验用的抗原。

注1：一些志贺菌如果因为K抗原的存在而不出现凝集反应时，可挑取菌苔于1mL生理盐水做成浓菌液，100℃煮沸15~60min去除K抗原后再检查。

注2：D群志贺菌既可能是光滑型菌株也可是粗糙型菌株，与其他志贺菌群抗原不存在交叉反应。与肠杆菌科不同，宋内志贺菌粗糙型菌株不一定会自凝。宋内志贺菌没有K抗原。

②凝集反应：在玻片上划出2个约1cm×2cm的区域，挑取一环待测菌，各放1/2环于玻片上的每一区域上部，在其中一个区域下部加1滴抗血清，在另一区域下部加入1滴生理盐水，作为对照。再用无菌的接种环或针分别将两个区域内的菌落研成乳状液。将玻片倾斜摇动混合1min，并对着黑色背景进行观察，如果抗血清中出现凝结成块的颗粒，而且生理盐水中没有发生自凝现象，那么凝集反应为阳性。如果生理盐水中出现凝集，视作为自凝。这时，应挑取同一培养基上的其他菌落继续进行试验。

如果待测菌的生化特征符合志贺菌属生化特征，而其血清学试验为阴性，则按5-(5)-①中注1进行试验。

③血清学分型（选做项目）：先用4种志贺菌多价血清检查，如果呈现凝集，则再用相应各群多价血清分别试验。先用B群福氏志贺菌多价血清进行实验，如呈现凝集，再用其群和型因子血清分别检查。如果B群多价血清不凝集，则用D群宋内志贺菌血清进行实验，如呈现凝集，则用其Ⅰ相和Ⅱ相血清检查；如果B、D群多价血清都不凝集，则用A群痢疾志贺菌多价血清及1~12各型因子血清检查，如果上述3种多价血清都不凝集，可用C群鲍氏志贺菌多价检查，并进一步用1~18各型因子血清检查。福氏志贺菌各型和亚型的型抗原和群抗原鉴别见表5-6。

表5-6　　　　　　　　福氏志贺菌各型和亚型的型抗原和群抗原的鉴别表

型和亚型	型抗原	群抗原	在群因子血清中的凝集		
			3，4	6	7，8
1a	Ⅰ	4	+	−	−
1b	Ⅰ	(4)，6	(+)	+	−
2a	Ⅱ	3，4	+	−	−
2b	Ⅱ	7，8	−	−	+
3a	Ⅲ	(3，4)，6，7，8	(+)	+	+
3b	Ⅲ	(3，4)，6	(+)	+	−
4a	Ⅳ	3，4	+	−	−
4b	Ⅳ	6	−	+	−

续表

型和亚型	型抗原	群抗原	在群因子血清中的凝集		
			3，4	6	7，8
4c	IV	7，8	−	−	+
5a	V	（3，4）	（+）	−	−
5b	V	7，8	−	−	+
6	VI	4	+	−	−
x	−	7，8	−	−	+
y	−	3，4	+	−	−

注：+表示凝集；−表示不凝集；（+）表示迟缓阳性。

6. 结果判定

综合以上生化实验和血清学鉴定的结果，报告 25g（mL）样品中检出或未检出志贺菌。

四、 食品中副溶血性弧菌的测定

副溶血性弧菌引起的食物中毒也称嗜盐菌食物中毒，主要来自海产品或盐腌渍品，常见者为蟹类、乌贼、海蜇、鱼等，其次为蛋品、肉类或蔬菜。已知副溶血性弧菌有 13 种 O 抗原及 65 种 K 抗原，根据其发酵糖类的情况可分为 5 个类型，各种弧菌对人和动物均有较强的毒力。本小节主要介绍副溶血性弧菌检测的一般方法和实时定量 PCR 法。

（一） 食品中副溶血性弧菌检测的一般方法

1. 目的

掌握测定食品中副溶血性弧菌的原理及一般方法。

2. 原理

副溶血性弧菌系弧菌科弧菌属，革兰染色阴性，兼性厌氧菌，为多形态杆菌或稍弯曲弧菌。副溶血性弧菌嗜盐畏酸，最适宜的培养基为：温度 30~37℃，含盐 2.5%~3%（若盐浓度低于 0.5%则不生长），pH8.0~8.5。其对酸较敏感，当 pH6 以下即不能生长，在普通食醋中 1~3min 即死亡。在固体培养基上菌落常隆起，圆形，表面光滑，湿润。在 3%~3.5%含盐水中繁殖迅速，每 8~9min 为一周期。

3. 培养基和试剂

（1）3%氯化钠碱性蛋白胨水　蛋白胨 10.0g、氯化钠 30.0g 溶于 1000.0mL 蒸馏水中，校正 pH 至 8.5±0.2，121℃高压灭菌 10min。

（2）硫代硫酸盐-柠檬酸盐-胆盐-蔗糖（TCBS）琼脂　蛋白胨 10.0g、酵母浸膏 5.0g、柠檬酸钠（$C_6H_5O_7Na_3 \cdot 2H_2O$）10.0g、硫代硫酸钠（$Na_2S_2O_3 \cdot 5H_2O$）10.0g、氯化钠 10.0g、牛胆汁粉 5.0g、柠檬酸铁 1.0g、胆酸钠 3.0g、蔗糖 20.0g、溴麝香草酚蓝 0.04g、麝香草酚蓝 0.04g、琼脂 15.0g 溶于 1000.0mL 蒸馏水，校正 pH 至 8.6±0.2，加热煮沸至完全溶解。冷至 50℃左右倾注平板备用。

（3）3%氯化钠胰蛋白胨大豆琼脂　胰蛋白胨 15.0g、大豆蛋白胨 5.0g、氯化钠 30.0g、琼脂 15.0g 溶于 1000.0mL 蒸馏水，校正 pH 至 7.3±0.2，121℃高压灭菌 15min。

（4）3%氯化钠三糖铁琼脂 蛋白胨15.0g、胨蛋白胨5.0g、牛肉膏3.0g、酵母浸膏3.0g、氯化钠30.0g、乳糖10.0g、蔗糖10.0g、葡萄糖1.0g、硫酸亚铁（$FeSO_4$）0.2g、苯酚红0.024g、硫代硫酸钠0.3g、琼脂12.0g溶于1000.0mL蒸馏水中，校正pH至7.4±0.2。分装到适当容量的试管中。121℃高压灭菌15min。制成高层斜面，斜面长4~5cm，高层深度2~3cm。

（5）嗜盐性试验培养基 胰蛋白胨10.0g、不同量的氯化钠加入1000.0mL蒸馏水中，校正pH至7.2±0.2，共配置5瓶，每瓶100mL。每瓶分别加入氯化钠的量：①不加；②3g；③6g；④8g；⑤10g。分装试管，121℃高压灭菌15min。

（6）3%氯化钠甘露醇试验培养基 牛肉膏5.0g、蛋白胨10.0g、氯化钠30.0g、磷酸氢二钠（$Na_2HPO_4 \cdot 12H_2O$）2.0g、甘露醇5.0g、溴麝香草酚蓝0.024g，溶于1000.0mL蒸馏水中，校正pH至7.4±0.2，分装小试管，121℃高压灭菌10min。从琼脂斜面上挑取培养物接种，于（36±1）℃培养不少于24h，观察结果。甘露醇阳性者培养物呈黄色，阴性者为绿色或蓝色。

（7）3%氯化钠赖氨酸脱羧酶试验培养基 蛋白胨5.0g、酵母浸膏3.0g、葡萄糖1.0g、溴甲酚紫0.02g、L-赖氨酸5.0g、氯化钠30.0g、除赖氨酸以外的成分溶于1000.0mL蒸馏水中，校正pH至6.8±0.2。再按0.5%的比例加入赖氨酸，对照培养基不加赖氨酸。分装小试管，每管0.5mL，121℃高压灭菌15min。从琼脂斜面上挑取培养物接种，（36±1）℃培养不少于24h，观察结果。赖氨酸脱羧酶阳性者由于产碱中和葡萄糖产酸，故培养基仍应呈紫色。阴性者无碱性产物，但因葡萄糖产酸而使培养基变为黄色。对照管应为黄色。

（8）3%氯化钠MR-VP培养基 多胨7.0g、葡萄糖5.0g、磷酸氢二钾（K_2HPO_4）5.0g、氯化钠30.0g，溶于1000.0mL蒸馏水中，校正pH至6.9±0.2，分装试管，121℃高压灭菌15min。

（9）3%氯化钠溶液 将氯化钠30.0g溶于1000.0mL蒸馏水中，校正pH至7.2±0.2，121℃高压灭菌15min。

（10）我妻氏血琼脂 酵母浸膏3.0g、蛋白胨10.0g、氯化钠70.0g、磷酸氢二钾（K_2HPO_4）5.0g、甘露醇10.0g、结晶紫0.001g、琼脂15.0g，溶于1000.0mL蒸馏水中，校正pH至8.0±0.2，加热至100℃，保持30min，冷至45~50℃，与50mL预先洗涤的新鲜人或兔红细胞（含抗凝血剂）混合，倾注平板。干燥平板，尽快使用。

（11）氧化酶试剂 将N，N，N'，N'-四甲基对苯二胺盐酸盐1.0g溶于1000.0mL蒸馏水中，于2~5℃冰箱内避光保存，在7d之内使用。用细玻璃棒或一次性接种针挑取新鲜（24h）菌落，涂布在氧化酶试剂湿润的滤纸上。如果滤纸在10s之内呈现粉红或紫红色，即为氧化酶试验阳性。不变色为氧化酶试验阴性。

（12）革兰染色液

①结晶紫染色液：将结晶紫1.0g完全溶解于20.0mL95%乙醇，然后与1%草酸铵水溶液混合；

②革兰氏碘液：将碘1.0g、碘化钾2.0g进行混合，加入蒸馏水少许充分振摇，待完全溶解后，再加蒸馏水至300mL；

③沙黄复染液：将沙黄0.25g完全溶解于10.0mL95%乙醇，然后与90.0mL蒸馏水稀释。

将涂片在酒精灯火焰上固定，滴加结晶紫染色液，染1min，水洗；滴加革兰碘液，作用1min，水洗；滴加95%乙醇脱色，15~30s，直至染色液被洗掉，不要过分脱色，水洗；滴加复染液，复染 1min。水洗，待干，镜检。

（13）ONPG 试剂

①缓冲液：将磷酸二氢钠（NaH$_2$PO$_4$. H$_2$O）6.9g 溶于 50.0mL 蒸馏水中，校正 pH 至 7.0，缓冲液置于 2~5℃冰箱保存；

②将邻硝基酚-β-D-半乳糖苷（ONPG）0.08g 溶于 15.0mL 37 ℃的蒸馏水中，加入缓冲液。ONPG 溶液置于 2~5℃冰箱保存。试验前，将所需用量的 ONPG 溶液加热至 37℃。将待检培养物接种 3%氯化钠三糖铁琼脂，（36±1）℃培养 18h，挑取 1 满环新鲜培养物接种于 0.25mL3%氯化钠溶液，在通风橱中，滴加 1 滴甲苯，摇匀后置 37℃水浴 5min。加 ONPG 溶液 0.25mL，（36±1）℃培养观察 24h。阳性结果呈黄色。阴性结果则 24h 不变色。

（14）Voges-Proskauer（V-P）试剂

①甲液：α-萘酚 5.0g，无水乙醇 100.0mL；

②乙液：氢氧化钾 40.0g，用蒸馏水加至 100.0mL。

将 3%氯化钠胰蛋白胨大豆琼脂生长物接种 3%氯化钠 MR-VP 培养基，（36±1）℃培养 48h。取 1mL 培养物，转放到一个试管内，加 0.6mL 甲液，摇动。加 0.2mL 乙液，摇动。加入 3mg 肌酸结晶，4h 后观察结果。阳性结果呈现伊红的粉红色。

（15）弧菌显色培养基。

（16）生化鉴定试剂盒。

4. 仪器设备

除微生物实验室常规灭菌及培养设备外，其他设备和材料如下：

（1）恒温培养箱 （36±1）℃；

（2）冰箱 2~5℃、7~10℃；

（3）恒温水浴箱 （36±1）℃；

（4）均质器或无菌乳钵；

（5）天平 感量 0.1g；

（6）无菌试管 18mm×180mm、15mm×100mm；

（7）无菌吸管 1mL（具 0.01mL 刻度）、10mL（具 0.1mL 刻度）或微量移液器及吸头；

（8）无菌锥形瓶 容量 250mL、500mL、1000mL；

（9）无菌培养皿 直径 90mm；

（10）全自动微生物生化鉴定系统；

（11）无菌手术剪、镊子。

5. 检验程序

副溶血性弧菌检验程序见图 5-1。

6. 操作步骤

（1）样品制备

①非冷冻样品采集后应立即置 7~10℃冰箱保存，尽可能及早检验；冷冻样品应在 45℃以下不超过 15min 或在 2~5℃不超过 18h 解冻。

②鱼类和头足类动物取表面组织、肠或鳃。贝类取全部内容物，包括贝肉和体液；甲壳类取整个动物，或者动物的中心部分，包括肠和鳃。如为带壳贝类或甲壳类，则应先在自来水中洗刷外壳并甩干表面水分，然后以无菌操作打开外壳，按上述要求取相应部分。

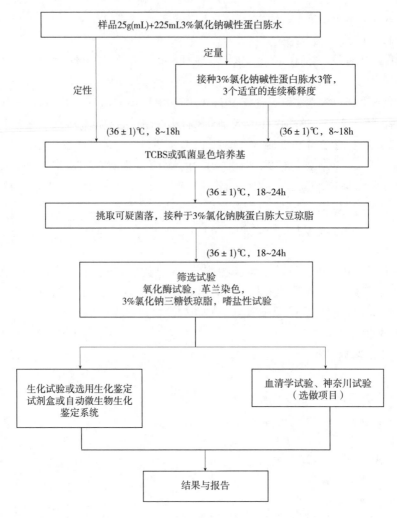

图 5-1 副溶血性弧菌检验程序

③以无菌操作取样品 25g（mL），加入 3%氯化钠碱性蛋白胨水 225mL，用旋转刀片式均质器以 8000r/min 均质 1min，或拍击式均质器拍击 2min，制备成 1：10 的样品匀液。如无均质器，则将样品放入无菌乳钵，自 225mL 3%氯化钠碱性蛋白胨水中取少量稀释液加入无菌乳钵，样品磨碎后放入 500mL 无菌锥形瓶，再用少量稀释液冲洗乳钵中的残留样品 1~2 次，洗液放入锥形瓶，最后将剩余稀释液全部放入锥形瓶，充分振荡，制备 1：10 的样品匀液。

（2）增菌

①定性检测：

将 6-（1）-③制备的 1：10 的样品匀液于（36±1）℃培养 8~18h。

②定量检测：

a. 用无菌吸管吸取 1：10 样品匀液 1mL，注入含有 9mL 3%氯化钠碱性蛋白胨水的试管内，振摇试管混匀，制备 1：100 的样品匀液。

b. 另取 1mL 无菌吸管，按 6-（2）-①操作程序，依次制备 10 倍系列稀释样品匀液，每递增稀释一次，换用一支 1mL 无菌吸管。

c. 根据对检样污染情况的估计，选择 3 个适宜的连续稀释度，每个稀释度接种 3 支含有 9mL 3%氯化钠碱性蛋白胨水的试管，每管接种 1mL。置（36±1）℃恒温箱内，培养 8~18h。

（3）分离

①对所有显示生长的增菌液，用接种环在距离液面以下 1cm 内沾取一环增菌液，于 TCBS 平板或弧菌显色培养基平板上划线分离。一支试管划线一块平板。于（36±1）℃培养 18~24h。

②典型的副溶血性弧菌在 TCBS 上呈圆形、半透明、表面光滑的绿色菌落，用接种环轻触，有类似口香糖的质感，直径 2~3mm。从培养箱取出 TCBS 平板后，应尽快（不超过 1h）挑取菌落或标记要挑取的菌落。典型的副溶血性弧菌在弧菌显色培养基上的特征按照产品说明进行判定。

（4）纯培养

挑取 3 个或以上可疑菌落，划线接种 3%氯化钠胰蛋白胨大豆琼脂平板，（36±1）℃培养 18~24h。

（5）初步鉴定

①氧化酶试验：挑选纯培养的单个菌落进行氧化酶试验，副溶血性弧菌为氧化酶阳性。

②涂片镜检：将可疑菌落涂片，进行革兰氏染色，镜检观察形态。副溶血性弧菌为革兰染色阴性，呈棒状、弧状、卵圆状等多形态，无芽孢，有鞭毛。

③挑取纯培养的单个可疑菌落，转种 3%氯化钠三糖铁琼脂斜面并穿刺底层，（36±1）℃培养 24h 观察结果。副溶血性弧菌在 3%氯化钠三糖铁琼脂中的反应为底层变黄不变黑，无气泡，斜面颜色不变或红色加深，有动力。

④嗜盐性试验：挑取纯培养的单个可疑菌落，分别接种 0、6%、8%和 10%不同氯化钠浓度的胰胨水，（36±1）℃培养 24h，观察液体混浊情况。副溶血性弧菌在无氯化钠和 10%氯化钠的胰胨水中不生长或微弱生长，在 6%氯化钠和 8%氯化钠的胰胨水中生长旺盛。

（6）确定鉴定

取纯培养物分别接种含 3%氯化钠的甘露醇试验培养基、赖氨酸脱羧酶试验培养基、MR-VP 培养基，（36±1）℃培养 24~48h 后观察结果；3%氯化钠三糖铁琼脂隔夜培养物进行 ONPG 试验。可选择生化鉴定试剂盒或全自动微生物生化鉴定系统。

7. 血清学分型（选做项目）

（1）制备　接种两管 3%氯化钠胰蛋白胨大豆琼脂试管斜面，（36±1）℃培养 18~24h。用含 3%氯化钠的 5%甘油溶液冲洗 3%氯化钠胰蛋白胨大豆琼脂斜面培养物，获得浓厚的菌悬液。

（2）K 抗原的鉴定　取一管 7-（1）制备好的菌悬液，首先用多价 K 抗血清进行检测，出现凝集反应时再用单个的抗血清进行检测。用蜡笔在一张玻片上划出适当数量的间隔和一个对照间隔。在每个间隔内各滴加一滴菌悬液，并对应加入一滴 K 抗血清。在对照间隔内加一滴 3%氯化钠溶液。轻微倾斜玻片，使各成分相混合，再前后倾动玻片 1min。阳性凝集反应可以立即观察到。

（3）O 抗原的鉴定　将另外一管的菌悬液转移到离心管内，121℃灭菌 1h。灭菌后 4000r/min 离心 15min，弃去上层液体，沉淀用生理盐水洗 3 次，每次 4000r/min 离心 15min，最后一次离心后留少许上层液体，混匀制成菌悬液。用蜡笔将玻片划分成相等的间隔。在每个间隔内加入一滴菌悬液，将 O 群血清分别加一滴到间隔内，最后一个间隔加一滴生理盐水作为自凝对照。

轻微倾斜玻片，使各成分相混合，再前后倾动玻片1min。阳性凝集反应可以立即观察到。如果未见到与O群血清的凝集反应，将菌悬液121℃再次高压1h后，重新检测。如果仍为阴性，则培养物的O抗原属于未知。根据表5-7报告血清学分型结果。

表5-7　　　　　　　　　　　　　　　　副溶血性弧菌的抗原

O群	K型
1	1，5，20，25，26，32，38，41，56，58，60，64，69
2	3，28
3	4，5，6，7，25，29，30，31，33，37，43，45，48，54，56，57，58，59，72，75
4	4，8，9，10，11，12，13，34，42，49，53，55，63，67，68，73
5	15，17，30，47，60，61，68
6	18，46
7	19
8	20，21，22，39，41，70，74
9	23，44
10	24，71
11	19，36，40，46，50，51，61
12	19，52，61，66
13	65

8. 神奈川试验（选做项目）

神奈川试验是在我妻氏琼脂上测试是否存在特定溶血素。神奈川试验阳性结果与副溶血性弧菌分离株的致病性显著相关。

用接种环将测试菌株的3%氯化钠胰蛋白胨大豆琼脂18h培养物点种于表面干燥的我妻氏血琼脂平板。每个平板上可以环状点种几个菌。(36±1)℃培养不超过24h，并立即观察。阳性结果为菌落周围呈半透明环的β溶血。

9. 结果与报告

根据检出的可疑菌落生化性状，报告25g（mL）样品中检出副溶血性弧菌。如果进行定量检测，根据证实为副溶血性弧菌阳性的试管管数，查最可能数（MPN）检索表，报告每g（mL）副溶血性弧菌的MPN值。副溶血性弧菌菌落生化性状和与其他弧菌的鉴别情况分别见表5-8和表5-9。

表5-8　　　　　　　　　　　　　　　　副溶血性弧菌的生化性状

试验项目	结果
革兰染色镜检	阴性，无芽孢
氧化酶	+
动力	+
蔗糖	−

续表

试验项目	结果
葡萄糖	+
甘露醇	+
分解葡萄糖产气	−
乳糖	−
硫化氢	−
赖氨酸脱羧酶	+
V−P	−
ONPG	−

注：+表示阳性；−表示阴性。

表 5−9　副溶血性弧菌主要性状与其他弧菌的鉴别

名称	氧化酶	赖氨酸	精氨酸	鸟氨酸	明胶	脲酶	V−P	42℃生长	蔗糖	D−纤维二塘	乳糖	阿拉伯糖	D−甘露糖	D−甘露醇	ONPG	嗜盐性试验 氯化钠含量/%				
																0	3	6	8	10
副溶血性弧菌	+	+	−	+	+	V	−	+	−	V	−	+	+	+	−	−	+	+	+	−
创伤弧菌	+	+	−	+	−	+	−	+	−	+	+	−	+	V	+	−	+	+	−	
溶藻弧菌	+	+	−	+	+	+	−	+	+	+	−	−	+	+	+	−	+	+	+	+
霍乱弧菌	+	+	−	+	+	−	V	+	+	−	−	−	+	+	+	+	+	+	−	−
拟态弧菌	+	+	−	+	+	−	−	−	+	−	−	−	+	+	+	+	+	+	−	−
河弧菌	+	−	+	−	+	−	V	+	+	−	+	+	+	+	−	+	+	+	V	−
弗氏弧菌	+	−	+	−	+	−	−	−	+	−	−	+	+	+	+	−	+	+	+	−

续表

名称	氧化酶	赖氨酸	精氨酸	鸟氨酸	明胶	脲酶	V-P	42℃生长	蔗糖	D-纤维二塘	乳糖	阿拉伯糖	D-甘露糖	D-甘露醇	ONPG	嗜盐性试验 氯化钠含量/%				
																0	3	6	8	10
梅氏弧菌	–	+	+	–	+	–	+	V	+	–	–	+	+	+	–	+	+	+	V	–
霍利斯弧菌	+	–	–	–	–	–	nd	–	–	–	+	+	–	–	–	+	+	–	–	

注：+表示阳性；–表示阴性；nd 表示未试验；V 表示可变。

附表：副溶血性弧菌最可能数（MPN）检索表

每 g（mL）检样中副溶血性弧菌最可能数（MPN）的检索见表 5-10。

表 5-10　　　　　　　　　　副溶血性弧菌最可能数（MPN）检索表

阳性管数			MPN	95%可信限		阳性管数			MPN	95%可信限	
0.10	0.01	0.001		下限	上限	0.10	0.01	0.001		下限	上限
0	0	0	<3.0	–	9.5	2	2	0	21	4.5	42
0	0	1	3.0	0.15	9.6	2	2	1	28	8.7	94
0	1	0	3.0	0.15	11	2	2	2	35	8.7	94
0	1	1	6.1	1.2	18	2	3	0	29	8.7	94
0	2	0	6.2	1.2	18	2	3	1	36	8.7	94
0	3	0	9.4	3.6	38	3	0	0	23	4.6	94
1	0	0	3.6	0.17	18	3	0	1	38	8.7	110
1	0	1	7.2	1.3	18	3	0	2	64	17	180
1	0	2	11	3.6	38	3	1	0	43	9	180
1	1	0	7.4	1.3	20	3	1	1	75	17	200
1	1	1	11	3.6	38	3	1	2	120	37	420
1	2	0	11	3.6	42	3	1	3	160	40	420
1	2	1	15	4.5	42	3	2	0	93	18	420
1	3	0	16	4.5	42	3	2	1	150	37	420
2	0	0	9.2	1.4	38	3	2	2	210	40	430
2	0	1	14	3.6	42	3	2	3	290	90	1,000
2	0	2	20	4.5	42	3	3	0	240	42	1,000
2	1	0	15	3.7	42	3	3	1	460	90	2,000
2	1	1	20	4.5	42	3	3	2	1100	180	4,100
2	1	2	27	8.7	94	3	3	3	>1100	180	–

注：1. 本表采用 3 个稀释度 [0.1g（mL）、0.01g（mL）和 0.001g（mL）]，每个稀释度接种 3 管。

　　2. 表内所列检样量如改用 1g（mL）、0.1g（mL）和 0.01g（mL）时，表内数字应降低相应 10 倍；如改用 0.01g（mL）、0.001g（mL）和 0.0001g（mL）时，则表内数字应相应增加 10 倍，其余类推。

（二） 实时荧光 PCR 法

1. 目的

掌握实时荧光 PCR 法检测副溶血性弧菌的原理和方法。

2. 原理

采用 *TaqMan* 方法，在比对副溶血性弧菌 gyrase 基因的基础上，设计针对该基因的特异性引物和特异性的荧光双标记探针进行配对。探针 5′端标记了 FAM 荧光素为报告荧光基团（用 R 表示），3′端标记了 TAMRA 荧光素为淬灭荧光基团（用 Q 表示），它在近距离内能吸收 5′端荧光基团发出的荧光信号。PCR 反应进入退火阶段时，引物和探针同时与目的基因片段结合，此时探针上 R 基团发出的荧光信号被 Q 基团所吸收，仪器检测不到荧光信号；而反应进行到延伸阶段时，*Taq*DNA 聚合酶发挥其 5′→3′外切核酸酶功能，将探针降解。这样探针上的 R 基团游离出来，所发出的荧光不再为 Q 所吸收而被检测所接收。随着 PCR 反应的循环进行，PCR 产物与荧光信号的增长呈现对应关系。

3. 培养基和试剂

（1）30g/L 氯化钠稀释液 氯化钠 30.0g、蒸馏水 1000mL 加热溶解，调至 pH7.0，121℃高压灭菌 15min，以无菌操作分装于 500mL 广口瓶或 500mL 三角瓶，每瓶 450mL。

（2）60g/L 氯化钠蛋白胨液 蛋白胨 10.0g、氯化钠 60.0g、蒸馏水 1000mL 将各成分加热溶解，调至 pH7.2，无菌操作分装于 500mL 广口瓶或 500mL 三角瓶，每瓶 450mL。

（3）单料氯化钠多黏菌素 B 肉汤 酵母浸膏 3.0g、蛋白胨 10.0g、氯化钠 20.0g、多黏菌素 B 250 单位/mL 培养基、蒸馏水 1000mL 将各成分（除多黏菌素 B 外）加热溶解，校正 pH7.4，于 121℃高压灭菌 15min，待冷至 45~50℃时加入多黏菌素 B（配成水溶液）混匀，分装于灭菌的 17mm×170mm 试管，每管 10mL。

（4）灭菌双蒸水。

（5）成套试剂盒配置

①试剂盒引物：

上游：5′-CGG TAG TAA ACC CAC TGT CAG -3′

下游：5′-GTT TCA GGC TCA CCA TGA CG-3′

②试剂盒探针：

Taqman 探针：5′-ATC CAT CGT GGC GGT CAT ATC CAC-3′

探针 5′端由 FAM 标记，3′端由 TAMRA 标记。

③DNA 提取试剂（已配成成品）。

④10×PCR 缓冲液：200mmol/L Tris-盐酸（pH 8.4），200mmol/L 氯化钾，15mmol/L 氯化镁。

表 5-11 试剂盒组成

组分名称	规格	数量
DNA 提取液	500μL/管	2
PCR 反应管（或用于 LightCycler 的反应盖）	1 人份/管	20
临界阳性质控品	150μL/管	1

续表

组分名称	规格	数量
强阳性质控品	150μL/管	1
阳性定量参考品（1.0×10^{4}基因拷贝/mL）	10μL/管	1
阳性定量参考品（1.0×10^{5}基因拷贝/mL）	10μL/管	1
阳性定量参考品（1.0×10^{6}基因拷贝/mL）	10μL/管	1
阳性定量参考品（1.0×10^{7}基因拷贝/mL）	10μL/管	1
阴性质控品	150μL/管	1

说明：

①DNA 提取液的主要成分为异硫氰酸胍和氢氧化钠，于4℃保存。

②PCR 反应管中含有特异性引物、探针及各种离子。

使用时的注意事项：

①由于阳性样品中模板浓度相对较高，检测过程中不得交叉污染。

②反应液分装时应尽量避免产生气泡，上机前注意检查各反应管是否盖紧，以免荧光物质泄漏污染仪器。

除 DNA 提取液外，其他试剂-20℃保存。有效期为 6 个月。

4. 仪器和设备

（1）全自动荧光定量 PCR 仪。

（2）普通 PCR 仪。

（3）微量荧光检测仪：上海棱光 DA620（或同类型产品）。

（4）离心机　最大转速 13000r/min 以上。

（5）恒温培养箱　30~60℃。

（6）天平　量程 2kg，感量 0.1g。

（7）低温冰箱　-20~4℃。

（8）均质器。

（9）制冰机。

（10）恒温水浴箱　30~60℃。

（11）灭菌样品处理器具　取样勺、剪刀、镊子。

（12）样品稀释瓶　250mL、500mL。

（13）可调移液器　5μL、10μL、100μL、1000μL。

（14）离心管　2mL、1.5mL、0.5mL、0.2mL。

（15）吸管　1mL、10mL，分刻度 0.1mL。

5. 操作步骤

（1）样品的收集和处理：

①取样：样品按 GB/T4789.1 方法收样，无菌操作均匀取样。如为冷冻样品，应于 2~5℃解冻，且不超过 18h；若不能及时检验，应置于-15℃保存。非冷冻的易腐样品应尽可能及时检验，若不能及时检验，应置于 4℃冰箱保存，在 24h 内检验。

无菌操作称取 50g 检样放于均质杯内，以灭菌剪刀充分剪碎。

②增菌检测样品处理：

新鲜样品：上述均质杯内加入 30g/L 氯化钠稀释液 450mL，均质混匀；取 1mL 样品稀释液接种到 10mL 单料氯化钠多粘菌素 B 肉汤，37℃ 18~24h 进行选择性增菌培养。

经加热、辐射处理或冷藏、冻结的样品：在均质杯内加入 60g/L 氯化钠蛋白胨液 450mL，均质混匀；于 37℃ 18~24h 增菌培养。

③无需增菌直接检测样品处理　在均质杯内加入 30g/L 氯化钠稀释液 450mL，混合均匀后，直接进行模板 DNA 的提取。

（2）模板 DNA 的提取

从样品增菌液的表层（或样品稀释液管中）取 1mL 培养液加入到 1.5mL 无菌离心管中，8000r/min 离心 5min，尽量弃去上清液，加入 1mL 灭菌的双蒸水清洗 1 次后离心，同样尽量弃去上清液。加入 50μL DNA 提取液充分混匀，室温放置 10min 后，进行沸水浴 10min，13000r/min 离心 5min，将上清液转移至新管备用（提取的 DNA 应在 2h 内进行 PCR 扩增或放置于 -70℃冰箱）。

（3）荧光定量 PCR 检验

①检验准备：从试剂盒中取出 PCR 反应管，加入提取好的 DNA 模板 5μL。每次检验分别设置含有扩增片断的质粒为阳性对照，灭菌双蒸水为阴性对照，以及临界阳性对照。

②全自动荧光定量 PCR 仪测试：

全自动荧光定量 PCR 仪扩增反应参数设置：

第一阶段：预变性 93℃，2min；

第二阶段：93℃ 45s，55℃ 60s，10 个循环；

第三阶段：93℃ 30s，55℃ 45s，30 个循环，荧光收集设置在第三阶段每次循环的退火延伸时进行。

荧光通道选择 FAM。

③普通 PCR 仪合并微量荧光检测器测试

第一步：PCR 仪扩增反应条件设为预变性 93℃ 2min；93℃ 30s 变性；55℃ 1min 退火及延伸，10 个循环；暂停，33℃ 保温，迅速逐个将反应管放入荧光检测仪，读取并记录读数 A_0（初始荧光值）。

第二步：PCR 仪扩增反应条件设为预变性 93℃ 2min；93℃ 30s 变性；55℃ 1min 退火及延伸，30 个循环；暂停，33℃ 保温，同样迅速逐个将扩增后的反应管放入荧光检测仪，读取并记录读数 A_1（终止荧光值）。

荧光检测器设定：荧光激发波长为 487nm，检测波长为 525nm。

6. 结果及判断

（1）全自动荧光定量 PCR 仪结果判断

①阈值设定：直接读取检测结果。阈值设定原则根据仪器噪音情况进行调整，以阈值线刚好超过正常阴性样品扩增曲线的最高点为准。

②质控标准：

a. 阴性质控品：扩增曲线不呈 S 形曲线或者 Ct 值 = 30.0。

b. 阳性质控品：扩增曲线呈 S 形曲线，强阳性质控品定量参考值在 1.774×10^4 基因拷贝/mL ~ 1.409×10^5 基因拷贝/mL 范围；临界阳性质控品定量参考值在 1.774×10^2 基因拷贝/mL ~

1.409×10^3 基因拷贝/mL 范围。

以上要求需在同一次实验中同时满足，否则，本次实验无效，需重新进行。

③结果描述及判定：

a. 阴性：扩增曲线不呈 S 形曲线或 Ct 值等于 30，表示样品中无副溶血性弧菌，或者样品中副溶血性弧菌低于检测低限。

b. 阳性：扩增曲线呈 S 形曲线且 Ct 值≤27，表示样品中存在副溶血性弧菌。

c. 实验灰度区：若 $27 < Ct$ 值 < 30，实验需要重新进行。若重做结果的 Ct 值小于 30，且扩增曲线呈 S 型曲线，则判为阳性；否则增菌后复检。

（2）普通 PCR 仪和荧光检测器结果判断

计算每个样品荧光检测器两步结果的差：$A_x = A_1 - A_0$。将阴性质控品管的 A_x 称为 N，临界阳性标准品的 A_x 值称为 P_1，强阳性标准品的 A_x 称为 P_2。如：阴性质控品为阴性；阳性标准品为阳性；同时 P_2、P_1、N 应满足 $P_2 > P_1 > N$ 时，本次实验有效；否则，实验无效，应检查试剂、仪器、反应条件等方面的误差。

实验有效的前提下，样品 $A_x > N + 0.6 \times (P_1 - N)$ 判为阳性；如果 $N + 0.6 \times (P_1 - N) \geq A_x \geq N + 0.4 \times (P_1 - N)$ 则属于实验灰度区，需重复实验一次，若重复实验结果 A_x 值 $\geq N + 0.4 \times (P_1 - N)$ 判为阳性，否则判为阴性；如果 A_x 值 $< N + 0.4 \times (P_1 - N)$ 判为阴性。

（3）确证　检验筛选出阳性的样本，按 GB/T 4789.7 和 SN/T 0173 进行确证。

（4）计数　副溶血性弧菌的计数按 SN/T 0173 进行。

（5）方法灵敏度　经 24h 培养增菌，样品的检测限为 10cfu/g；若不经过增菌，样品的检测限是 10^4 cfu/g。

（6）检验程序：

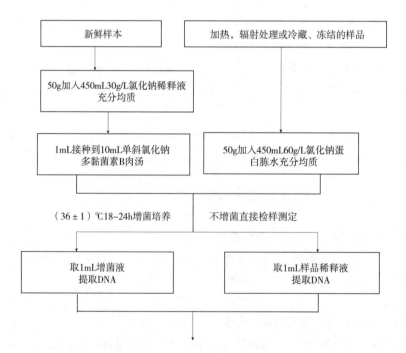

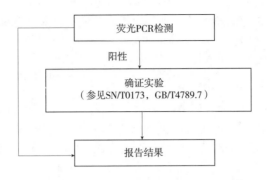

图 5-2 荧光 PCR 检验方法程序

7. 防止污染和废弃物处理的措施

（1）检验过程中防止交叉污染的措施按照 SN/T 1193 的规定执行。

（2）检验过程中的废弃物，收集后在焚烧炉中焚烧处理。

第四节　食品中霉菌和酵母菌的测定

霉菌和酵母广泛分布于自然界并可作为食品中正常菌相的一部分。长期以来，人们利用某些霉菌和酵母可以加工一些食品，但在一些情况下，霉菌和酵母大量生长，可导致食品风味改变、营养价值降低，霉菌还可能产生毒素造成食物中毒。因此，监测食品及其原材料是否有真菌大量生长或发生了霉变，可以作为评价食品卫生质量的指标之一。

1. 目的

掌握食品中霉菌和酵母菌的测定方法。

2. 原理

单个微生物细胞于适宜的条件下能在固体培养基上形成肉眼可见的子细胞群体即菌落，一般来说，一个独立的菌落是由一个单细胞微生物繁殖而成。本试验即根据这一生理特性而设计的。

3. 培养基和试剂

（1）生理盐水　氯化钠 8.5g 加入 1000mL 蒸馏水中，搅拌至完全溶解，分装后，121℃灭菌 15min，备用；

（2）马铃薯葡萄糖琼脂；

①马铃薯-葡萄糖-琼脂：马铃薯（去皮切块）300g、葡萄糖 20.0g、琼脂 20.0g、氯霉素 0.1g，蒸馏水 1000mL；

②制法：将马铃薯去皮切块，加 1000mL 蒸馏水，煮沸 10~20min。用纱布过滤，补加蒸馏水至 1000mL。加入葡萄糖和琼脂，加热溶解，分装后，121℃灭菌 15min，备用；

（3）孟加拉红琼脂

①成分：蛋白胨 5.0g、葡萄糖 10.0g、磷酸二氢钾 1.0g、硫酸镁（无水）0.5g、琼脂

20.0g、孟加拉红 0.033g、氯霉素 0.1g，蒸馏水 1000mL；

②制法：上述各成分加入蒸馏水中，加热溶解，补足蒸馏水至 1000mL，分装后，121℃高压灭菌 15min，避光保存备用；

（4）磷酸盐缓冲液

①成分：磷酸二氢钾 34.0g，蒸馏水 500mL；

②制法：贮存液：称取 34.0g 的磷酸二氢钾溶于 500mL 蒸馏水中，用大约 175mL 的 1mol/L 氢氧化钠溶液调节 pH 至 7.2±0.1，用蒸馏水稀释至 1000mL 后贮存于冰箱。稀释液：取贮存液 1.25mL，用蒸馏水稀释至 1000mL，分装于适宜容器中，121℃高压灭菌 15min。

4. 设备和材料

除微生物实验室常规灭菌及培养设备外，其他设备和材料如下：

（1）培养箱　（28±1）℃；

（2）拍击式均质器及均质袋；

（3）电子天平　感量 0.1g；

（4）无菌锥形瓶　容量 500mL；

（5）无菌吸管　1mL（具 0.01mL 刻度）、10mL（具 0.1mL 刻度）；

（6）无菌试管　18mm×180mm；

（7）漩涡混合器；

（8）无菌平皿　直径 90mm；

（9）恒温水浴箱　（46±1）℃；

（10）显微镜　10~100 倍；

（11）微量移液枪及吸头　1.0mL；

（12）折光仪；

（13）郝氏计测波片　具有标准计测室的特制玻片；

（14）盖玻片；

（15）测微器　具标准刻度的玻片。

第一法　霉菌和酵母平板计数法

5. 检验程序

霉菌和酵母平板计数法的检验程序如图 5-3 所示。

6. 操作步骤

（1）样品的稀释

①固体和半固体样品：称取 25g 样品，加入 225mL 无菌稀释液（蒸馏水或生理盐水或磷酸盐缓冲液），充分振摇，或用拍击式均质器拍打 1~2min，制成 1∶10 的样品匀液。

②液体样品：以无菌吸管吸取 25mL 样品至盛有 225mL 无菌稀释液（蒸馏水或生理盐水或磷酸盐缓冲液）的适宜容器内（可在瓶内预置适当数量的无菌玻璃珠）或无菌均质袋中，充分振摇或用拍击式均质器拍打 1~2min，制成 1∶10 的样品匀液。

③取 1mL 1∶10 样品匀液注入含有 9mL 无菌稀释液的试管中，另换 1 支 1mL 无菌吸管反复吹吸，或在漩涡混合器上混匀，此液为 1∶100 的样品匀液。

④按 6-（1）-③操作，制备 10 倍递增系列稀释样品匀液。每递增稀释 1 次，换用 1 支 1mL

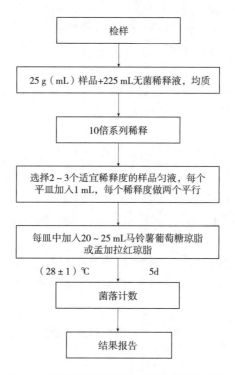

图 5-3　霉菌和酵母平板计数法的检验程序

无菌吸管。

⑤根据对样品污染状况的估计，选择 2~3 个适宜稀释度的样品匀液（液体样品可包括原液），在进行 10 倍递增稀释的同时，每个稀释度分别吸取 1mL 样品匀液于 2 个无菌平皿内。同时分别取 1mL 无菌稀释液加入 2 个无菌平皿做空白对照。

⑥及时将 20~25mL 冷却至 46℃的马铃薯葡萄糖琼脂或孟加拉红琼脂［可放置于（46±1)℃恒温水浴箱中保温］倾注平皿，并转动平皿使其混合均匀。置水平台面待培养基完全凝固。

（2）培养

琼脂凝固后，正置平板，置（28±1)℃培养箱中培养，观察并记录培养至第 5d 的结果。

（3）菌落计数

用肉眼观察，必要时可用放大镜或低倍镜，记录稀释倍数和相应的霉菌和酵母菌落数。以菌落形成单位（Colony-Forming Units，cfu）表示。

选取菌落数在 10~150cfu 的平板，根据菌落形态分别计数霉菌和酵母。霉菌蔓延生长覆盖整个平板的可记录为菌落蔓延。

7. 结果与报告

（1）结果

①计算同一稀释度的两个平板菌落数的平均值，再将平均值乘以相应稀释倍数。

②若有两个稀释度平板上菌落数均在 10~150cfu，则按照 GB 4789.2 的相应规定进行计算。

③若所有平板上菌落数均>150cfu，则对稀释度最高的平板进行计数，其他平板可记录为

多不可计，结果按平均菌落数乘以最高稀释倍数计算。

④若所有平板上菌落数均<10cfu，则应按稀释度最低的平均菌落数乘以稀释倍数计算。

⑤若所有稀释度（包括液体样品原液）平板均无菌落生长，则以<1乘以最低稀释倍数计算。

⑥若所有稀释度的平板菌落数均不在10~150cfu，其中一部分<10cfu或>150cfu时，则以最接近10cfu或150cfu的平均菌落数乘以稀释倍数计算。

（2）报告

①菌落数按"四舍五入"原则修约。菌落数在10以内时，采用一位有效数字报告；菌落数在10~100之间时，采用两位有效数字报告。

②菌落数大于或等于100时，前3位数字采用"四舍五入"原则修约后，取前2位数字，后面用0代替位数来表示结果；也可用10的指数形式来表示，此时也按"四舍五入"原则修约，采用两位有效数字。

③若空白对照平板上有菌落出现，则此次检测结果无效。

④称重取样以cfu/g为单位报告，体积取样以cfu/mL为单位报告，报告或分别报告霉菌和/或酵母数。

第二法　霉菌直接镜检计数法

8. 操作步骤

（1）检样的制备　取适量检样，加蒸馏水稀释至折光率为1.3447~1.3460（即浓度为7.9%~8.8%），备用。

（2）显微镜标准视野的校正　将显微镜按放大率90~125倍调节标准视野，使其直径为1.382mm。

（3）涂片　洗净郝氏计测玻片，将制好的标准液，用玻璃棒均匀的摊布于计测室，加盖玻片，以备观察。

（4）观测　将制好之载玻片放于显微镜标准视野下进行观测，一般每一检样每人观察50个视野。同一检样应由两人进行观察。

（5）结果与计算　在标准视野下，发现有霉菌菌丝其长度超过标准视野（1.382mm）的1/6或三根菌丝总长度超过标准视野的1/6（即测微器的一格）时即为阳性（+），否则为阴性（-）。

（6）报告　报告每100个视野中全部阳性视野数为霉菌的视野百分数（视野%）。

食品掺伪的检验

第一节　牛乳掺伪的检验

牛乳可以掺假，也可以抽减其成分。牛乳中掺假物质可达数十种之多。掺假物质的种类主要有：水，电解质（食盐、芒硝、石灰水、白矾、苏打、碳酸铵、洗衣粉等），非电解质（蔗糖、牛尿等），胶体物质（豆浆、米汤、豆饼水等），防腐剂（过氧化氢、硼酸、硼砂等）。这些掺假物质，有的会降低牛乳的营养价值，有的则会危及人们的身体健康。因此对牛乳的伪劣检验至关重要。

牛乳中含蛋白质 3%~3.5%，脂肪 3%~5%，4.2%~5% 的乳糖和 0.7%~0.75% 的矿物质。首先通过常规分析可对牛乳品质进行初步鉴定，常规指标主要指密度、酸度、脂肪、乳糖、氯糖数等。如果各项指标均在正常值范围，说明牛乳是正常的、新鲜的；其他指标正常，但酸度低于正常值，氯糖数超出正常范围，说明奶牛患乳腺炎；密度、酸度、脂肪和乳糖含量均低于正常值，可判定为掺水乳；脂肪、乳糖含量低于正常值，酸度高于正常值，可能是酸败乳；脂肪、乳糖值正常但酸度明显低于正常值，可能掺有碱性中和剂；密度正常，但脂肪、乳糖均低于正常值，可能是同时掺水和提高密度的物质，如电解质、非电解质（蔗糖、牛尿等）和胶体物质等。

一、牛乳的常规指标检验

（一）牛乳密度的测定

1. 目的

掌握测定牛乳密度的方法。

2. 原理

在牛乳验收中，密度测定是最为重要的工作之一，它可以粗略地判断牛乳的内在质量。牛乳的密度应在 20℃ 下测定。正常牛乳的密度在 20℃ 时应 ≥1.027。掺水会降低牛乳的密度，抽出脂肪会提高牛乳的密度。如果同时抽出脂肪又掺水，则不能发现牛乳密度的显著变化。此种情况必须结合乳脂肪的测定。

如果不是在 20℃ 下进行测定，则必须加以校正，校正值的计算方法为：

$$校正值 = （实测温度-20）\times 0.0002$$

但此种校正方法应限于实测温度在 20℃±5℃ 的范围之内。牛乳在 20℃ 下密度应为实测密度与校正值的代数和。

3. 仪器设备

温度计（0~100℃），量筒（250mL），乳稠计。

通用的乳稠计有两种，一种温度标记为 20℃/4℃，一种标记为 15℃/15℃，应以 15℃/15℃ 的为标准。两种乳稠计的刻度都是 15°~40°，但前者（20℃/4℃）所测之结果比后者低 2°。因此，如果使用 20℃/4℃ 乳稠计时，计算时应在实测数据中加 2°。

4. 操作步骤

牛乳密度的测定应在室温下进行。

将样品混匀后，仔细倾入到干燥、洁净的 250mL 量筒中。倾入样品时勿使产生泡沫，如果有泡沫产生，应该用滤纸把泡沫吸掉。

将乳稠计小心地沉入到样品中至相当于刻度 30° 处，放开手，令其自由浮动，但不要与量筒壁接触。待乳稠计平稳后，读取读数。

注意读数时，眼睛应与筒内牛乳的液面在同一水平面上，否则，读取的读数将偏低或偏高。

5. 结果计算

（1）用 15℃/15℃ 乳稠计 牛乳密度 =1+0.001×乳稠计读数+（测定温度-20）×0.0002

（2）用 20℃/4℃ 乳稠计 牛乳密度 = 1+0.001×（乳稠计读数+2）+（测定温度-20）×0.0002

（二） 牛乳中脂肪含量的测定（盖勃法）

牛乳中脂肪的含量不得低于 3%。如低于此数值，则说明可能进行过脱脂（密度变大）、掺水（密度降低），或同时脱脂掺水（密度无明显变化）。

1. 目的

掌握牛乳中脂肪含量的测定原理和操作方法。

2. 原理

盖勃法用浓硫酸（相对密度 1.820~1.825）使酪蛋白变性溶解，破坏了蛋白质的胶体性质。再加入异戊醇，降低脂肪球的表面张力，经加热或离心后，脂肪将与其他成分分离而浮集于上层。通过测定脂肪的体积，即可测得牛乳中脂肪的百分含量。

3. 试剂

（1）硫酸 A.R.，相对密度 1.820~1.825；

（2）异戊醇 透明或微黄色，相对密度 0.811~0.812，沸点（B.P.）128~132℃。

4. 仪器

盖勃氏乳脂计，离心机，移液管，试管架，恒温水浴箱。

5. 操作步骤

将乳脂计置于架上，用吸管向乳脂计中加入 10mL 浓硫酸，注意勿使浓硫酸沾湿乳脂计的颈口，否则将使塞子塞不紧，导致测定的失败。

用吸管沿管壁加入待检验乳 11mL，勿使乳液与硫酸混合，应使乳液保持在硫酸的上层。然后，再用吸管加入 1mL 异戊醇（注意，加样品顺序是硫酸→牛乳→异戊醇，不得颠倒。另外，在整个加样品过程中，都不得沾湿颈口，以免影响测定的进行）。盖紧乳脂计的橡皮塞，用布或纸包住乳脂计，压紧橡皮塞，并回旋振摇，至蛋白质完全溶解为止。然后，将管口向下，置乳脂计于 65~70℃ 的水浴中加热 5min。水浴的水面应高出乳脂计内的液层。取出乳脂计，将其放在离心机中，于 1000r/min 的转速下离心 5min。待离心机停稳后，取出乳脂计，仍管口向下，继续在 65~70℃ 的水浴中加热 3~5min。水浴中的水面应超出脂肪层液面。取出乳脂计，擦干。通过调整橡皮塞，使脂肪层下部与某一整数刻度线相重合。然后，趁热读取读数，即为脂肪的百分含量。如果没有离心设备，也可以将乳脂计在水浴中加热时间延长至 30min，再取出读取读数。

（三）　牛乳酸度的测定（酒精检验法）

牛乳酸度是衡量乳质量的一项重要指标。新鲜正常牛乳具有一定的酸度，主要是由乳中蛋白质、柠檬酸盐、磷酸盐及 CO_2 等酸性物质所组成的固有酸度，称为乳的自然酸度。牛乳在存放过程中，由于微生物的活动分解乳糖产生乳酸，而使牛乳酸度升高，这种因发酵产酸而升高的酸度称为乳的发酵酸度。乳的自然酸度和发酵酸度之和，称为总酸度；通常所说的"乳酸度"就是指总酸度而言。中和 100mL 牛乳中的游离酸，所需的 0.1mol/L 的氢氧化钠的毫升数，称为乳的酸度，以 °T 表示。正常、新鲜的牛乳，其酸度一般介于 12~18°T。允许销售的牛乳，其酸度不得大于 20°T。牛乳放置时间过长，由于乳酸发酵作用，令乳的酸度明显提高。如果奶牛患有急、慢性乳腺炎，则将使牛乳的酸性降低。因此，只要测知乳的酸度大小，即可判定其是否新鲜或是否患有乳腺炎。

1. 目的

掌握酒精检验法检验牛乳酸度的原理和操作步骤。

2. 原理

酒精凝固试验可快速确定乳的临界酸度值（20°T）。已证明一定浓度酒精可使乳中酪蛋白发生沉淀，并且与乳的酸度值有关。68°酒精可使乳酸度恰好在 20°T 以上的牛乳发生沉淀，并根据此判断乳的新鲜程度。

3. 试剂

（1）1% 酚酞指示剂；

（2）氢氧化钠溶液　称取约 20g 氢氧化钠溶于 500mL 蒸馏水中；

（3）68% 中性酒精　用吸量管准确吸取 17mL 95% 酒精于干燥、洁净的 50mL 锥形瓶中，加入 1~2 滴 1% 酚酞。摇匀，用氢氧化钠滴定至酚酞指示剂刚显粉红色，记下所用氢氧化钠毫升数。然后用吸量管向锥形瓶中准确加入 V（mL）（$V = 6.25 -$ 中和酒精所用的氢氧化钠毫升数）新煮沸过又冷却了的蒸馏水，摇匀，即得 68% 的中性酒精，用橡皮塞塞住锥形瓶口备用。此试剂必需临用时现配，不宜保存。

4. 仪器设备

试管，碱式滴定管，移液管，锥形瓶。

5. 操作步骤

在干燥洁净的试管中，加入 3mL 待检乳，然后加入等体积的 68% 的中性酒精，摇匀，观察反应情况。

6. 结果判定

如果出现絮状沉淀，说明乳的酸度超过 20°T，如果不出现絮状沉淀，说明乳的酸度不高于 20°T。

（四） 牛乳酸度的测定（氢氧化钠滴定法）

1. 目的

掌握氢氧化钠滴定法测定牛乳酸度的原理和操作方法。

2. 原理

以酚酞作指示剂，用0.1mol/L氢氧化钠标准溶液滴定100mL乳样中的酸，至终点时所消耗氢氧化钠的毫升数即为乳的酸度。

3. 试剂

1%酚酞指示剂，0.1mol/L氢氧化钠标准溶液。

4. 仪器

碱式滴定管，移液管，锥形瓶。

5. 操作步骤

用移液管准确吸取10mL待检乳于200mL锥形瓶中，加入约20mL新煮沸过并冷却了的蒸馏水和2~3滴酚酞指示剂，摇匀后，用标准氢氧化钠滴定至酚酞刚显粉红色并在1min内不褪色为止。记下所消耗的氢氧化钠毫升数。

重复测定1次，记下所消耗的氢氧化钠毫升数，两次滴定之差不得大于0.05mL，否则需要再重复滴定，取两次所消耗的氢氧化钠体积的平均值V（mL）。

6. 结果计算

$$样品乳的酸度(°T) = \frac{M}{0.1} \times V \times 10$$

式中　M——实际测定中所用的氢氧化钠浓度，0.1mol/L；

　　　V——滴定所消耗氢氧化钠的体积，mL。

二、 牛乳的掺伪检验

牛乳和乳粉中的掺假物质可达数十种之多，按其理化性质及生物学性质，可归纳为下列五类：

（1）电解质类　常见的是中性盐及强碱弱酸盐，如食盐、芒硝（$Na_2SO_4 \cdot 10H_2O$）、石灰水、白矾、苏打、碳酸铵及洗衣粉等。这类物质在水中可以完全或部分电离。

（2）非电解质晶体类　不电离但以真溶液形式存在，如蔗糖、牛尿等。

（3）胶体类　一般为大分子溶液，如豆浆、米汤、豆饼水等。

（4）防腐剂类　指具有抑菌或杀菌能力的物质，如各种防腐剂及抗生素等。

（5）杂质　如粪土、白土等。

（一） 牛乳掺水的检查（密度计算法）

通过牛乳密度的测定，可判断出牛乳是否掺水。并可根据下述公式，计算出掺水百分比：

$$掺水量（\%）= \frac{正常牛乳密度（1.027）-被检牛乳密度}{1.027-1} \times 100\%$$

（二） 牛乳中掺食盐（氯化钠）的检验

向牛乳中添加电解质可以提高牛乳的密度，以便掩盖掺水。这类电解质类物质一般是以食盐为代表的中性或近中性盐类，如食盐、芒硝、铵盐等。乳中加入这类物质，可提高密度，但不至于引起乳的酸度的严重变化。

牛乳中掺入食盐，可借鉴定氯离子的方法鉴定。

1. 目的

学习牛乳中掺食盐的检验原理，掌握操作方法。

2. 原理

在一定量的牛乳中加入一定量的铬酸钾和硝酸银。对于正常新鲜牛乳来讲，由于乳中氯离子含量很低（0.09%~0.12%），硝酸银主要和铬酸钾反应生成红色铬酸银沉淀，如果牛乳中掺有氯化钠，由于氯离子的浓度加大，硝酸银则主要和氯离子反应生成氯化银沉淀，并且被铬酸钾染成黄色。

3. 试剂

（1）10%铬酸钾；

（2）0.01mol/L 硝酸银　准确称取 1.700g 硝酸银于烧杯中，用少量去离子水溶解后，定量地转移至 1000mL 容量瓶中，定容至刻度，摇匀。试剂应保存于棕色瓶中。

4. 操作步骤及结果判定

在一洁净试管中，加入 5mL 0.01mol/L 硝酸银溶液和 2 滴 10%铬酸钾溶液，摇匀，此时可出现红色铬酸银沉淀。再加入待检乳 1mL，充分混匀，如牛乳呈现黄色，说明待检乳中氯离子含量超出 0.14%，可能掺有食盐。如仍为红色，说明没有掺入氯化钠。

（三）牛乳中掺碳铵、硫铵和硝铵的检验

1. 目的

掌握牛乳中掺碳铵、硫胺和硝铵的检验原理和方法。

2. 原理

铵离子与氢氧化钠反应生成氨气，纳氏试剂与氨（NH_3）可形成红棕色沉淀。

3. 试剂

纳氏试剂，20%氢氧化钠溶液。

4. 仪器

表面皿，烧杯，酒精灯，滴管。

5. 操作步骤及结果判定

取一小块滤纸（<1cm²），滴上 2 滴纳氏试剂，沾在表面皿上。在另一块表面皿中加入 3 滴待检乳样和 3 滴 20%的氢氧化钠溶液，将沾有滤纸的表面皿扣在上面，组成气室。将气室置于沸水浴上面加热。如果蘸有纳氏试剂的滤纸呈现橙色至红棕色，表示牛乳中掺有各种铵盐。如果滤纸不显色说明没有掺入铵盐。

（四）牛乳中掺淀粉、米汁的检验

向牛乳中加入淀粉、米汁、豆浆等胶体类物质有能增加牛乳的黏度，掩盖其掺水后的稀薄感，又能增加牛乳的密度。

1. 目的

掌握牛乳中掺淀粉、米汁的检验方法。

2. 原理

碘遇淀粉变蓝色。

3. 试剂

碘溶液。

4. 操作步骤及结果判定

在试管中加入待检乳样 2~3mL，煮沸，冷却后向其中滴入 2~3 滴碘溶液。如出现蓝色，说明乳样中掺有淀粉或米汁。

（五） 牛乳中掺豆浆的检验（加碱检验法）

1. 目的

掌握牛乳中掺豆浆的加碱检验法。

2. 原理

豆浆中含有皂角素，与浓氢氧化钠（或氢氧化钾）反应显黄色。此方法也适用于掺豆浆水的检查。乳粉中掺有豆粉时，也可借此方法进行检出。

3. 试剂

乙醇–乙醚混合溶剂（1∶1 混合），25% 氢氧化钠。

4. 操作步骤及结果判定

取 2 个 50mL 锥形瓶，一个加入 20mL 待检乳，另一个加入 20mL 新鲜正常牛乳作参比用。向两个锥形瓶中各加入乙醇–乙醚混合溶剂 3mL，25% 氢氧化钠 5mL，混合均匀后放置 5~10min。

参比的新鲜牛乳应呈暗白色。待检乳如果呈微黄色，说明掺有豆浆。此法灵敏度不高，在豆浆掺入量超过 10% 时才能检测出。

（六） 牛乳中掺豆浆的检验（脲酶检查法）

脲酶是催化尿素水解的酶，广泛地存在于植物中，在大豆和刀豆的种子中含量尤多。动物中不含脲酶，可借检查脲酶检查牛乳中是否掺有豆浆。此法也可用于乳粉中掺豆粉的检查。

1. 目的

掌握用脲酶检验法检测牛乳中掺豆浆的原理和操作方法。

2. 原理

豆浆中含有脲酶，脲酶催化水解碱–镍缩二脲后，与二甲基乙二肟酒精溶液反应生成红色沉淀。

3. 试剂

（1）碱–镍缩二脲试剂　1g 硫酸镍溶于 50mL 水中后，加入 1g 缩二脲，微热溶解后加入 15mL 1mol/L 氢氧化钠，滤去生成的氢氧化镍沉淀，置于棕色瓶中保存。试剂长时间放置后溶液会产生浑浊，经过过滤后仍可使用；

（2）1% 二甲基乙二肟酒精溶液。

4. 操作步骤及结果判定

在白瓷点滴板上的两个凹槽处各加 2 滴碱–镍缩二脲试剂澄清液，再向一个凹槽滴 1 滴调成中性或弱碱性的待检乳样，另一个中滴 1 滴水。在室温下放置 10~15min。然后往每一个凹槽中再各加 1 滴二甲基乙二肟的酒精溶液。如果有红色二甲基乙二肟络镍的红色沉淀生成，说明牛乳中掺有豆浆。作为对照的空白试验，仍维持黄色或仅有趋于变成橙色的微弱变化。

（七） 牛乳掺洗衣粉的检验

1. 目的

学习牛乳中掺洗衣粉的检验方法。

2. 原理

洗衣粉的主要成分是直链烷基苯磺酸钠，在 365nm 的紫外光照射下可产生银白色的荧光，因此可以得到检查。

3. 仪器设备

荧光计。

4. 操作步骤及结果判定

取乳样 5~10mL 于暗室中用 365nm 的紫外光照射，观察是否有荧光产生。同时用正常乳作对照。

掺洗衣粉的牛乳发银白色荧光。正常乳为黄色，无荧光。

（八） 牛乳掺中和剂的检验 （指示剂法）

在牛乳中掺入中和剂的目的，是掩盖牛乳的酸败以降低牛乳酸度，防止牛乳煮沸时发生凝固结块现象。常见的掺伪中和剂是碳酸钠、氢氧化钠 （烧碱）、石灰乳 （水） 等碱性物质。

1. 目的

掌握用指示剂法检验牛乳掺中和剂的方法。

2. 原理

掺伪中和剂的碱性能使玫瑰红酸和溴甲酚紫等酸碱指示剂变色。

此方法在检验中和剂时，操作简便，但只有在中和剂加入过量时才能得正确结果。如果掺入的中和剂比较适量，使牛乳的 pH 仍接近 7，则不能用此法检出。

3. 试剂

（1） 0.05%玫瑰红酸酒精溶液　溶解 0.05g 玫瑰红酸于 100mL 95%的酒精中；

（2） 0.04%溴甲酚紫酒精溶液　溶解 0.04g 溴甲酚紫于 100mL 95%的酒精中。

4. 仪器设备

试管，量筒，恒温水浴锅，滴管。

5. 操作步骤和判定方法

（1） 玫瑰红酸法　取 5mL 被检乳于试管中，加入 5mL 0.05%玫瑰红酸酒精溶液，振摇均匀。出现玫瑰红色时表示牛乳中加有过量的中和剂。

（2） 溴甲酚紫法　在试管中加入被检乳 5mL 和 3 滴 0.04%溴甲酚紫酒精溶液，摇匀后放在沸水浴中加热 2min，天蓝色的出现表示牛乳中加有过量的中和剂。

（九） 鲜牛乳中抗生素残留的检验

1. 目的

掌握鲜牛乳中抗生素残留的检验方法。

2. 原理

鲜乳中没有抗生素存在时，如加入菌种，菌体增殖，可把氯化三苯基四氮唑指示剂还原为红色，样液则变为红色。如乳中残留有抗菌素，加入菌体不能增殖，不能把氯化三苯基四氮唑指示剂还原为红色，样液呈乳的本色。

3. 试剂

（1） 菌种　嗜热链球菌。在检验前一天把菌种接种到脱脂乳或 10%脱脂乳粉培养基中，使用时稀释 2 倍；

（2） T.T.C 指示剂　称取 2，3，5-氯化三苯基四氮唑 1g，溶于 25mL 灭菌蒸馏水中，装入棕色瓶中，冰箱保存备用。

4. 仪器

电炉，恒温水浴锅，试管，移液管。

5. 操作步骤及结果判定

吸取乳样9mL，于80℃消毒5min，取出冷却至37℃，加入菌液1mL，于36℃水浴中培养2h，再加入T.T.C指示剂0.3mL，在36℃水浴中，准确培养30min后观察，如不显色，可继续培养30min，进行第2次观察。被检样如为本色，说明乳中有残留的抗生素。如被检乳为红色，则说明被检乳样中无抗生素的存在。

第二节　酿造醋与人工合成醋的鉴别检验

酿造食醋是指以粮食或水果为原料，经过微生物发酵而生产的酸性调味品，其液体产品不仅具有酸味，同时还有芳香味，是人们膳食中常用的一种调味品。酿造醋应具有正常酿造食醋的色泽、气味和滋味，无不良气味与异味，不浑浊，无悬浮物及沉淀物，无霉花、浮膜等，醋酸含量为3%～5%，并会有一定量的其他有机酸，不得检出游离矿物酸（盐酸、硫酸），产品质量、卫生指标均应符合食醋的质量标准。

人工合成醋是用冰醋酸稀释而成的，是无色透明液体，对人体组织具有一定的腐蚀作用。我国禁止生产销售用冰醋酸兑制或用其他化学方法生产的化学醋。但是目前有少数单位和个人使用工业冰醋酸直接兑水配制食醋，在市场上销售，严重地危害了消费者的身体健康。

酿造食醋与人工合成醋的鉴别、检验可采用下列几种方法。

一、碘液法

1. 目的

学习碘液法鉴别酿造食醋与人工合成醋的操作步骤。

2. 原理

酿造醋在强酸条件下加碘液，产生明显的褐色沉淀。

3. 仪器

分液漏斗。

4. 操作步骤及结果判定

取样品50mL，置于分液漏斗中，滴加20%的氢氧化钠溶液至其呈碱性，加入戊醇15mL，振荡，静置。分离出戊醇，用滤纸过滤，收集滤液于蒸发皿内置水浴上蒸干。残渣用少量水溶解，再滴加几滴硫酸，使之呈酸性。滴加碘液。如为酿造食醋，则产生明显的褐色沉淀。

二、高锰酸钾、亚硫酸品红法

1. 目的

学习高锰酸钾、亚硫酸品红法鉴别酿造食醋与人工合成醋的操作步骤。

2. 原理

酿造食醋与人工合成醋的判别见表6-1。

表6-1　　　　　　　　　　　　　酿造食醋与人工合成醋的鉴别

项目	加高锰酸钾溶液	加亚硫酸品红溶液
酿造食醋	很快变棕色	呈深紫色
人工合成醋	无变化（或呈紫红色）	变为无色或几乎无色

3. 试剂

（1）3%高锰酸钾–磷酸溶液　称取3g高锰酸钾，加85%磷酸15mL与7mL蒸馏水混合，待其溶解后加水稀释至100mL；

（2）草酸–硫酸溶液　将5g无水草酸或含2分子结晶水的草酸7g溶解于硫酸（1+1）中，定容至100mL；

（3）亚硫酸品红溶液　取0.1g碱性品红，研细后加入80℃蒸馏水60mL，待其溶解后倒入100mL容量瓶中，冷却，加入10mL 10%亚硫酸钠溶液和1mL盐酸，加水至刻度，混匀，放置过夜。如有颜色可用活性炭脱色。

4. 操作步骤

取10mL样品加入25mL纳氏比色管中，然后加2mL 3%高锰酸钾–磷酸溶液，观察其颜色变化。5min后，加草酸–硫酸溶液2mL摇匀，再加亚硫酸品红溶液5mL，20min后观察其颜色变化。

三、　紫外线照射法

1. 目的

学习用紫外线照射的方法鉴别酿造食醋与人工合成醋。

2. 原理

酿造食醋中有荧光物质。这种物质是色氨酸与乙醛的反应生成生物碱（$C_{12}H_{10}N_2$）中的一种。

3. 操作步骤

将试样10～30mL分5～10次滴在薄层板［可使用市售的硅胶板（5cm×10cm）或按常规方法制备的薄层板］距下端约2cm的位置上，用展开溶剂［Ba（OH）$_2$：HAc：H$_2$O＝4：1：5］展开。展开后，风干薄层板，于暗室内用360nm紫外线照射，观察有无荧光物质。如看到荧光物质，便可断定是酿造食醋。

第三节　蜂蜜的掺伪鉴别检验

蜂蜜是指蜜蜂从植物采集花蜜或分泌物后，经自身含有的特殊物质进行酿造，并储存于巢脾中的甜物质，蜜蜂采集的蜜汁主要是蔗糖，由于蜜蜂胰腺中含有转化糖酶，把蔗糖分解为葡萄糖和果糖，因此，蜂蜜中此 2 种糖的总含量占 70% 以上，蔗糖含量为 5% 以下。蜂蜜成分中除了葡萄糖、果糖和蔗糖外，还含有糊精、蛋白质、氨基酸、有机酸（如乳酸、草酸、苹果酸）、维生素（如维生素 B_2、维生素 B_6 等）及各种矿物质（如钙、锌等），特别是还具有各种酶，例如淀粉酶、蔗糖转化酶、过氧化氢酶和脂酶等。

蜂蜜中常见的掺假物质有饴糖、蔗糖、面粉、糊精及羧甲基纤维素钠，有的甚至掺入尿素等。

一、 真假蜂蜜的鉴别

（一） 感官鉴别

假蜂蜜多是用蔗糖（白糖或红糖）加碱水熬制而成，其中蜜的成分很少。没有自然的蜂蜜气味，而有一股熬糖浆的气味，品尝时无润口感，却有白糖水的滋味。

（二） 快速简易鉴别

可将一根烧红的粗铁丝插入蜂蜜中，冒气的是真货，冒烟的是假货。

（三） 采用荧光检验

取可疑蜂蜜与 2.5 倍水混合均匀，在不透光的载玻片上涂 2~3mm 厚层，在暗室中进行荧光观察。一般天然优质蜂蜜呈黄色（略带绿色）；如果为草绿或蓝绿色，则是劣质蜂蜜；若呈灰色，则是用蔗糖调制成的假蜂蜜。

（四） 酶检验法

1. 目的

学习用酶检验法鉴别真假蜂蜜。

2. 原理

新鲜蜂蜜中含有多种酶，形成蜜的主要原因之一是由于转化酶将蜜中蔗糖转化。因此，检验蜂蜜中是否存在酶，就可以鉴别新鲜蜂蜜的真假。

本法以蜂蜜中的淀粉酶作用于已知的淀粉溶液，然后用碘液鉴定。

3. 试剂

0.5% 淀粉溶液，碘溶液（称取 1g 碘、2g 碘化钾，加入 300mL 水）。

4. 操作步骤

取 10g 蜂蜜，加入 20mL 蒸馏水，混合均匀后分成 2 份于试管中，各加入 0.5% 淀粉溶液 1 滴，1 管于 45℃ 水浴中加温 1h，然后滴加碘液于 2 支试管中，比较所产生的颜色。真正蜂蜜含有淀粉酶能将淀粉分解，呈深蓝色（观察颜色，以加入碘液立即呈现之色泽为准）。

二、 蜂蜜掺假的检验

（一） 蜂蜜掺水的检验

1. 掺水的定性检验

取蜂蜜数滴，滴在滤纸上。优质的蜂蜜含水量低，滴落后成珠状，不会散开，也不会很快渗入滤纸中；而掺水蜂蜜滴落后很快浸透滤纸，并渐渐散开；散开速度越快，掺的水分越多。

2. 波美计检验法

将蜂蜜放入口径 4~5cm 的 500mL 玻璃量筒内，待气泡消失后，将清洁干燥的波美计较轻放入，让其自然下降，待波美计停留在某一刻度上不再下降时，即指示蜂蜜的浓度。测定时蜂蜜的温度保持在 15℃，纯蜂蜜浓度在 42°Bé 以上。若蜂蜜的温度高于 15℃，要以增加的度数乘以 0.05，再加上所测得的数值就是蜂蜜的实际浓度。例如，蜜温为 25℃ 时，波美计读数为 41°Bé，则实际浓度为：41+（25-15）×0.05＝41.5（°Bé）。温度低于 15℃ 时则相反，例如蜜温为 10℃ 时，波美计读数为 41°Bé，则实际浓度为：41+（10-15）×0.05＝40.75（°Bé）。

（二） 蜂蜜掺饴糖的检验

1. 原理

饴糖不溶于 95% 乙醇，出现白色絮状物。

2. 操作步骤及结果判定

取蜂蜜 2mL 于试管中加 5mL 蒸馏水，混匀，然后缓缓加入 95% 乙醇数滴。若出现白色絮状物，则说明掺入饴糖，若呈浑浊则说明正常。此外，掺有饴糖的蜂蜜味不甜。

（三） 蜂蜜掺蔗糖的检验

1. 原理

蔗糖与间苯二酚反应，产物呈红色；与硝酸银反应，产物不溶于水。

2. 操作步骤及结果判定

方法一：取蜂蜜 2mL 于试管中，加入 0.1g 间苯二酚。若呈现红色说明掺入蔗糖。同时应做空白对照。

方法二：取蜂蜜 1mL 加 4mL 水混匀。若出现浑浊或沉淀，用 1% 硝酸银溶液滴入数滴，出现絮状物者，说明掺入蔗糖。如有必要，可进一步进行定量测定。

（四） 蜂蜜掺面粉、糊精及其他淀粉类的检验

1. 原理

淀粉遇碘液呈蓝、紫色。

2. 操作步骤及结果判定

取蜂蜜 5g，加蒸馏水 20mL，煮沸后放冷，加 1% 碘液 2 滴。如呈蓝、紫色或红色，说明有淀粉类物质存在；如仍为黄褐色，说明蜂蜜纯正。

（五） 蜂蜜掺羧甲基纤维素钠的检验

1. 感官检验

掺有羧甲基纤维素钠的蜂蜜，颜色深黄，黏稠度大，近似饱和胶状溶液，有块状脆性物悬浮，底部有白色胶状小粒。

2. 理化检验

（1）原理 羧甲基纤维素钠不溶于乙醇，与盐酸反应生成白色羧甲基纤维素沉淀；与硫酸铜反应产生绒毛状浅蓝色羧甲基纤维素沉淀。

（2）操作步骤及结果判定

①取蜂蜜 10g，加 20mL 95% 乙醇，充分搅拌，混合均匀，即有白色絮状物析出。取白色絮状物 2g，置于 100mL 温热蒸馏水中，搅拌均匀，放冷备检。

②取上液 30mL，加入 3mL 盐酸产生白色沉淀为阳性。

③取上液 50mL，加 100mL 硫酸铜溶液，产生绒毛状浅蓝色沉淀为阳性。

若上述两项试验均出现阳性结果，表明掺有羧甲基纤维素钠。

（六） 蜂蜜掺尿素的检验

1. 感官检验

掺有尿素的蜂蜜虽甜，但有涩口感及异味。

2. 理化检验

（1）原理　尿素中含有氨，遇 pH 试纸变蓝；尿素与二乙酰肟试剂反应，产物呈红色。

（2）试剂　二乙酰肟液：取 600mg 二乙酰肟及 30mg 硫氨脲加蒸馏水 100mL 溶解。

（3）操作步骤及结果判定

方法一：取蜂蜜 5mL，加水 20mL，加热煮沸即可闻到氨水味。将湿润的广泛 pH 试纸置于水蒸气上方，试纸变蓝，则说明掺有尿素。

方法二：取蜂蜜 3mL，加入 3mL 蒸馏水，再加 3~4 滴二乙酰肟液，混匀；再加入 1~2mL 磷酸，混匀，置水浴中煮沸，观察颜色。如呈红色说明掺有尿素。

（七）　蜂蜜混入甘露蜜的检验

甘露蜜又称蚜虫蜜，系蜜蜂采集到蚜虫在植物叶片上分泌和甜汁而酿成的蜜。

1. 感官检验

甘露蜜比自然蜂蜜颜色深，呈暗褐色或暗绿色，无香气，甜味平淡，不润口。

2. 化学检验

（1）原理　甘露蜜主要含有糊精和松三糖，与饱和石灰溶液加热煮沸，产生棕黄色沉淀；在 95% 乙醇中出现沉淀。

（2）操作步骤及结果判定

方法一：取可疑甘露蜜 1 份，加水 1 份，混匀。取此混合液 2mL，加石灰水（过饱和石灰溶液的上清液）4mL，加热煮沸。如有棕黄色沉淀，说明有甘露蜜存在。

方法二：取上法中混合液 1mL，加入 95% 乙醇 1mL，混匀。如出现沉淀，即表明有甘露蜜存在。

第四节　食用油的掺伪检验

食用植物油的掺伪，一般有两种情况：一是在高价食用油中掺入低价食用油，如芝麻油中掺入棉籽油、菜籽油，或在植物油中掺入米汤、用红糖和淀粉加水混合熬制掺入香油等；另一种情况是在食用植物油中掺入非食用油植物油如桐油、大麻油、蓖麻油、甚至矿物油等，危害人体健康或生命安全。

一、　食用植物油的感官检验

（一）　色泽检验

正常植物油的色泽一般为浅黄色，但颜色有浅有深，花生油为淡黄色至橙黄色，大豆油为黄色至橙黄色，菜子油为黄色至棕色，精炼棉籽油为棕黄红色至棕色，芝麻油（香油）为淡红色或红中带黄。

检验方法：将样品过滤，然后倒入 500mL 烧杯中，油量高度不得低于 50mm，在室温下先对着自然光观察，然后再置于白色背景前借其反射光线观察，并用下列词语表述：白色、灰色、柠檬色、淡黄色、黄色、橙色、棕黄色、棕色、棕红色、棕褐色等。同种植物油颜色越浅越好。冬季气温低，油脂容易凝固，可取油250g左右，加热至35~40℃，使之呈液态，再冷却至约20℃，然后按上述方法进行鉴别。

（二）　气味及滋味检验

冷榨油无味，热榨油有各自的特殊气味，如花生油有花生香味，芝麻油有芝麻香味等。油料发芽、发霉、炒焦后制成的油，带有霉味、焦味。植物油酸败后先为青草味、干草味，之后变成油脂酸味。油脂中残留较多的溶剂时有汽油味，不得销售和使用。

检验方法：将样品倒入150mL烧杯中，置于水浴上加热至50℃，以玻璃棒迅速搅拌，嗅其气味，并蘸取少许样品，辨尝其滋味，然后按正常、焦煳、酸败、苦辣等词句记述。如该方法不能辨别时，可补充下列方法辅助检查。

1. 取少许油样涂于手掌上，用双手合掌摩擦后，嗅其气味。

2. 取油样2~3mL于小烧杯内，并注入刚停止沸腾的热水，然后嗅其气味。

（三）　透明度检验

纯净植物油应是透明的，水分含量低于0.1%、杂质含量低于0.2%、含皂量低于0.3%。但一般植物油常因含有过量水分、杂质、蛋白质和油脂溶解物（如磷脂、蜡质、皂类）等而出现混浊、沉淀，甚至酸败变质。

检验方法：将油样混匀，如因气温低而混浊时，可先在50℃水浴中加热20min，用玻璃棒搅匀。取油样100mL于比色管中，20℃下静置24h（蓖麻油应静置48h）。将比色管先对着光线观察，再于乳白色灯泡前观察。用透明、微混、混浊等词语表述（棉籽油在比色管中上部无絮状悬浮和混浊时即可认为透明）。

二、　食用油的掺伪检验

（一）　食用油掺入廉价油的检验

1. 芝麻油掺伪鉴别检验

（1）芝麻油的定性检验

①硫酸反应法：取浓硫酸数滴于白瓷反应板上，加入待检油样2滴，观察反应后表面颜色的变化。如显棕黑色，则为芝麻油；否则非芝麻油（花生油显棕红色；豆油、茶籽油、菜籽油、棉籽油显棕褐色；棕榈油显橙黄色；葵花籽油显棕红色）。

②蔗糖反应法：取油样2滴，中石油醚3mL，加蔗糖盐酸液（取1g蔗糖溶解于100mL盐酸中，临用时配）3mL，缓缓摇动15min，加入蒸馏水2mL，摇匀后观察。如果水层显红色，则为芝麻油；否则非芝麻油。

（2）掺伪油的定性检验

①掺入棉籽油：取油样2mL，加戊醇与1%硫磺的二硫化碳溶液（取1g的硫磺粉放到99g的二硫化碳溶液中）等容量的混合液2mL，在沸水浴中加热20min。如果显红色，即表示含有棉籽油。

②掺入花生油：取油样1mL，置于50mL具塞试管中，加1.5mol/L氢氧化钾的乙醇液50mL，在90~95℃水浴上加热5min，加入70%乙醇50mL、盐酸0.5mL，摇匀，溶解所有沉淀物（必要时加热），再将试管置于11~12℃水中冷却20min。如产生大量浑浊或沉淀，即表示含有花生油。

③掺入大豆油：取油样5mL于试管中，加入2mL三氯甲烷和3mL 2%硝酸钾溶液，剧烈振

摇，使之形成乳浊液。如乳浊呈柠檬黄色，即表示含有豆油。

④冷冻试验法：将待检油样倒入试管至其高度的 2/3 处，于冰箱 10℃ 放置 4h 后，取出观察。花生油凝固稍有流动；棕榈油奶黄色凝固；其他植物油澄清。

2. 豆油、菜籽油中掺入棕榈油的定性检验

散装豆油、菜籽油放在 10~20℃ 的环境中数小时后，观察是否有絮状物析出，如有，说明该油中可能掺有棕榈油。

3. 花生油掺假的定性检验

（1）原理　花生油中含有花生酸等高分子饱和脂肪酸，可利用其在某些溶剂（如乙醇）中的相对不溶性的特点而加以检出。

（2）试剂　氢氧化钾-乙醇溶液（称取 80g 氢氧化钾溶于 80mL 水中，用 95% 乙醇稀释至 1L）；70% 乙醇液；相对密度为 1.16 的盐酸溶液。

（3）操作步骤　准确吸取 1mL 油样于 100mL 三角瓶中，加入 5mL 氢氧化钾-乙醇溶液，置热水浴内皂化 5min，冷却至 15℃，加入 50mL 70% 的乙醇及 0.8mL 盐酸，振荡。待澄清后浸入冷水中，继续振摇，记录混浊时的温度。若混浊太甚，再重新加温使澄清，重复振摇，但不在冷水中冷却。

如在 16℃ 时不呈混浊，则在此温度下振摇 5min，然后降低至 15.5℃。总之，凡发现混浊便加温，待其澄清，再重复试验，以第 2 次混浊温度为准。

（4）结果判定　纯花生油的混浊温度 39~40℃，如在 13℃ 以前发生混浊，就表示有其他油类掺杂。

几种油脂的混浊温度如下：茶籽油 2.5~9.5℃，玉米油 7.5℃，橄榄油 9℃，棉籽油 13℃，豆油℃，米糠油 13℃，芝麻油 15℃，菜籽油 22.5℃，花生油 39.0~40.8℃。

本试验不适用于菜籽油和芝麻油中检出花生油。

4. 豆油掺假的定性检验

（1）试剂　三氯甲烷，2% 硝酸钾溶液。

（2）操作步骤　取 5mL 油样置于试管中，加入 2mL 三氯甲烷和 3mL 硝酸钾溶液，剧烈振荡，使溶液完全乳化，如乳浊液呈现柠檬黄色，即表示有豆油存在；如有花生油、芝麻油和玉米油时，乳浊液呈现白色。

（二）　食用植物油掺入非食用油的检验

1. 掺蓖麻油的检验

（1）酒精溶解法

①原理：蓖麻油能与无水乙醇以任意比例混溶，而一般食用油则不能，可借无水乙醇检定蓖麻油和蓖麻油的掺杂。

②操作步骤及结果判定：精确吸取油样 5mL，置于最小刻度为 0.1mL 的 10mL 离心管中，再加入 5mL 无水乙醇，塞紧橡皮塞，剧烈振摇 2min，去塞，于 1000r/min 在离心机中离心 5min 后静置 30min。如果下部油层体积小于 5.1mL，表明油样中掺有蓖麻油。油层体积越小，说明掺蓖麻油越多。

另外，巴豆油也能溶于乙醇，如掺有巴豆油时，也表现出同样的情况。

（2）颜色反应法

①试剂：浓硫酸，发烟硝酸（相对密度 1.5）。

②仪器：白瓷点滴板。

③操作步骤及结果判定：取数滴油样于点滴板中，滴加数滴浓硫酸呈现淡褐色表明掺有蓖麻油。取数滴油样于点滴板中，滴加发烟硝酸，如呈现绿色；再多滴加发烟硝酸，颜色又变淡，证明掺有蓖麻油。

2. 掺（混）入桐油的鉴别检验

（1）亚硝酸法

①原理：亚硝酸使桐油氧化，产生絮状团块析出，初呈白色，放置后变成黄色。

②试剂：亚硝酸钠，石油醚，5mol/L硫酸溶液（取27.5mL浓硫酸缓缓倒入72.5mL水中，搅拌均匀）。

③操作步骤：取油样5~10滴于试管中，加入2mL石油醚，充分摇匀，使呈澄清透明溶液（如不澄清，须过滤）。然后加入1g亚硝酸钠和1mL 5mol/L硫酸溶液，摇匀后静置。如混有1%桐油，则溶液呈现浑浊状态，如混入2.5%桐油，则有絮状团块析出，初呈白色，放置后变成黄色。

本法适用于大豆油、棉籽油或深色食用植物油中混（掺）入桐油的检验，但不适用于芝麻油中混有桐油的检验。

（2）硫酸法

①原理：浓硫酸与桐油反应，凝成深红色固体，同时颜色逐渐加深，最后变成炭黑色。

②操作步骤：在白色瓷板上加油样数滴，再加浓硫酸1~2滴，放置后观察现象。

本法适用于大豆油、棉籽油或深色食用植物油中混（掺）入桐油的检验，但不适用于芝麻油中混有桐油的检验。

（3）苦味酸法

①原理：桐油与苦味酸反应，产物呈红色。根据表6-2可计算掺入桐油的含量。

表6-2　　　　　掺入桐油量与反应后颜色的关系

桐油含量/%	0	1	5	10	30	50	100
反应后颜色	淡黄	黄	金黄	橙	橙红	红	深红

②操作步骤及结果判定：

取油样1mL，加入饱和苦味酸的冰乙酸溶液3mL，如油层呈红色，则表示掺入桐油。

（4）三氯化锑-三氯甲烷界面法

①原理：三氯化锑-三氯甲烷溶液可使试样溶液分为2层，如有桐油存在，则在2层溶液界面上出现紫红色至深咖啡色的环。

②试剂：三氯化锑-三氯甲烷溶液：称1g三氯化锑于盛有100mL三氯甲烷的容器中，搅拌使其溶解，必要时可微热溶解，如有沉淀应过滤。

③仪器：恒温水浴锅。

④操作步骤及结果判定：量取混匀试样1mL，注入试管中，然后沿管口内壁加入1%三氯化锑-三氯甲烷溶液1mL，使管内溶液分为两层，在40℃水浴中加热8~10min后观察，如有桐油存在，则在2层溶液界面上出现紫红色至深咖啡色环。

3. 掺（混）入矿物油的检验

（1）荧光反应法

①原理：矿物油在荧光灯的照射下，有天蓝色荧光出现。

②操作步骤及结果判定：取油样和已知的矿物油各1滴，分别滴在滤纸上，然后放在荧光灯下照射。如有天蓝色出现，说明有矿物油存在。

（2）化学检验法

①原理：矿物油不会皂化。

②试剂：氢氧化钾溶液（3+2）：150g氢氧化钾溶于100mL水中，配成3∶2的溶液。

③操作步骤及结果判定：取油样1mL置于125mL锥形瓶中，加入1mL氢氧化钾溶液（3+2）和25mL无水乙醇。瓶口插1根长玻璃管作为空气冷凝管，于水浴上回流皂化5min，皂化时加以振荡。取下锥形瓶，加水25mL，摇匀。溶液如呈浑浊状或有油状物析出，即表示掺（混）有不皂化的矿物油。

本法可检验出含量在0.5%以上的矿物油。如矿物油是挥发性的，在皂化时即可嗅出气味。

4. 掺入米汤、胡萝卜汁的检验

此种掺伪现象，一般多见于冬季油脂处于半凝状态的情况下，可按下述方法检验。

（1）加热试验　取油样10mL于试管中，置于水浴中加热。如出现分层，可证明有水分掺杂，应再作如下的检查。

（2）掺米汤的检验

①试剂　碘溶液。

②操作步骤及结果判定：取分层后的下层水相数毫升于试管中，加入数滴碘液，如出现蓝色证明油中掺有米汤。

（3）掺胡萝卜汁的检验

①试剂　斐林试剂（定性）。

②操作步骤及结果判定　取分层后的下层水相数毫升于试管中，加入等量的斐林试剂，沸水浴中加热，如出现砖红色证明油中掺有胡萝卜汁。

5. 地沟油的检验——薄层色谱法

地沟油（也称潲水油或泔水油），是人们在生活中对于各类劣质油脂的通称。狭义的地沟油指餐饮店的烹调残油、残渣剩菜、餐具洗涤水等流入地沟，经过隔油池的渣水分离、捞取油层，再通过加热脱水、除臭等工序精炼处理而成的油脂，属于餐饮业废弃油脂。广义的地沟油则包括餐饮店、用油企业等多次使用后应弃换的泛油、煎炸老油等。

潲水油、煎炸老油中含有新鲜食用植物油中不含的醛、酮类物质，而这类物质在薄层色谱中表现为明显的拖尾斑，其R_f值和斑点形状与食用植物油有很大区别。因此，薄层色谱法可以作为鉴别食用植物油与潲水油、煎炸老油的简单、快捷和准确的方法之一。

（1）试剂　乙酸乙酯，石油醚（60~90℃沸程）。

（2）仪器　GF254（75mm×100mm）硅胶板，层析缸，注射器，扫描仪。

（3）操作步骤　每个样品取约4.0g，分别用石油醚稀释到25mL，在4~5℃密闭保存。用微量注射器取各样品1μL点样于硅胶板上，以1∶4的乙酸乙酯∶石油醚（60~90℃沸程）为展开剂上行展开，待溶剂自然挥发干后，碘缸中显色5min观察。

（4）结果判定　不同油样的展开结果见图6-1。其中1~6号为市售商品植物油，7号样品为煎炸残油，8~11号为未处理潲水油和精制过的潲水油。由图可见，拖尾斑是潲水油和煎炸老油区别于食用植物油的重要特征。

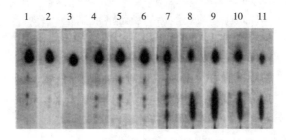

图6-1 不同油样的展开结果

第五节 肉类食品新鲜度及掺伪检验

一、肉及肉制品中挥发性盐基氮的测定

挥发性盐基氮是指动物性食品由于酶和细菌的作用，在腐败过程中，使蛋白质分解而产生氨以及胺类等碱性含氮物质，因此挥发性盐基氮的含量是肉制品新鲜度的主要评价指标，其测定方法主要有半微量定氮法、微量扩散法、全自动定氮仪测定法等。

（一）半微量定氮法

1. 目的

使学生了解肉及肉制品中挥发盐基氮的测定方法，掌握半微量凯氏定氮法检测挥发性盐基氮的操作要点。

2. 原理

挥发性盐基氮遇弱碱性试剂氧化镁即被游离而蒸馏出来，蒸馏出的氨被硼酸吸收，生成硼酸铵，使其吸收液由酸性变为碱性，混合指示剂由紫色变为绿色，然后用盐酸标准溶液滴定，使混合指示剂再由绿色返为紫色即为终点。根据盐酸标准溶液的消耗量计算挥发性盐基氮的含量。

3. 试剂

（1）1%氧化镁混悬液 称取1.0g氧化镁，加100mL水，振摇成混悬液；

（2）2%硼酸吸收液；

（3）0.01mol/L盐酸或硫酸的标准溶液；

（4）混合指示剂 0.2%甲基红乙醇指示剂和0.1%次甲基蓝指示剂等量混合。

4. 仪器设备

半微量定氮器，微量滴定管（最小分度0.01mL）。

5. 实验步骤

（1）样品处理 将肉及肉制品除去脂肪、骨及腱后，绞碎搅匀。精确取10g试样于200mL磨口三角瓶中，加100mL蒸馏水于振荡器上振荡30min，过滤，滤液置冰箱冷藏备用。

（2）蒸馏滴定　将盛有 20mL 吸收液及 5~6 滴混合指示液的锥形瓶置于冷凝管下端，并使其下端插入吸收液的液面下。准确吸取 10mL 上述样品滤液于蒸馏器反应室内，加 10mL 1%氧化镁混悬液，迅速盖塞，并加水以防漏气。通入蒸汽，进行蒸馏，蒸馏 5min 即停止，吸收液用盐酸标准滴定溶液（0.01mol/L）或硫酸标准滴定溶液滴定，终点至蓝紫色。同时做试剂空白试验。

6. 结果计算

$$X = \frac{(V_1 - V_2) \times c \times 14}{m \times 5/100} \times 100$$

式中　X——样品中挥发性盐基氮的含量，mg/100g；

V_1——测定用样液消耗盐酸或硫酸标准溶液体积，mL；

V_2——试剂空白消耗盐酸或硫酸标准溶液体积，mL；

c——盐酸或硫酸标准溶液的实际浓度，mol/L；

14——与 1.00mL 盐酸标准滴定溶液 $[c(HCl) = 1.000mol/L]$ 或硫酸标准滴定溶液 $[c(1/2H_2SO_4) = 1.000mol/L]$ 相当的氮的质量，mg；

m——样品质量，g。

结果的表述：报告算术平均值的 3 位有效数。允许差：相对误差≤10%。

7. 说明

GB 2707—2016 规定，鲜（冻）畜肉中挥发性盐基氮含量≤15mg/100g。

（二）微量扩散法

1. 目的

使学生了解肉及肉制品中挥发盐基氮的测定方法，掌握微量扩散法测定挥发性盐基氮的操作。

2. 原理

挥发性含氮物质可在 37℃碱性溶液中释出，挥发后吸收于吸收液中，用标准酸滴定，计算含量。

3. 试剂

（1）饱和碳酸钾溶液　称取 50g 碳酸钾，加 50mL 水，微加热助溶，使用上清液；

（2）水溶性胶　称取 10g 阿拉伯胶，加 10mL 水，再加 5mL 甘油及 5g 无水碳酸钾（或无水碳酸钠），研匀；

（3）混合指示剂　0.2%甲基红乙醇指示剂和 0.1%次甲基蓝指示剂等量混合；

（4）0.01mol/L 盐酸或硫酸标准溶液，2%硼酸吸收液。

4. 仪器

（1）扩散皿（标准型）　玻璃质，内外室总直径 61mm，内室直径 35mm；外室深度 10mm，内室深度 5mm；外室壁厚 3mm，内室壁厚 2.5mm，加磨砂厚玻璃盖；

（2）微量滴定管　最小分度 0.01mL。

5. 操作步骤

（1）样品处理　将肉及肉制品除去脂肪、骨及腱后，绞碎搅匀，精确取 10g 试样于 200mL 磨口三角瓶中，加 100mL 蒸馏水于振荡器上振荡 30min，过滤，滤液置冰箱冷藏备用。

（2）分析测定　将水溶性胶涂于扩散皿的边缘，在皿中央内室加入 1mL 吸收液及 1 滴混合指示液。在皿外室一侧加入 1mL 制备的样液，另一侧加入 1mL 饱和碳酸钾溶液，注意勿使两液接触，立即盖好；密封后将皿于桌面上轻轻转动，使样液与碱液混合，然后于37℃温箱内放置 2h，揭去盖，用盐酸或硫酸标准滴定溶液（0.01mol/L）滴定，终点呈蓝紫色。同时做试剂空白试验。

6. 结果计算

$$X = \frac{(V_1 - V_2) \times c \times 14}{m \times 1/100} \times 100$$

式中　X——样品中挥发性盐基氮的含量，mg/100g；

V_1——测定用样液消耗盐酸或硫酸标准溶液体积，mL；

V_2——试剂空白消耗盐酸或硫酸标准溶液体积，mL；

c——盐酸或硫酸标准溶液的实际浓度，mol/L；

14——与 1.00mL 盐酸标准滴定溶液［c（HCl）= 1.000mol/L］或硫酸标准滴定溶液［c（$1/2H_2SO_4$）= 1.000mol/L］相当的氮的质量，g/mol；

m——样品质量，g。

结果的表述：报告算术平均值的三位有效数。允许差：相对误差≤10%。

（三）全自动定氮仪测定法

1. 目的

使学生了解肉及肉制品中挥发盐基氮的测定方法，掌握全自动定氮仪测定挥发性盐基氮的操作。

2. 原理

肉与肉制品富含蛋白质，因微生物的作用易发生腐败，使蛋白质分解产生氨及胺类等碱性含氮物质，即为挥发性盐基氮物质。此类物质具有挥发性，用凯氏定氮法在碱性环境中将挥发性盐基氮物质蒸馏出来后，用硼酸接收，再用标准盐酸滴定，计算其含量，即为挥发性盐基氮的含量。

3. 试剂

（1）1%碳酸钾溶液，0.01mol/mL 盐酸标准溶液，2%硼酸吸收溶液；

（3）混合指示剂　0.2%甲基红乙醇指示剂和 0.1%次甲基蓝指示剂等量混合。

4. 仪器设备

全自动凯氏定氮仪，电子分析天平。

5. 操作步骤

（1）样品处理　将肉及肉制品除去脂肪、骨及腱后，绞碎搅匀，精确取 10g 试样于 200mL磨口三角瓶中，加 100mL 蒸馏水于振荡器上振荡 30min，4000r/min 离心 1min 后取上清液冰箱冷藏备用。

（2）测定　吸取 5mL 样品滤液于体积为 300mL 消化管中，加入 5mL 碳酸钾溶液，迅速放入全自动定氮仪蒸馏，关上安全门，待仪器自动蒸馏 5min，滴定，计算挥发性盐基氮的含量。同时做空白试验。

6. 结果计算

$$X = \frac{(V_1 - V_2) \times c \times 14}{m \times 5/100} \times 100$$

式中：X——样品中挥发性盐基氮的含量，mg/100g；

$\quad\quad V_1$——测定用样液消耗盐酸的体积，mL；

$\quad\quad V_2$——试剂空白消耗盐酸的体积，mL；

$\quad\quad c$——盐酸标准溶液的实际浓度，mol/L；

$\quad\quad$14——与1.00mL盐酸标准滴定溶液 $[c(HCl)=1.000mol/L]$ 或硫酸标准滴定溶液 $[c(1/2H_2SO_4)=1.000mol/L]$ 相当的氮的质量，g/mol；

$\quad\quad m$——样品质量，g。

结果的表述：报告算术平均值的3位有效数字。

二、 肉类食品掺伪检验

目前，市场上肉类食品掺伪常见的有：以马肉代牛肉，以山羊肉代绵羊肉，以狗肉冒充羊肉，高价出售。在肉中注水、加胶，以增加重量。以色素、香料及其他禁用的食品添加剂对质量低劣的或含有营养成分的食品进行调味粉饰。广式腊肠中掺淀粉，以降低成本。

（一） 牛肉和马肉的鉴别

1. 感官检验法

根据牛肉和马肉的肉质特性进行鉴别，见表6-3。

表6-3　　　　　　　　　　　　　牛马肉质量特性鉴别

	牛肉	马肉
颜色	红色	比牛肉暗红
质地	肌肉结实，触之坚韧而有弹性	肌肉柔软，触之有胶黏感
气味	有甘香之味	有马肉特有气味
肌纤维	肌纤维较细，横断面有颗粒感	肌纤维较粗，横断面颗粒感明显
脂肪	脂肪为白色或淡黄色，肌间有多量脂肪	脂肪为黄色，肌间无明显脂肪隔开
煮后组织状况	煮后组织硬而坚韧，色暗红，气味佳美	煮后组织柔软，色较黄，气味不快

2. 物理检验法

马脂肪含油酸量较牛多，所以马脂肪较牛脂肪熔点低，加热易熔化。物理法就是根据马、牛脂肪熔点不同来进行鉴别。

（1）仪器　酒精灯，三脚架，石棉网，温度计（100℃），烧杯。

（2）操作步骤　从被检肉中取出少量脂肪，加热熬炼后，将炼好的脂肪移入盛有15℃以下水的烧杯内，插入温度计，使水银球没入杯内水面。用酒精灯使烧杯徐徐加热，观察水温和脂肪熔化状况，记录脂肪开始熔化的水温。

牛脂肪在43~45℃时熔化，马脂肪在21~23℃熔化。

3. 化学检验法

马肉中含有多量的动物淀粉，牛羊等家畜肉中则不含淀粉。可用碘溶液进行检验，以区别马肉与牛肉。

（1）试剂　醋酸，0.5%碘溶液。

（2）仪器　锥形瓶，漏斗，试管，吸量管，酒精灯。

（3）操作步骤及结果判定 取被检肉 50g，剪碎，加入水 150mL，加醋酸使其呈酸性，煮沸后过滤。取滤液 1mL，注入试管中，然后加 0.5%碘溶液 1mL，观察其颜色变化。

如颜色呈暗紫红色，则被检肉为马肉。如是牛肉，则呈黄色。

4. 血清学检验法

将牛、马血清注入兔体，获得特异性的沉淀素，与被检肉浸液（沉淀原）混合，再根据是否出现沉淀现象进行鉴别。

（1）试剂 抗牛蛋白沉淀素血清（市售），抗马蛋白沉淀素血清（市售）。

（2）仪器 小试管，吸量管，漏斗。

（3）操作步骤及结果判定 先制备被检肉浸液：取被检肉样 10g（已剥去脂肪和结缔组织），剪成肉屑，放入盛有 90mL 灭菌生理盐水的烧杯中，浸泡 3h，定时搅拌。将浸出液用两层滤纸过滤，并测定其蛋白浓度。测定蛋白浓度的方法是：取 1mL 肉浸液于试管中，加 1 滴相对密度 1.2 的硝酸，煮沸。如出现轻度乳白色，证明浸出液中含有 1:1000 的蛋白质，则可用。如出现混浊或沉淀，说明其中蛋白含量过高，需用生理盐水作适当稀释后再用。如无白色而完全透明，说明蛋白含量过少，需重制肉浸液（适当减少生理盐水用量）。

测定时取小试管两支，分别用吸管吸取抗牛蛋白沉淀素血清和抗马蛋白沉淀素血清各 0.1mL，再用吸管吸取肉浸液 0.1mL，分别沿试管壁加到上述各沉淀素血清管中。在室温中放置半小时后检查。观察两液面之间有无白环。然后将其振荡混合，于次日检验有无沉淀。

两液面之间有白色沉淀环，则为阳性；将管振荡后次日检验管底有絮状沉淀。如装马蛋白沉淀素管发生阳性反应，则为马肉。如装牛蛋白沉淀素血清的管发生阳性反应，则说明是牛肉。

（二） 绵羊肉与山羊肉的鉴别

识别山羊肉和绵羊肉，可着重从肉质形态上注意几点：（1）绵羊肉粘手但煮后不粘手，山羊肉不粘手，但煮后食用时粘嘴。（2）绵羊肉纤维细短，山羊肉纤维粗长。（3）山羊肉比绵羊肉具有特殊的膻味。（4）从羊整个胴体来看，绵羊颈细短肥，山羊颈粗长瘦；绵羊腿短细，山羊腿长粗；绵羊肋骨窄细短，山羊肋骨宽粗长。

（三） 羊肉与狗肉的鉴别

羊肉的肌肉色泽呈淡红色，狗肉呈暗红色。羊肉具有特有的羊膻气味。羊肉肌纤维较细，狗肉肌纤维较粗。羊肉脂肪纯白，质地硬脆易碎。狗肉脂肪灰白，柔软黏腻，肌间脂肪较少。

（四） 注水肉的检验

1. 感官检验法

注水肉外观肌肉苍白，肌纤维肿胀，切面湿润，注水量多者可见有水分从肉中向外渗出，冬季可见有冰碴。注水肉触摸时手感湿润，但不发黏，按压时常有多余水分流出，并且弹性较差，压痕恢复较慢。

2. 组织检验法

注水肉注水量少的，用感官检验法较难鉴别，用组织切片在 20 倍放大镜下观察，可见注水肉肌纤维肿胀，排列不整齐，甚至发生断裂，肌纤维组织间隙明显增大，有少量淡红色液体渗出。

3. 滤纸检验法

对感官检验疑是注水肉的样品，可在肌肉（瘦肉）横断面上切一小口，将预先剪成 1cm×

10cm 的滤纸片插入约 1cm 深处，将两侧肉体与试纸轻轻靠拢（鸡肉的肉皮部位不要靠拢），观察 2min 如肉面上试纸被浸润，越过 0.5cm 以上的样品，可初步判定为注水肉。

4. 快速检验仪测定

（1）注水肉测试笔　便携式注水肉测试笔（市售）采用 555 集成电路为核心元件，配合发光二极管、电阻等元件组成具有检测功能的电路。工作时，需事先用正常肉样标定临界水分含量对应的电阻值，然后将探头插入未知肉样，按下测试开关，绿灯亮表示样品水分含量正常，红灯亮说明所测肉样水分含量超标。

（2）注水肉识别器　注水肉识别器（市售）外形类似带吸盘的注射器，主体部分由抽气筒体、活塞推杆及筛板构成，抽气筒体下端设置有吸盘、上端设置有中间带孔的盖，上端带手柄，下端带活塞，活塞推杆设置在抽气筒体之中，筛板固定在抽气筒体下端的口部。使用时将吸盘扣在待检肉样表面，拉动活塞推杆上端的手柄使抽气筒体内产生负压，将注水肉中的水抽出，正常肉样无水抽出。

（五）　广式腊肠中掺淀粉的检验

1. 碘法

（1）原理　碘遇淀粉会呈紫蓝色。

（2）操作步骤及结果判定　怀疑掺入淀粉的香肠，剥去肠衣，在怀疑处滴加 1~2 滴的碘酒溶液，如呈蓝紫色则可判断有淀粉存在。本方法快速、简便、准确，可作为定性试验，适合于市场管理等工作人员。

2. 淀粉酶水解法

（1）目的　学习淀粉酶水解法的原理，掌握淀粉酶水解法检验广式腊肠中掺淀粉的方法。

（2）原理　样品经除去脂肪及可溶性糖类之后用淀粉酶水解，其中的淀粉转变为双糖，然后用盐酸将双糖转化为单糖后用滴定法测出单糖含量再折算出淀粉的含量。

（3）试剂

①乙醚，85% 乙醇，盐酸；

②0.5% 淀粉酶溶液　称取淀粉酶 0.5g 加 100mL 水溶解，加入数滴甲苯（或三氯甲烷）后摇匀置冰箱保存备用；

③碘溶液　称取 3.6g 碘化钾溶于 20mL 水中，加入 1.3g 碘溶解后加水稀释至 100mL 摇匀；

④碱性酒石酸铜甲液　称取 15g 硫酸铜（$CuSO_4 \cdot 5H_2O$）及 0.05g 次甲基蓝溶于水中，然后用水稀释至 1000mL；

⑤碱性酒石酸铜乙液　称取 50g 酒石酸钾钠及 75g 氢氧化钠溶于水中，再加入 4g 亚铁氰化钾完全溶解后用水稀释至 1000mL，摇匀储存于橡皮玻瓶中；

⑥醋酸锌溶液　称取 21.9g 的醋酸锌，加 3mL 冰乙酸，用水溶解并稀释至 100mL；

⑦10.6% 亚铁氰化钾溶液　称取 10.6g 亚铁氰化钾用水溶解并稀释至 100mL；

⑧葡萄糖标准溶液　精密称取 1.000g 经 98~100℃ 干燥 5h 以上的纯葡萄糖加水溶解后加入 5mL 盐酸再用水稀释至 1000mL，此溶液每毫升相当于 1mg 葡萄糖。

（4）仪器设备　漏斗，滤纸，烧杯，恒温水浴锅，100mL 容量瓶，天平，移液管，250mL 烧杯，回流冷凝器，150mL 锥形瓶，玻璃珠，滴定管。

（5）操作步骤

①样品处理：称取均匀剪碎样品 5g，置于盛有折叠滤纸的漏斗内，用 5mL 乙醚分数次洗

涤样品，除去脂肪，再用 100mL 85% 乙醇分数次洗涤样品以除去可溶性糖类。将残留样品移入 250mL 烧杯内，用 50mL 水分别洗涤滤纸及漏斗，洗液并入烧杯内。将烧杯置于沸水浴上加热 15min 使淀粉糊化，冷却至 60℃以下，加入 20mL 淀粉酶溶液置于 55~60℃保温 1h，并时时搅拌使淀粉完全水解为双糖（可用碘液检查，如不呈现蓝紫色则水解完全，如仍呈蓝紫色则再加淀粉酶溶液继续加温水解，直至完全）。加热至沸，冷却后移入 100mL 容量瓶中，加水至刻度，摇匀，过滤，弃去初滤液，滤液备用。

②样品测定液制备：50mL 滤液置于 250mL 锥形瓶中，加入 5mL 6mol/L 盐酸，装上回流冷凝器，在沸水浴中回流 1h。冷却后加入 2 滴甲基红指示液，用 20% 氢氧化钠溶液中和至中性（溶液呈淡橘红色）。溶液转入 100mL 容量瓶中，用水洗涤锥形瓶，洗液并入容量瓶内，并用水稀释至刻度，混匀备用。同时取 50mL 水及与样品处理相同量的淀粉酶溶液按同一处理方法抽取空白试剂测定液。

③滴定：碱性酒石酸铜溶液的标定，于 150mL 锥形瓶内准确移入 5.0mL 碱性酒石酸铜甲液及 5.0mL 碱性酒石酸铜乙液，加水 10mL，加入玻璃珠 2~3 粒。从滴定管中加入 9mL 葡萄糖标准溶液，控制在 2min 之内加热至沸。维持沸腾状态，以每滴 2s 的速度继续滴加葡萄糖标准溶液直到溶液蓝色刚好褪尽即为终点。记录葡萄糖标准液的消耗总体积。平行操作 3 次，取其平均值，计算出每 10mL 碱性酒石酸铜溶液相当于葡萄糖的质量（甲液、乙液各 5mL）。

④样品测定液的预测：于 150mL 锥形瓶内移入 5.0mL 碱性酒石酸铜甲液及 5.0mL 碱性酒石酸铜乙液，加水 10mL，加入玻璃珠 2~3 粒，从滴定管中加入样品测定液 5mL。控制在 2min 之内加热至沸，维持沸腾状态，以先快后慢的速度从滴定管继续加入样品测定液。待溶液颜色变浅后，以每 2 秒 1 滴的速度滴加样品液，直至溶液蓝色刚好褪尽即为终点，记录样品测定液消耗总体积。

⑤样品测定液的测定：于 150mL 锥形瓶内移入 5.0mL 碱性酒石酸铜甲液及 5.0mL 碱性酒石酸铜乙液，加水 10mL，加入玻璃珠 2~3 粒，从滴定管中加入比预测少 10mL 的样品测定液。控制在 2min 之内加热至沸，维持沸腾状态，以每 2s 1 滴的速度继续滴加样品液，直至溶液蓝色刚好褪尽即为终点。记录样品测定液消耗总体积。平行操作 3 次，取其平均值，并同时作试剂空白试验。

（6）结果计算

$$X_1 = \frac{G}{V_1} \times 100$$

式中　X_1——样品测定液中还原糖的含量（以葡萄糖计），mg；

　　　G——10mL 碱性酒石酸铜溶液相当于葡萄糖的质量，mg；

　　　V_1——样品测定液消耗体积，mL。

$$X_2 = \frac{G}{V_2} \times 100$$

式中　X_2——空白试剂测定液中还原糖的含量（以葡萄糖计），mg；

　　　G——10mL 碱性酒石酸铜溶液相当于葡萄糖的质量，mg；

　　　V_2——空白试剂测定液消耗体积，mL。

$$X = \frac{X_1 - X_2}{50} \times 100 \times \frac{100}{m} \times \frac{0.9}{1000}$$

式中：X——样品中淀粉的含量，%；

X_1——样品测定液中还原糖的含量（以葡萄糖计），mg；

X_2——空白试剂测定液中还原糖的含量（以葡萄糖计），mg；

0.9——还原糖（以葡萄糖计）换算成淀粉的换算系数；

m——称取样品质量，g。

评价与判断：淀粉含量大于2%，即为超标。

（7）说明 本方法可用作定量检验。用淀粉酶水解淀粉要控制好温度，并保持溶液中性，因温度超过85℃或有酸有碱存在下，淀粉酶将失去活性，影响淀粉的完全水解。另外淀粉酶的活性应预先测定，即用已知量的可溶性淀粉，加入不同量的淀粉酶溶液，置于55~60℃水浴中保温1h后用碘液检查是否存在淀粉，以便确定酶活力及水解样品时所需要加入的酶量。淀粉酶放置时间过长，活性会降低，尤其是经配制后的酶溶液活性降低要加入的酶量。淀粉酶放置时间过长，活性会降低，尤其是经配制后的酶溶液活性降低更快。

3. 酸水解法

（1）目的 学习酸水解法的原理，掌握酸水解法检验广式腊肠中掺淀粉的方法。

（2）原理 样品经除去脂肪及可溶性糖类后，其中淀粉用酸水解成具有还原性的单糖，然后测定单糖的量再折算成淀粉量。

（3）试剂、仪器设备 所需仪器与试剂均与酶水解法相同。

（4）操作步骤

①样品处理：称取均匀样品5.0g置于盛有折叠滤纸的漏斗内，用50mL乙醚分数次洗涤样品，除去脂肪，再用100mL 85%乙醇分数次洗涤样品，除去可溶性糖类。将残渣移入250mL锥形瓶中，用100mL水洗涤漏斗及滤纸，洗液并入锥形瓶中，加入浓盐酸7mL，接好冷凝管，置沸水浴中回流2h（可用碘液检查，如呈蓝紫色，则继续加酸水解直至淀粉完全水解为止）。液内滴加2滴甲基红指示液，用20%的氢氧化钠溶液中和至中性（溶液呈淡橘红色），加入5mL醋酸锌溶液及5mL亚铁氰化钾溶液，摇匀，放置10min后，将全部溶液及残渣转入250mL容量瓶中，用水洗涤锥形瓶，洗液合并于容量瓶中，用水稀释至刻度，过滤，弃去初滤液20mL，滤液供测定用。

②滴定：与淀粉酶水解法操作相同。

（5）结果计算

$$X_1 = \frac{G}{V_1} \times 250$$

式中：X_1——样品测定液中还原糖的含量（以葡萄糖计），mg；

G——10mL碱性酒石酸铜溶液相当于葡萄糖的质量，mg；

V_1——样品测定液消耗体积，mL。

$$X_2 = \frac{G}{V_2} \times 250$$

式中：X_2——空白试剂测定液中还原糖的含量（以葡萄糖计），mg；

G——10mL碱性酒石酸铜溶液相当于葡萄糖的质量，mg；

V_2——空白试剂测定液消耗体积，mL。

$$X = \frac{X_1 - X_2}{50} \times 100 \times \frac{100}{m} \times \frac{0.9}{1000}$$

式中：X——样品中淀粉的含量，%；

X_1——样品测定液中还原糖的含量（以葡萄糖计），mg；

X_2——空白试剂测定液中还原糖的含量（以葡萄糖计），mg；

0.9——还原糖（以葡萄糖计）换算成淀粉的换算系数；

m——称取样品质量，g。

评价与判断：淀粉含量>2%，即为超标。

（6）说明　本方法可用作定量试验。利用酸对淀粉进行水解是比使用淀粉酶更为简单易行的一种方法，可免除使用淀粉酶的繁杂操作，且盐酸是实验室常见易得的价廉试剂，便于保存，但对淀粉水解的专一性不如淀粉酶，它可以同时使半纤维素水解，生成具有还原性的物质使结果偏离。在滴定时，碱性酒石酸铜溶液一定要维持沸腾状态，因为次甲基蓝被少量过剩的还原糖还原成无色，如遇空气中氧气会使无色的次甲基蓝又氧化成蓝色，干扰终点的判断，保持沸腾状态使上升的蒸汽阻止空气浸入溶液中，正确判断终点。在滴定时要求每次样品的滴定量控制在标定碱性酒石酸铜试剂所消耗的葡萄糖标准液的体积相似，在10mL左右。如样品滴定液在预试验中消耗过多则采取直接加入10mL样品滴定液，免去加水10mL，如太少则样品滴定液稀释后再滴定。

第六节　饮料的掺伪检验

饮料一般是指不含酒精，饮后感觉清凉又能解渴的液体食物。饮料一般分为两类，一类是碳酸饮料，例如汽水等；另一类是不含碳酸的饮料，例如果汁和果子露等。饮料的掺伪现象主要表现为以次充好，冒充名牌产品。另一种表现是掺有食品标准中禁止掺入的物质，如在汽水中掺发泡剂，在饮料中掺有非食用色素等。这类食品的伪劣检查，应该把包装和商标检查、感官检查和理化检验同时并举，才能得出正确的结论。

一、 饮料中生水的检验

存在于生水中的微生物含有氧化还原酶，可催化氧化还原反应进行。如果生水煮沸或经紫外线灭菌后，酶系即被破坏。

1. 试剂

（1）5%碘化钾　称5g碘化钾，溶于100mL水中，此溶液应无色，遇淀粉不变蓝，试剂应保存于棕色瓶中；

（2）1%淀粉　称1g可溶性淀粉，用约10mL水调成糊状，然后成细流倾入约90mL煮沸的蒸馏水中，再稍加煮沸；

（3）过氧化氢溶液　1.35mL 30%过氧化氢，用蒸馏水冲稀至50mL，此试剂应现用现配。

2. 操作步骤及结果判定

5mL待检饮料中，加入5滴5%碘化钾，3滴1%淀粉和3滴过氧化氢溶液，若有蓝色出现，说明饮料是用生水配制。

二、 假果汁饮料的鉴别检验

目前市场上有时会出现以糖精、香精和色素为原料配制成的"颜色水"冒充果汁，有的也加入少量蔗糖。

（一） 感官检验

配制的假果汁又称"颜色水"，口感较差，无果糖清甜爽快的感觉，后味有糖精的苦味，或有较浓的蔗糖味。"颜色水"一般是小贩自制的，为增加二氧化碳的含量，常加入小苏打，所以尝味时有苏打味。

（二） 糖精的定性检验

1. 原理

糖精溶解于酸性乙醚中。蒸去乙醚，残渣用少量水溶解，可直接尝味。另外，糖精与间苯二酚作用，产生特殊的颜色反应。

2. 试剂

20%中性醋酸铅溶液，10%硫酸铜溶液，10%磷酸二钠溶液，10%氢氧化钠溶液，间苯二酚固体，乙醚，盐酸，硫酸。

3. 操作步骤

对不含蛋白质及脂肪类物质的样品，如汽水、果汁等，量取 50mL，置于 250mL 容量瓶中，加水稀释至刻度，备用。

取上述处理好的样品 50mL，置于分液漏斗中，加 1mL 浓盐酸酸化，再加 50mL 乙醚提取，乙醚液用 50mL（含 1 滴盐酸）洗涤，然后将乙醚分成 2 部分。

将一部分乙醚蒸馏回收，加少量水使残渣溶解，用玻棒蘸取少许尝味。通过味道即可证明糖精是否存在。

将另一部分乙醚蒸馏回收，残渣加入少许新升华的间苯二酚，再加浓硫酸数滴。用微火加热，至刚出现棕色为止。冷却后，用 10%氢氧化钠中和。若产生黄绿色荧光，则表示有糖精存在。

注意：检验用的样品，除去脂肪、蛋白质，否则提取时易出现乳化。回收乙醚时应水浴上进行，切忌明火。

（三） 果汁（菜汁） 饮料中维生素 C 的检验——试纸法

1. 原理

维生素 C 与对-亚硝基二甲替苯胺和 1g 对-二甲胺基苯甲醛反应，产物呈红色。

2. 试纸的制备

取 0.2g 对-亚硝基二甲替苯胺和 1g 对-二甲胺基苯甲醛，共溶于 100mL 95%的酒精溶液中，将滤纸用此溶液浸湿，晾干后备用。

3. 操作步骤及结果判定

在试纸上滴上 1 滴果汁（菜汁）饮料，然后将试纸于 110℃下烘干，如出现红色斑点，则证明有维生素 C 存在。如果观察不清，可将此试纸放在水中，洗去黄色，这样，红色斑点就会更加清晰。

一般果汁饮料如沙棘饮料、酸枣饮料中都含有维生素 C。

三、　非食用色素的鉴别检验

1. 原理

非食用色素在氯化钠溶液中可使脱脂棉染色，染色后的脱脂棉，经氨水溶液洗涤，颜色不褪。

2. 试剂

10%氯化钠溶液，1%氨水。

3. 操作步骤及结果判定

取样品 10mL，加 10%氯化钠溶液 1mL，混匀，投入脱脂棉 0.1g，于水浴上加热搅拌片刻，取出脱脂棉，用水洗涤。将此脱脂棉放入蒸发皿中，加 1%氨水 10mL，于水浴上加热数分钟，取出脱脂棉水洗。如脱脂棉染色，则证明有非食用色素存在。

四、　果胶质的检验

1. 原理

果胶质是普遍存在于果实中的一种高分子化合物，成熟果实中果胶质的主要存在形式是可溶性果胶。果胶质可以从它的水溶液中被酒精沉淀出来，借此方法可检验果胶质的存在。而假果汁中没有果胶质的存在。

2. 试剂

5mol/L 硫酸，95%乙醇。

3. 操作步骤及结果判定

取待检果汁 10mL 于 100mL 烧杯中，加入 10mL 蒸馏水、1mL 5mol/L 硫酸及 40mL 95%乙醇，搅拌均匀后放置 10min。如无絮状沉淀析出，证明没有果胶质存在，即为伪造果汁饮料。

同时用真果汁饮料做对照。

五、　识别变质的果汁饮料

鉴别果汁饮料是否变质，通常是采用通过一看、二嗅、三尝的方法来确定。果汁饮料变质大概会出现以下现象。

1. 浑浊

不带果肉的透明型果汁饮料一旦出现浑浊现象，则多数为该饮料由酵母引起酒精发酵所致。通过观察，可初步判断已有变质可能。

2. 酒精味

若有浑浊现象，且开瓶盖后嗅闻到有酒精味，则可断定是瓶内或果汁中的酵母恢复了繁殖能力，使果汁发酵产生酒精所致。这样的饮料一般不要饮用。

3. 酸味异常

果汁中酸味来源主要是酒石酸、苹果酸或柠檬酸。经科学配制后的果汁饮料是甜酸适宜的。若在品尝时发现酸味异常，则是变质所致，不可继续饮用。变质的原因是饮料中的一些细菌能分解上述酸类而形成醋酸和二氧化碳。

参考文献

[1] 张意静. 食品分析技术 [M]. 北京：中国轻工业出版社，2001.

[2] 章建浩. 食品包装学 [M]. 北京：中国轻工业出版社，2001.

[3] 杨玉红，田艳花. 食品分析与检测 [M]. 武汉：武汉理工大学出版社，2015.

[4] 曲径，徐仲. 食品卫生与安全控制学 [M]. 北京：化学工业出版社，2007.

[5] 王永华，戚穗坚. 食品分析 [M]. 北京：中国轻工业出版社，2017.

[6] 杨祖英. 食品安全检验手册 [M]. 北京：化学工业出版社，2009.

[7] 刘绍等. 食品分析与检验 [M]. 武汉：华中科技大学出版社，2011.

[8] 王世平等. 食品安全检测技术 [M]. 中国农业大学出版社，2016.

[9] 赵镭等. 感官分析技术应用指南 [M]. 北京：中国轻工业出版社，2011.

[10] 刁有祥，张雨梅. 动物性食品卫生理化检验 [M]. 北京：中国农业出版社，2011.

[11] 李俊锁，邱月明，王超. 兽药残留分析 [M]. 上海：上海科学技术出版社，2002.

[12] 杨武英，罗秋水. 食品安全检测技术实验教程 [M]. 江西农业大学农产品贮藏加工工程示范中心，2007.

[13] 赵新淮. 食品安全检测技术 [M]. 北京：中国农业出版社，2007.

[14] 王晶，王林，黄晓蓉. 食品安全快速检测技术 [M]. 北京：化学工业出版社，2002.

[15] 许牡丹，毛跟年. 食品安全性与分析检测 [M]. 北京：化学工业出版社，2003.

[16] 吴永宁. 现代食品安全科学 [M]. 北京：化学工业出版社，2003.

[17] 王双飞. 食品质量与安全实验 [M]. 北京：中国轻工业出版社，2009.

[18] 董雍年. 伪劣食品检验技术 [M]. 太原：山西高校联合出版社，1991.

[19] 彭珊珊，许柏球，冯翠萍. 食品掺伪鉴别检验 [M]. 北京：中国轻工业出版社，2008.

[20] Kellner 等. 分析化学 [M]. 北京：北京大学出版社，2001.

[21] 王小如. 电感耦合等离子体质谱应用实例 [M]. 北京：化学工业出版社，2005.

[22] 吴永宁. 食品污染监测与控制技术——理论与实践 [M]. 北京：化学工业出版社，2011.

[23] 朱克永. 食品检测技术 [M]. 北京：科学出版社，2004.

[24] 王芹，宋鑫，王露. 水和食品中有机磷农药残留检测的研究进展 [J]. 理化检验（化学分册），2018，54（6）：739-744.

[25] 刘红，魏柳珍. 食品中罂粟壳成分残留检测技术及前处理技术研究进展 [J]. 药物分析杂志，2017，37（10）：1747-1753.

[26] 周从燕，李丽蓉，刘人源. 微萃取技术在水中土霉味化合物检测的应用 [J]. 食品

安全质量检测学报，2017，8（4）：1319-1325.

[27] 李静，王柯，刘畅. 液相微萃取技术及其在食品分析中应用现状 [J]. 食品安全质量检测学报，2016，7（7）：2592-2603.

[28] 吴芳玲. 固相微萃取-液相色谱联用在线富集检测食品中有害物质的技术研究 [D]. 福州：福州大学，2016.

[29] 王霞，张小刚，陈惠华等. QuEChERS 方法在奶及奶制品有害残留检测中的研究进展 [J]. 中国乳品工业，2018，46（8）：29-31.

[30] 李博恩，仇玉洁，李晓月等. 基于 SPME 技术的水产品风味化学研究进展 [J]. 农学学报，2018，8（11）：62-67.

[31] 罗玮，陈波. 固相微萃取-敞开式质谱在食品分析中的应用 [J]. 食品安全质量检测学报，2018，9（14）：3561-3566.

[32] 王青，黄铮. 食品中拟除虫菊酯类农药残留检测前处理技术研究进展 [J]. 食品研究与开发，2018，39（11）：186-191.

[33] 马雪梅，刘敦华. 超临界流体萃取技术在食品工业中的应用 [J]. 现代食品，2018，（17）：161-163.

[34] 苗笑雨，谷大海，程志斌，等. 超临界流体萃取技术及其在食品工业中的应用 [J]. 食品研究与开发，2018，39（5）：209-218.

[35] 张红英，姚元虎，颜雪明. 超临界流体萃取分离技术及其应用 [J]. 首都师范大学学报（自然科学版），2016，37（6）：50-53.

[36] 欧小群，马丽艳，潘赛超，等. 加速溶剂萃取技术在食品安全检测中的应用 [J]. 中国食品学报，2018，18（5）：222-231.

[37] 时东方. 药用植物白鲜皮和罗汉果主要化学成分提取分离及生物活性研究 [D]. 长春：东北师范大学，2016.

[38] 程斌. 金针菇多糖的亚临界水萃取工艺研究 [J]. 食品工业，2015，36（7）：47-50.

[39] 李振梅，黎继烈，肖志红，等. 亚临界水萃取技术在植物油料中的应用研究进展 [J]. 中国油脂，2016，41（10）：19-23.

[40] 魏永义，胡凯. 三角试验法在绿茶饮料差别检验中的应用 [J]. 饮料工业，2014，17（12）：23-24.

[41] 柳青，罗红霞，李淑荣，等. 三点检验法感官评价蜂蜜产品风味的研究 [J]. 中国蜂业，2015，66（11）：50-52.

[42] 梁景涛，谢翊，林秋芬，等. 3 种食品中金黄色葡萄球菌检测方法的比较研究 [J]. 中国卫生检验杂志，2010，（4）：790-791.

[43] 王慧，朱瑞良，谭燕玲，等. 多重 PCR 检测三种重要食源性致病菌方法的建立及应用 [J]. 中国农业科学，2011，（11）：2334-2340.

[44] 郑海松，李刚，谢科，等. 进出口动物源性食品中志贺氏菌检验方法优化 [J]. 食品工业科技，2012，（6）：108-110，119.

[45] 欧忠平，潘教麦. 食品中的重金属污染及其检测技术 [J]. 科学仪器与装置，2008，（2）：68-69，70.

［46］张廷红，周智勇. 原子发射光谱法测定食品中铅的含量［J］. 食品与机械，2007，（5）：116-117.

［47］农业部畜牧兽医局. 动物性食品中青霉素类抗生素残留检测方法——微生物法［J］. 中国兽药杂志，2004，（3）：14-15.

［48］潘葳，饶秋华，苏德森. 鳗鱼中五种磺胺类药物残留的测定［J］. 色谱，2004，（3）：186.

［49］张景峰，张玉梅. TTC 指示剂法测定牛乳中抗生素残留［J］. 计量与测试技术，2007，34（11）：80.

［50］何金环，王一凡. TTC 和 ELISA 法检测纯牛奶中抗菌药物残留比较［J］. 安徽农业科学，2007，（9）：2576-2577.

［51］农业部. 动物性食品中兽药最高残留限量［J］. 中国兽药杂志，2003，（4）：15-20.

［52］李西波，侯玉泽，李静静. 分光光度法检测牛奶中的磺胺类药物残留［J］. 中国乳业，2008，（11）：54-56.